Robert Fischer

Die Europäische Union auf dem Weg
zu einer vorsorgenden Risikopolitik?

Robert Fischer

# Die Europäische Union auf dem Weg zu einer vorsorgenden Risikopolitik?

Ein policy-analytischer Vergleich der Regulierung von BSE und transgenen Lebensmitteln

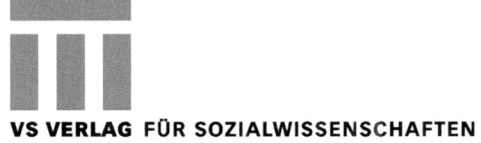

VS VERLAG FÜR SOZIALWISSENSCHAFTEN

Bibliografische Information der Deutschen Nationalbibliothek
Die Deutsche Nationalbibliothek verzeichnet diese Publikation in der
Deutschen Nationalbibliografie; detaillierte bibliografische Daten sind im Internet über
http://dnb.d-nb.de abrufbar.

Zugl. Dissertation an der Universität Erlangen-Nürnberg, 2008

1. Auflage 2009

Alle Rechte vorbehalten
© VS Verlag für Sozialwissenschaften | GWV Fachverlage GmbH, Wiesbaden 2009

Lektorat: Katrin Emmerich / Sabine Schöller

VS Verlag für Sozialwissenschaften ist Teil der Fachverlagsgruppe
Springer Science+Business Media.
www.vs-verlag.de

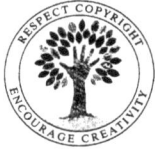

Das Werk einschließlich aller seiner Teile ist urheberrechtlich geschützt. Jede
Verwertung außerhalb der engen Grenzen des Urheberrechtsgesetzes ist
ohne Zustimmung des Verlags unzulässig und strafbar. Das gilt insbesondere
für Vervielfältigungen, Übersetzungen, Mikroverfilmungen und die Einspei-
cherung und Verarbeitung in elektronischen Systemen.
Die Wiedergabe von Gebrauchsnamen, Handelsnamen, Warenbezeichnungen usw. in diesem
Werk berechtigt auch ohne besondere Kennzeichnung nicht zu der Annahme, dass solche
Namen im Sinne der Warenzeichen- und Markenschutz-Gesetzgebung als frei zu betrachten
wären und daher von jedermann benutzt werden dürften.

Umschlaggestaltung: KünkelLopka Medienentwicklung, Heidelberg
Druck und buchbinderische Verarbeitung: Krips b.v., Meppel
Gedruckt auf säurefreiem und chlorfrei gebleichtem Papier
Printed in the Netherlands

ISBN 978-3-531-16323-9

*Meinen Söhnen*

# Inhaltsverzeichnis

| | | |
|---|---|---|
| 1 | Einleitung ................................................................................. | 18 |
| 1.1 | Problemaufriss ........................................................................ | 21 |
| 1.2 | Forschungsstand über „hypothetische Risiken" .................... | 23 |
| 1.3 | Fragestellung ......................................................................... | 27 |
| 1.4 | Begründung der Fallauswahl ................................................ | 28 |
| 1.5 | Methode der Datenerhebung ................................................. | 32 |
| 1.6 | Gang der Argumentation ....................................................... | 33 |
| 2 | **Vorsorgende Risikoregulierung: Versuch über eine risikosoziologisch angereicherte Policy-Analyse** ................. | **35** |
| 2.1 | Risikogesellschaft: Zombiekategorie oder treffende Zeitdiagnose? ... | 38 |
| 2.2 | Risikopolitik: Eine Herausforderung für moderne Gesellschaften? ... | 50 |
| 2.2.1 | Begriffsgeschichte: Vom Schicksalsschlag zur quantitativen Risikoanalyse ............................................. | 51 |
| 2.2.2 | Begriffsbestimmung: Ungewissheit, Nichtwissen und Risiko ....... | 52 |
| 2.2.2.1 | Wissenschaftliche Ungewissheit und Nichtwissen ............. | 57 |
| 2.2.2.2 | Hypothetische Risiken: Ein neues Phänomen? ................... | 60 |

| 2.3 | Risikoregulierung: Bedingt die Risikogesellschaft einen regulatorischen Staat? | 67 |
|---|---|---|
| | 2.3.1 Regulative Politik: Ein Governancemodus? | 67 |
| | 2.3.2 Risikoanalyse: Zwischen Technokratie und Responsivität | 72 |
| | 2.3.3 Wie lassen sich bei wissenschaftlicher Ungewissheit rationale politische Entscheidungen fällen? | 77 |
| | 2.3.4 Feuer- oder Fehlalarm? Das falsch positiv/falsch negativ-Problem | 84 |
| 2.4 | Zusammenfassung: Risiko, Regulierung und Gesellschaft | 86 |

## 3 Institutionen, Akteure und ihre Interessen ... 90

| 3.1 | Akteure der Lebensmittelpolitik | 92 |
|---|---|---|
| | 3.1.1 Organisierte Interessen | 93 |
| | 3.1.2 Regulierungsakteure | 95 |
| | 3.1.3 Das Zusammenspiel von Wissenschaft und Politik im Komitologieverfahren | 112 |
| 3.2 | Theoretische Analyse und Schlussfolgerungen: Eine Zwischenbilanz | 115 |

## 4 Die europäische BSE-Politik: Normalfall im Umgang mit Risiken? ... 120

| 4.1 | Hypothetische Risiken im Kontext von BSE: Die Entdeckung einer neuen Rinderkrankheit | 120 |
|---|---|---|
| 4.2 | Die Leugnung von hypothetischen Risiken und die unzureichende Regulierung bekannter Risiken: British beef is perfectly safe to eat | 125 |

| 4.3 | Warum entschied sich die Europäische Kommission für eine nachsorgende Strategie? | 135 |
| --- | --- | --- |
| 4.4 | Die Hypothetizität schwindet, die Glaubwürdigkeit auch: Exportverbot für britisches Rindfleisch | 138 |
| 4.5 | Die TSE-Verordnung: Warum kam es zum Kurswechsel in der BSE-Politik? | 151 |
| 4.6 | Die BSE-Regulierung auf dem Weg zu einer vorsorgenden Risikopolitik? | 156 |
| 4.7 | Fazit | 161 |

**5 Vorsorgendes Risikomanagement? Die Regulierung von transgenen Lebensmitteln ................................................................. 164**

| 5.1 | Hypothetische Risiken der grünen Gentechnik | 164 |
| --- | --- | --- |
| 5.2 | Kurze Vorgeschichte der wissenschaftlichen Selbstregulierung | 172 |
| 5.3 | Regulierung im Zeichen der Vorsorge: Die Freisetzungsrichtlinie | 177 |
| | 5.3.1 Die Freisetzungsrichtlinie: Ergebnisse und Bewertung | 178 |
| | 5.3.2 Warum kam es zu einer vorsorgenden Risikoregulierung? | 183 |
| 5.4 | Das europäische Gentechnikrecht im Zeichen der Deregulierung? | 186 |
| | 5.4.1 Die Entstehung der Novel Food-Verordnung | 188 |
| |     5.4.1.1 Der Kommissionsentwurf | 188 |
| |     5.4.1.2 Der gemeinsame Standpunkt von Parlament und Rat | 191 |
| |     5.4.1.3 Die Risikowahrnehmungen der nationalen Öffentlichkeiten und die Sensibilität der europäischen Verbraucher | 194 |
| | 5.4.2 Das Ergebnis der Novel Food-Verordnung: Vorsorge oder Nachsorge? | 198 |

5.5 Vorsorge „de luxe": Vom „de facto"-Moratorium zum neuen europäischen Gentechnikrecht .................... 204

    5.5.1 Die Novelle der Freisetzungsrichtlinie: Europa auf dem Weg zum Vorsorgestaat? .................... 214

    5.5.2 Die „left overs" der Freisetzungsrichtlinie .................... 218

    5.5.3 Das Ende des „de facto"-Moratoriums .................... 227

5.6 Fazit .................... 231

6 **Warum wurde unterschiedlich reguliert? Ein Vergleich der BSE- und GVO-Regulierung** .................... 234

7 **Die Reform des europäischen Lebensmittelrechts: Auswirkung vorsorgender Risikopolitik?** .................... 244

8 **Risiken und Nebenwirkungen hypothesenbasierter Regulierung** ... 256

9 **Fazit und Ausblick** .................... 265

Interviewverzeichnis .................... 274

Literaturverzeichnis .................... 275

# Vorwort

Angesichts zahlreicher echter und vermeintlicher Skandale im Lebensmittelbereich ist die Sicherheit von Lebensmitteln in den letzten Jahren zunehmend ins öffentliche Bewusstsein gerückt: Ob Dioxin-verseuchte Eier, Gammelfleisch oder Uran im Trinkwasser, immer wieder stellt sich die Frage einer rationalen und zugleich responsiven Risikoregulierung durch die Politik.

Nicht zuletzt ist aufgrund der Gemeinsamen Agrarpolitik und des europäischen Binnenmarktes die Sicherheit von Lebensmitteln zu einem europäischen Politikfeld geworden, um dessen Bearbeitung sich die Europäische Union[1] in den letzten Jahren verstärkt gekümmert hat. Andererseits – und nicht ganz unproblematisch – finden sowohl Risikowahrnehmung als auch Zuschreibung von politischer Verantwortung noch oftmals auf nationaler Ebene statt. Es gibt zwar einen europäischen Binnenmarkt für Lebensmittel aber keinen genuin europäischen Binnendiskurs über die Sicherheit von Lebensmitteln.

Sieht man einmal von diesem Unterschied in der öffentlichen Kommunikationsstruktur ab, sind die Probleme, vor denen die Europäische Union bei der Regulierung von Risiken steht, in vielerlei Hinsicht nicht grundsätzlich anders, als diejenigen mit denen andere politische Systeme konfrontiert werden. Stets stellt sich die für moderne Gesellschaften typische Frage: Wie sicher ist sicher genug? Ob Technik-, Lebensmittel- oder Umweltrisiken eine rationale und zugleich responsive Risikopolitik ist einerseits auf das Urteil von Experten und Wissenschaftlern[2] angewiesen, orientiert sich andererseits aber auch an der Risikobereitschaft und Risikoakzeptanz der Gesellschaft. Dabei werden eine Reihe von Fragen aufgeworfen, mit denen sich sowohl die Politik als auch die Politikwissenschaft auseinandersetzen sollten: Wie werden Risiken reguliert? Warum werden sie unterschiedlich reguliert? Was sind die Risiken einer Risikopolitik?

---

1 In der vorliegenden Arbeit wird meistens die umfassendere Bezeichnung „Europäische Union" verwendet, hat sich doch seit dem Vertrag von Maastricht die Bezeichnung „EU" als Oberbegriff durchgesetzt. Von der EWG oder der EG spreche ich nur im spezifisch historischen Kontext.
2 Um eine sperrige Schreibweise zu vermeiden, wurde auf die Nennung der „weiblichen Form" der jeweils angeführten Gruppen verzichtet.

Setzt man sich mit diesen Fragen auseinander, so wird schnell deutlich, dass sowohl die Öffentlichkeit als auch Experten eine große Rolle bei der Beurteilung und Wahrnehmung von Risiken spielen. Dies wirft wiederum eine Reihe neuer Fragen auf: Wie ist das Verhältnis von Politik, Wissenschaft und Öffentlichkeit gestaltet? Welche institutionellen Arrangements werden von der Politik angestrebt?

Das vorliegende Buch widmet sich diesem Fragenkomplex und richtet sich daher nicht nur an Politikwissenschaftler und EU-Forscher, sondern auch an Wissenschafts- und Risikosoziologen, PR-Berater und Risikomanager, Umwelt- und Agrarpolitiker und nicht zuletzt an Verbraucher-, Umweltschützer und politisch interessierte Bürger.

Es wurde im Juni 2008 von der Philosophischen Fakultät der Friedrich-Alexander-Universität Erlangen-Nürnberg als Dissertation angenommen. Auch wenn Dissertationen von einzelnen Personen geschrieben werden, so sind sie doch von einem institutionellen und sozialen Kontext umgeben, der seine spezifischen Einflüsse auf das Projekt entfaltet. Mein Dank richtet sich daher an diejenigen Institutionen und Personen, die diesen Kontext durch finanzielle, kollegiale und persönliche Beiträge geformt haben: das von der Deutschen Forschungsgemeinschaft finanzierten Graduiertenkolleg „Die Zukunft des Europäischen Sozialmodells" an der Georg-August-Universität Göttingen insbesondere seine Sprecherin Prof. Dr. Ilona Ostner, meinen soziologischen Betreuer Prof. Dr. Wolf-Sighard Rosenbaum, der mir durch seine kritischen Kommentare die disziplinären Grenzen meiner Arbeit aufgezeigt hat, das Institut für Politische Wissenschaft der Friedrich-Alexander-Universität Erlangen-Nürnberg für die ständige Unterstützung, den Kolleginnen und Kollegen des Graduiertenkollegs und der Erlanger Politikwissenschaft, den Interviewpartnern innerhalb der europäischen Verbände und Institutionen, meine Freunde, insbesondere an Gerlind Böhm, Esther Ochoa Fernández, Christoph Hübner, Anne Karrass, Carina Marten, Andreas Vilter und nicht zuletzt an meine Familie.

Ganz besonders möchte ich mich bei meinen beiden Betreuern Prof. Dr. Heinrich Pehle und Prof. Dr. Roland Sturm bedanken, die mir nicht nur mit fachlichem Rat zur Seite standen, sondern die mir in der turbulenten Endphase meiner Dissertation eine „Heimkehr" in die „Erlanger Politikwissenschaft" ermöglichten.

Robert Fischer

# Kurze Zusammenfassung

Ziel dieser Arbeit ist es, einen Ariadnefaden durch das Labyrinth der europäischen Risikopolitik zu legen. Dazu soll die Art und Weise der Regulierung von Risiken im Lebensmittelbereich herausgearbeitet und die dabei auftretenden Regulierungs- und Managementprobleme analysiert werden.

Ausgehend von der theoretischen Annahme, dass moderne Gesellschaften ein hohes Maß an Risikosensitivität aufweisen und dass deshalb die Regulierung von *hypothetischen Risiken* zunehmend an Bedeutung gewinnt, vergleicht die Dissertation die risikofreudige BSE-Regulierung der EU mit der überaus vorsorgenden europäischen Gentechnikregulierung. Dabei zeigt sich interessanterweise, dass es sowohl auf die öffentliche Meinung in den Mitgliedstaaten als auch auf den Zeitpunkt der Einführung von technologischen Innovationen ankommt, um die anfangs völlig unterschiedliche Risikoregulierung der beiden Politikfelder zu erklären. Entgegen früheren skeptischen politikwissenschaftlichen Prognosen in Bezug auf eine konkrete Umsetzung des Vorsorgeprinzips kommt es in jüngster Zeit jedoch zu einer deutlichen Konvergenz der beiden Fälle in Richtung einer *vorsorgenden Risikoregulierung*.

Dieser Prozess bleibt nicht ohne Folgen für die institutionellen Strukturen der wissenschaftlichen Politikberatung: Dominierte bisher auf europäischer Ebene ein technokratisch-szientistisches Modell der Einbindung von Expertise in den politischen Entscheidungsprozess, so orientiert sich vorsorgendes Handeln an einem *responsiv-partizipatorischen* Modell. Aber auch umgekehrt gilt, dass ein responsiv-partizipatorisches Verständnis von wissenschaftlicher Politikberatung eine vorsorgende Risikopolitik begünstigt. Genau zu diesem wechselseitigen Prozess kommt es bei der im Anschluss an die BSE-Krise durchgeführten Reorganisation des wissenschaftlichen Ausschusswesens und der Gründung der Europäischen Behörde für Lebensmittelsicherheit. Im Zuge dieser Reformen findet eine deutliche Ausrichtung am responsiv-partizipatorischen Modell statt. Die Folgen eines derartigen institutionellen Wandels führen zu einer Reihe von neuen Regulierungsproblemen (z.B. Politisierung von Wissenschaft, Zunahme von Expertendissensen, Autoritätsverlust von Expertise), mit denen sich jede rationale Risikopolitik auseinandersetzen muss, die aber besonders für das regulative und stark von Expertise abhängige Mehrebenensystem der Europäischen Union von Belang sind.

# Abkürzungsverzeichnis

| | |
|---|---|
| ABl. | Amtsblatt der Europäischen Gemeinschaften |
| AFSSA | Agence Française de Sécurité Sanitaire des Aliments |
| Art. | Artikel |
| AStV | Ausschuss der Ständigen Vertreter |
| BEUC | Bureau Européen des Unions de Consommateurs |
| BSE | Bovine Spongiforme Enzephalopathie |
| Bt | Bacillus thuringiensis |
| CEFIC | European Chemical Industry Council |
| CIAA | Confederation of Food and Drink Industries of the EEC |
| CJD | Creutzfeldt-Jakob Disease |
| COM | European Commission |
| COPA | Ausschuss der berufsständischen landwirtschaftlichen Organisationen der Europäischen Union |
| CVL | Central Veterinary Laboratory |
| DBES | Data-Based-Export Scheme |
| DDT | Dichlordiphenyltrichlorethan |
| DEFRA | Department for Environment, Food and Rural Affairs |
| DES | Diethylstilboestrol |
| DNA | Desoxyribonukleinsäure |
| DoH | Department of Health |
| DVPW | Deutsche Vereinigung für Politische Wissenschaft |
| EBCG | European Biotechnology Co-ordination Group |
| ECU | European Currency Unit |
| EEA | European Environment Agency |
| EEB | European Environmental Bureau |
| EFSA | European Food Safety Authority |
| EG | Europäische Gemeinschaft |
| EGV | Vertrag zur Gründung der Europäischen Gemeinschaft |
| EP | Europäisches Parlament |
| Erw. | Erwägungsgrund |
| EU | Europäische Union |
| EuGH | Europäischer Gerichtshof |
| EURA | Europäischer Tiermehlherstellerverband |

| | |
|---|---|
| EVP-CD | Europäische Volkspartei - Christliche Demokraten |
| EWG | Europäische Wirtschaftsgemeinschaft |
| FAO | International Organisation for Food and Agriculture |
| FAST | Forecasting and Assessment in Science and Technology |
| FCKW | Fluorchlorkohlenwasserstoffe |
| GBR | Geographisches BSE-Risiko |
| GD | Generaldirektion der Kommission |
| GD III | Generaldirektion Industrie |
| GD VI | Generaldirektion Landwirtschaft |
| GD XI | Generaldirektion Umwelt |
| GD XII | Generaldirektion Wissenschaft, Forschung und Entwicklung |
| GD SANCO | Generaldirektion Gesundheit und Verbraucherschutz |
| GIBIP | Green Industry Biotechnology Platform |
| GID | Gen-ethischer Informationsdienst |
| GMO | genetically modified organism |
| GV | gentechnisch verändert |
| GVO | gentechnisch veränderter Organismus |
| KOM | Europäische Kommission |
| LVA | Lebensmittel- und Veterinäramt |
| m.w.N. | mit weiteren Nachweisen |
| MAFF | Ministry of Agriculture, Fisheries and Food |
| MDSC | Multi-Disciplinary Scientific Committee |
| nCJK | neue Variante der Creutzfeldt-Jakob-Krankheit |
| NGO | Non Governmental Organization |
| NIH | National Institut of Health |
| Nr. | Nummer |
| OECD | Organisation for Economic Co-operation and Development |
| PCP | Phenylcyclohexylpiperidin |
| Pol. | Politisch |
| r-BST | recombinant bovine somatotropin |
| Rs. | Rechtssache |
| S. | Seite |
| SAGB | Senior Advisory Group for Biotechnology |
| SBO | specified bovine offal |
| SEAC | Spongiform Encephalopathy Advisory Committee |
| SPE | Sozialdemokratische Partei Europas |
| SPS | WTO-Abkommen über Sanitäre und Phytosanitäre Maßnahmen |
| SRM | Spezifisches Risikomaterial |
| SRU | Sachverständigenrat für Umweltfragen |
| SSC | Scientific Steering Committee |

| | |
|---|---|
| SVA | Ständiger Veterinärausschuss |
| SZ | Süddeutsche Zeitung |
| taz | die tageszeitung |
| TSE | Transmissible Spongiforme Enzephalopathie |
| UVP | Umweltverträglichkeitsprüfung |
| v. | vom |
| vgl. | vergleiche |
| VK | Vereinigtes Königreich Großbritannien |
| Vol. | Volume |
| WBGU | Wissenschaftliche Beirat der Bundesregierung Globale Umweltveränderungen |
| WHO | World Health Organisation |
| WLA | Wissenschaftlicher Lenkungsausschuss |
| WLeA | Wissenschaftlicher Lebensmittelausschuss |
| WPA | Wissenschaftlicher Pflanzenausschuss |
| WSA | Wirtschafts- und Sozialausschuss |
| WTO | Welthandelsorganisation |
| WVA | Wissenschaftlicher Veterinärausschuss |

# Abbildungsverzeichnis

| | | |
|---|---|---|
| Abbildung 1: | Risiken im Normal, Grenz- und Verbotsbereich | 63 |
| Abbildung 2: | Risikoanalyse aus Sicht des technokratisch-szientistischen Modells | 75 |
| Abbildung 3: | Risikoanalyse aus Sicht des responsiv-partizipatorischen Modells | 76 |

# Tabellenverzeichnis

| | | |
|---|---|---|
| Tabelle 1: | Risikotypen | 60 |
| Tabelle 2: | Risikotypen und ihr Grad an Ungewissheit | 61 |
| Tabelle 3: | Vergleich von Risiken im Grenzbereich | 65 |
| Tabelle 4: | Zusammenhang von unterschiedlichen Risiken, Regulierung und politischer Verantwortlichkeit | 79 |
| Tabelle 5: | Idealtypen der Risikoregulierung in modernen Gesellschaften | 88 |
| Tabelle 6: | Bekannte und hypothetische Risiken der BSE-Krankheit | 124 |
| Tabelle 7: | Geographisches BSE-Risiko | 153 |
| Tabelle 8: | Bekannte und hypothetische Risiken im Zusammenhang mit transgenen Pflanzen | 171 |
| Tabelle 9: | Genehmigungsanträge gemäß der Novel Food-Verordnung | 202 |
| Tabelle 10: | Neue und alte Kennzeichnung von GVO im Vergleich | 226 |
| Tabelle 11: | Wissenschaftliche Gremien der Europäischen Lebensmittelbehörde | 251 |

# 1 Einleitung

„Kabinett in Seoul wird Opfer des Rinderwahns" so titelte die Stuttgarter Zeitung im Juni 2008 anlässlich der gewaltsamen Proteste zehntausender Demonstranten in Seoul (Stuttgarter Zeitung 11.06.2008). Auslöser der Proteste war die Aufhebung eines Importverbotes für US-amerikanische Rinder, das die Regierung von Südkorea aus Furcht vor mit BSE-infiziertem Rindfleisch erlassen hatte. Aufgrund der Proteste nahm die Regierung die vollständige Aufhebung des Importverbots zurück und verhandelte ein neues Abkommen mit den USA. Man einigte sich darauf, dass nur noch Fleisch von unter 30 Monate alten Rindern eingeführt werden darf. Dieses vorsorgliche Vorgehen der südkoreanischen Regierung ist insofern bemerkenswert, da ein Vergleich mit Großbritannien zeigt, dass mit dem BSE-Risiko nicht schon immer derart risikoavers umgegangen wurde.

Als 1995 die ersten Fälle der neuen Variante Creutzfeldt-Jakob-Krankheit (nCJK) auftraten, verkündete der britische Premierminister John Major, dass britisches Rindfleisch völlig sicher sei (vgl. Kapitel 4). Damit hatte sich die britische Regierung für ein *nachsorgendes Risikomanagement* entschieden, das voller Optimismus alle frühen Warnungen von Experten in den Wind schlug. Das Ziel dieses offiziellen Sicherheitsversprechens war, die Verbraucher in Europa nicht unnötig zu verunsichern bzw. die heimische Rindfleischproduktion nicht vorschnell zu gefährden (vgl. Kapitel 4.2). Mit dieser abwartenden Strategie setzte sich die britische Regierung aber einer anderen womöglich größeren Gefahr aus: Sie nahm in Kauf, in eine politische Glaubwürdigkeitskrise zu geraten, sollte sich der Verdacht einer Übertragbarkeit der Bovinen Spongiformen Enzephalopathie (BSE) auf den Menschen erhärten. Im Ergebnis zeigte sich, dass die herben Wahlverluste der Konservativen im Jahre 1997 zwar nicht ausschließlich an der BSE-Krise lagen, diese jedoch dem Ansehen der Major-Regierung deutlich geschadet hatte (Gerodimos 2004, Jasanoff 1997). Aus Sicht der abgewählten Regierung könnte man sagen, dass dieser Glaubwürdigkeitsverlust nicht gerechtfertigt war, da rein wissenschaftlich gesehen ein eindeutiger Kausalitätsnachweis einer Übertragung auf den Menschen noch ausstand; aber das britische Volk – und übrigens auch die Bevölkerungen der anderen EU-Mitgliedstaaten – hatten eine andere Risikowahrnehmung. Die Kritiker der konservativen Regierung warfen ihr vor, sie hätte bereits vorsorgend handeln müssen, als die ersten Indizien einer Übertragbarkeit bekannt wurden (Lacey 1994). „Vorsorge ist besser als Nachsorge" diese Binsenweisheit bewahrheitet sich, wenn man auf die Auswirkung der BSE-Krise für den EU-Haushalt achtet: Allein im Zeitraum zwischen 1996 und 2000 entstanden Kosten in Höhe von insgesamt 4.696 Millionen Euro (Europäischer Rechnungshof 2001).[3]

Dieses verkürzt dargestellte BSE-Beispiel ist nicht der einzige Fall, bei dem es frühzeitige Warnungen und daran anschließende Forderungen nach einer *vorsorgenden Risikopolitik* gab, die dann von den politisch Verantwortlichen ignoriert wurden. Die Geschichte der Technik-, Umwelt- und Chemikalienregulierung folgte oftmals diesem Muster nachsorgender Regulierung: DDT, FCKW, PCP, DES, Schwefeldioxid, Dioxin, Benzol, Asbest – um nur einige zu nennen – wurden immer erst ex post reguliert, obwohl es in allen Fällen „frühe Warnungen" gegeben hatte, und obwohl bei einem vorsorgenden Handeln die gesellschaftlichen Gesamtkosten im Endeffekt niedriger gewesen wären (European Environment Agency 2001).

Umgekehrt sieht sich eine vorsorgende Regulierung schnell dem Vorwurf ausgesetzt, innovationshemmend, protektionistisch und unwissenschaftlich zu sein (Majone 2002b, Sandin et al. 2002) oder gar wie Lepage polemisiert: „im Herzen unseres Rechtssystems ein Konzept zu verankern, das einer juristischen Bombe gleicht" (Lepage 13.01.2001). Als beispielsweise die österreichische Regierung 1997 „vorsorglich" ein nationales Verbot für gentechnisch veränderten Mais einführte, wurde ihr vorgeworfen, dass sie populistisch gehandelt habe und zudem die Biotechnologieunternehmen und die nationale Genforschung aus dem Land treibe (vgl. Kapitel 5). Ziel der österreichischen Politik war es, dem in einem Plebiszit artikulierten politischen Willen der österreichischen Bevölkerung gerecht zu werden und ein hohes Niveau im Verbraucher- und Umweltschutz zu gewährleisten. Um das nationale Gentechnikverbot zu rechtfertigen, berief sich die österreichische Regierung auf die „frühen Warnungen" von Experten, die im Zusammenhang mit der Freisetzung von transgenen Organismen geäußert wurden, und wurde gerade deshalb mit dem Vorwurf konfrontiert ohne jegliche wissenschaftliche Grundlage eine politische Entscheidung gefällt zu haben, die lediglich die irrationalen Ängste der Bevölkerung widerspiegle (vgl. Kapitel 5); die Industrie erhob gar den Vorwurf, die Verbraucher seien der „Technophobie hysterischer Umweltschützer" auf den Leim gegangen (SZ 24.06.2003).

---

3   In dieser Berechnung sind die Belastungen für die nationalen Haushalte und der Verdienstausfall der Landwirte durch die rapide gesunkenen Rindfleischpreise nicht enthalten.

Inzwischen haben andere Mitgliedstaaten ebenfalls Importverbote verhängt und lassen sich trotz der Androhung von Strafzöllen durch die Welthandelsorganisation (WTO) nicht von ihrer Position abbringen: So verlängerte Frankreich im Januar 2008 sein Anbauverbot für gentechnisch veränderten Mais, gerade zu dem Zeitpunkt als die Frist der WTO zur Aufhebung dieser Handelsbeschränkungen abgelaufen war (TransGen 11.01.2008). Einige EU-Staaten stellen gar den europäischen Binnenmarkt in Frage und wollen durchsetzen, dass sie sich zu Gentechnik freien Zohnen erklären können (taz 05.07.2008).

Aus den eben genannten Beispielen einer nach- und vorsorgenden Risikoregulierung ergibt sich für die politische Praxis das Problem, unter den Bedingungen von wissenschaftlicher Ungewissheit und Nichtwissen Entscheidungen über die Regulierung von Risiken fällen zu müssen, deren Existenz wenigstens zum Entscheidungszeitpunkt mehr als fraglich ist. Nach welchen Kriterien soll entschieden werden? Welche Risiken können vernachlässigt werden?

Für moderne demokratische Rechtsstaaten gilt, dass kollektiv verbindliche Entscheidungen weder intuitiv noch beliebig getroffen werden sollten (Böhret/ Hartwich 1990, Ellwein 1966, Hennis 1999, Weber 1985b). Dies gilt auch für Risikoentscheidungen, bei denen ebenfalls jegliche Donquichotterie zu vermeiden ist. Gesucht wird eine „vernünftige Risikopolitik", die sich einerseits an nachvollziehbaren Kriterien eines auf wissenschaftlichen Erkenntnissen basierenden Risikomanagements orientiert, andererseits aber die für repräsentative Demokratien notwendige *Responsivität* gegenüber der Öffentlichkeit und den Implementationsadressaten aufweist (Ayres/Braithwaite 1992, Dahl 1971). Einige Staaten (wie Großbritannien oder Kanada) haben deshalb bereits dementsprechende Programme verabschiedet oder zumindest wie die Bundesrepublik Kommissionen eingesetzt (DEFRA 2002, Risikokommission 2003). Sogar auf Landesebene haben einige Regierungen Risikomanagementpläne ausgearbeitet. Stellvertretend für viele Regierungsprogramme sei hier aus dem Umweltplan der baden-württembergischen Regierung zitiert, der deutlich eine rationale Risikopolitik einfordert:

„Die politische Bewertung von Risiken und der politische Umgang mit möglichen Chancen und Gefahren der modernen Technik soll nach Auffassung der Landesregierung mit größtmöglicher Rationalität geschehen" (Ministerium für Umwelt und Verkehr 2001).

Das Rationalitätspostulat gilt im Grunde für jegliches Regierungshandeln, erst recht aber sieht sich die Regulierung von Risiken, die möglicherweise im Reich der Mythen anzusiedeln sind, verschärften Legitimationsanforderungen und strengeren Begründungspflichten ausgesetzt. Risikoentscheidungen, die unter den Bedingungen von wissenschaftlicher Ungewissheit und wissenschaftlichem Nichtwissen gefällt werden, sind vermutlich prekärer, fragiler und ambivalenter als normale Routineentscheidungen, die sich auf eine Fülle von Erfahrungen und wissenschaftlich gesicherten Erkenntnissen stützen können.

Ausgehend von dieser Überlegung, dass derartige – von mir als „hypothetisch" bezeichnete – Risiken und eine daran anschließende *vorsorgende Risikoregulierung* eine zentrale Herausforderung für die Politik darstellt, soll im Rahmen dieser Studie analysiert werden, worin genau die Herausforderung besteht, wie die Europäische Union damit umgeht und warum es sich dabei um ein neues Phänomen handelt, das seine ganz eigenen Risiken produziert.

## 1.1 Problemaufriss

Weder die klassische Regierungslehre noch die Policy-Analyse befassten sich bisher mit den Problemen der Regulierung von „hypothetischen Risiken" (vgl. Kapitel 2). Man ging vielmehr davon aus, dass derartige Probleme vor allem durch Informationsdefizite der Steuerungsakteure oder durch Informationsasymmetrien zwischen Prinzipal und Agent entstehen und durch verbesserten Informationsfluss behoben werden können (Mayntz/Scharpf 1995). Diese Perspektive verdeckt jedoch, dass die „Hypothetizität" nicht nur für die Steuerungsakteure, sondern auch für Expertengremien, spezialisierte Regulierungsagenturen und sogar generell für die Wissenschaft als der Produzentin gesicherten Wissens gilt. Wenn das für rationale politische Entscheidungen benötigte Wissen prinzipiell nicht vorhanden ist, kann es auch durch einen Abbau von Informationsasymmetrien bzw. durch eine verbesserte Kommunikation zwischen Wissenschaft und Politik nicht beschafft werden. Die sich aus dieser „kognitiven Ungewissheit" ergebenden Regulierungsprobleme sind bisher von der Politikwissenschaft kaum beachtet worden (Mayntz 1999). Renate Mayntz spricht sich deshalb klar für eine politikwissenschaftliche Bearbeitung dieses Fragenkomplexes aus (1999).

Eine Lösung dieser Regulierungsprobleme hat sowohl für die staatliche Risikopolitik als auch für das unternehmerische Risikomanagement unmittelbar praktische Relevanz und ist daher mehr als ein bloß akademisches Glasperlenspiel (so auch: Risikokommission 2003, WBGU 1999). Aber wie könnte eine rationale Risikopolitik angesichts hypothetischer Risiken aussehen?

Bisher bestand die Auflösung dieses Dilemmas in der Delegation des Problems an Expertengremien. Es wurden Verfahren entwickelt (quantitative Risikoanalyse, Technikfolgenabschätzung, science assessment), die versuchten Chancen und Risiken abzuschätzen, um so die Ungewissheiten in Gewissheiten transformieren zu können (Bechmann/Frederichs 1996, Böschen 2003, Bröchler et al. 1999, Funtowicz/Ravetz 1992, Renn 1998). Die Experten hatten „sicheres" Wissen zu produzieren, das dann als „sozial robustes Wissen" von den politischen Entscheidungsträgern aufgenommen und in kollektiv verbindliche Entscheidungen umgesetzt wurde (Nowotny 1999, Nowotny et al. 2001). Auf diese Weise konnte die Politik Verantwortung an die Wissenschaft bzw. externe und interne Expertengremien delegieren und gesellschaftliche Konflikte mithilfe der Autorität der Wissenschaft lösen.

Diese Strategie versagt, wenn auch unter den Experten Unsicherheit und Nichtwissen vorherrschen bzw. wenn das nötige Wissen nicht schnell genug beschafft werden kann. Der politische Entscheidungsträger steht dann erneut vor einem Dilemma: Er kann abwarten, bis die Wissenschaft seine Fragen beantwortet hat (das war z.B. die britische Strategie im Umgang mit BSE), oder vorsorgend handeln und dabei in Kauf nehmen, dass ein völlig unschädliches Produkt keine Marktzulassung bekommt (so der Vorwurf der Gentechnikbefürworter gegenüber der österreichischen Regierung). Von der Politik wird erwartet, dass sie die Entscheidungen trifft, ein neues Produkt, eine neue Technologie oder ein neues Verfahren zu genehmigen oder nicht zu genehmigen bzw. die Bekämpfung einer neuen Krankheit, eines neu entdeckten Erregers oder einer neu erfundenen Chemikalie zu regulieren oder nicht zu regulieren.

Die politische Entscheidung wird dadurch erschwert, dass die Forderung nach völliger Sicherheit bzw. einem „zero risk level" auch null (wirtschaftliche) Chancen bzw. Gewinne impliziert. Überdies wird das Problem auch dadurch nicht unbedingt gelöst, da der Verzicht auf Chancen wiederum neue Risiken schafft: „No risk is the highest risk at all" (Wildavsky 1979). Welche der unzähligen Risiken sollen nun reguliert werden? Gilt schon bei den bekannten und kalkulierbaren Risiken, dass es unsinnig ist, sich gegen alle Risiken absichern zu wollen, so gilt diese Maxime erst recht für „hypothetische Risiken". In Kapitel 2 wird dafür argumentiert, dass mit den herkömmlichen auf Eindeutigkeit, Gewissheit und Sicherheit basierenden Institutionen und Verfahren dem Problem jedenfalls nicht adäquat begegnet werden kann.

Auch wenn sich die Politikwissenschaft bisher weniger um diese Probleme gekümmert hat, so ist doch in der politischen Praxis eine deutliche Nachfrage erkennbar, wie sich an den zahlreichen in den letzten Jahren entstandenen Risikokommissionen auf Regierungsebene zeigen lässt (DEFRA 2002, Risikokommission 2003, Wedel 2001). Auch die Europäische Kommission hat sich vor dem Hintergrund schwerwiegender Lebensmittelskandale mit diesen Problemen befasst und hat in diesem Zusammenhang zahlreiche Forschungsprojekte gefördert (European Commission 2000b, 2001, European Science and Technology Observatory 1999). Aber nicht nur aus Sicht der Europäischen Kommission ist die Forschung an diesem Problemkreis von unmittelbarer praktischer Relevanz und dringend notwendig; auch der Sachverständigenrat für Umweltfragen und der Wissenschaftliche Beirat der Bundesregierung für globale Umweltveränderungen (WBGU) haben bereits auf diese Forschungslücken hingewiesen (Rat von Sachverständigen für Umweltfragen 1996, WBGU 1996). Die vorliegende Arbeit versucht, diesem Forschungsbedarf aus politikwissenschaftlicher Sicht ein Stück weit nachzukommen.

## 1.2 Forschungsstand über „hypothetische Risiken"

Die akademische Debatte über die Regulierung von „hypothetischen Risiken" ist zwar nicht besonders umfangreich, es lassen sich aber dennoch einige Anknüpfungspunkte für die hier vorzunehmende Konzeptionierung finden.

Als einer der Ersten hat der Kernphysiker Wolf Häfele auf das Phänomen der *Hypothetizität* im Zusammenhang mit den Risiken der Atomenergie hingewiesen (Häfele 1974). Hypothetizität bedeutete bei ihm, dass die Nutzung der Kernenergie auf der Hypothese basiert, dass ihre Randbedingungen politisch kontrolliert werden können. Eine absolut sichere politische Kontrollierbarkeit kann aber niemals abschließend bewiesen werden. Die wissenschaftlich abgesicherten Erkenntnisse werden so zunehmend durch das Bewusstsein einer prinzipiellen Hypothetizität der Wissenschaft ersetzt (Häfele 1993).

Innerhalb der deutschen Politikwissenschaft wurde dem Phänomen „hypothetisches Risiko" bisher nicht allzu viel Beachtung geschenkt. Eine Ausnahme bildet der Ansatz von Carl Böhret mit seinem Konzept der „schleichenden Katastrophen" (Böhret 1990).[4] Die „schleichenden Katastrophen" werden als neuer Problemtyp bezeichnet, der sich „langsam aufstaut" oder „erst im Nachhinein" erkennbar wird (Böhret 1990: 65). Insofern hat Böhret bereits zwei wichtige Merkmale herausgearbeitet, die für eine genauere Konzeptionierung von Bedeutung sein werden: Die Latenz bestimmter Risiken und die Einordnung dieses Phänomens als „neu" (Kapitel 2). Die schleichenden Katastrophen – seine Beispiele sind AKW-Unfall, Ozonloch, Waldsterben, AIDS und gentechnisch veränderte Pflanzen – werden allerdings nur über die Kategorien „großer Schaden" und „langer Zeitraum" konzipiert. Weder die Eintrittswahrscheinlichkeit noch die Hypothetizität, zwei zentrale Begriffe der Risikoforschung, werden thematisiert. Damit wird (wie in Kapitel 2 noch ausführlich zu zeigen sein wird) der begrifflichen Systematisierung von verschiedenen Schadensausmaßen, unter-

---

4  Es handelt sich hierbei um eine Erweiterung des Perrowschen Ansatzes der „normalen Katastrophen" (Perrow 1987: 96).

schiedlichen Eintrittswahrscheinlichkeiten, variierenden Abschätzungssicherheiten und damit verbundenen Ungewissheiten zu wenig Aufmerksamkeit geschenkt. Dennoch betont auch Böhret die *Neuartigkeit* der „schleichenden Katastrophen" und sieht deshalb auch klar die Notwendigkeit einer situativen Anpassungsfähigkeit des Rechts durch Generalklauseln (Böhret 1990: 245).

Viel kritikwürdiger ist allerdings, dass das Problem unterschiedlicher Risikowahrnehmungen unterschiedlicher Akteure nicht beachtet wird, da Böhret konsequent an einem objektiven Katastrophenbegriff festhält. Er geht zudem davon aus, dass die Regulierung von „erahnten Folgen" juristisch unzulässig und politisch nicht durchsetzbar sei (Böhret 1990: 244). Die Regulierung von „hypothetischen Risiken" ist nach seiner Auffassung weder wünschenswert noch als empirisch-politisches Phänomen relevant.

Mit dieser Einschätzung steht Böhret keineswegs allein. Die politikwissenschaftliche Debatte über Umweltkatastrophen und deren präventive Vermeidung beurteilt die Realisierungschancen vorsorgender Regulierung ebenfalls äußerst skeptisch (Simonis 1988, Wilhelm 1994). Auch wenn immer wieder betont wird, dass umweltpolitische Nachsorge ineffektiv, kostenträchtig, lediglich Symptombekämpfung und wenig innovativ sei, so identifizierte man doch zahlreiche Faktoren, die sich einer erfolgreichen präventiven Umweltpolitik entgegenstellen (Jänicke 1988). Im Allgemeinen geht man von einer Interventionsschwäche des Staates im Zusammenhang mit vorsorgenden regulativen Eingriffen aus (Jänicke 1979). Dieses Staatsversagen wird vor allem ökonomischen Abhängigkeiten und wirtschaftspolitischen Interessen zugeschrieben, denen man eine größere Konflikt- und Organisationsfähigkeit zutraut (Jänicke 1987, Offe 1973).

Aber nicht nur die Furcht vor niedrigeren Steuereinnahmen, einem Zurückfallen im globalen Standortwettbewerb und die Interessen einer auf Entsorgung und Reparatur spezialisierten Umweltindustrie lassen eine vorsorgende Umweltpolitik unwahrscheinlich erscheinen, sondern es werden auch einige politisch-strukturelle Argumente in die Debatte eingebracht. Erstens wird auf die eher kurzfristigen Zeitperspektiven, die durch Wahl- und Konjunkturzyklen bestimmt seien, hingewiesen (Jänicke 1988). Gerade „schleichende Katastrophen" und die Interessen zukünftiger Generationen werden daher weniger berücksichtigt. Zweitens werden technische Innovationen bzw. neue Produkte erst dann der Öffentlichkeit und einer staatlichen Kontrolle zugänglich, wenn die Investitionen in Forschung und Entwicklung bereits getätigt worden sind. Eine staatliche Kontrolle technologischer Innovationen bereits in der Entdeckungs- und Erfindungsphase scheint weder möglich noch sinnvoll (Jänicke 1988). Drittens sind liberale Rechtsstaaten darauf ausgerichtet, vor willkürlichen staatlichen Übergriffen zu schützen. Ohne Schadensfall sind staatliche Eingriffe rechtlich höchst fragwürdig. Die konsequente Anwendung des Vorsorgeprinzips – als allgemeines Rechtsprinzip zur Legitimation von präventiven Eingriffen – scheitert deswegen regelmäßig am Grundsatz der Verhältnismäßigkeit (Rehbinder 1988). Dem Vorsorgegedanken wird infolgedessen ein lediglich „symbolischer Wert" attestiert (Pehle 1991). Verstärkt wird diese deklaratorische Funktion durch die große Anpassungsfähigkeit und Unbestimmtheit des Begriffs „Vorsorge" selbst. Das Vorsorgeprinzip verpflichtet nicht zu bestimmten Handlungen und beinahe jede Aktivität kann als Vorsorgehandlung dargestellt werden (Prittwitz 1988). Von einigen Autoren wird dem Vorsorgeprinzip sogar eine kontraproduktive Wirkung bei der tatsächlichen Prävention von Umweltschäden zugeschrieben und ihm damit seine Existenzberechtigung abgesprochen (Zimmermann 1990). Durch empirische Fallstudien konnte nachgewiesen werden, dass umweltpolitische Regulierung meist erst im Anschluss an eine Katastrophe erfolgt und nicht während oder gar *vor* deren Eintreten (Prittwitz 1990). Auch im internationalen Vergleich zeigte sich, dass ohne jeglichen ökologischen Problemdruck nicht umweltpolitisch gehandelt wird (Jänicke 1990). Ein hoher Problemdruck führt zwar nicht automatisch zu einer erfolgreichen Umweltpolitik, doch ohne empirisch nachweisbare Schäden scheint es zu gar keiner Regulierung zu kommen (Simonis 1988).

Auch wenn viele der obigen Autoren die Einführung von vorsorgenden Maßnahmen für wünschenswert halten und sich explizit dafür aussprechen, so stimmen sie doch der Einschätzung von Böhret zu, dass eine vorsorgende Regulierung juristisch fragwürdig und politisch nicht durchsetzbar sei. Die politikwissenschaftliche Debatte über eine vorsorgende Umweltpolitik verstummte denn auch in den 90er Jahren wieder.

Angesichts dieser sowohl theoretisch plausibel begründeten als auch empirisch nachgewiesenen Probleme einer präventiven Umweltpolitik mutet der hier unternommene Versuch eine vorsorgende Regulierung von hypothetischen Risiken theoretisch zu begründen und empirisch nachzuweisen geradezu als hoffnungsloses Unterfangen an.

Ein Blick in die politikwissenschaftlichen Nachbardisziplinen Soziologie und Rechtswissenschaft nährt jedoch den Zweifel an der skeptischen politikwissenschaftlichen Einschätzungen und fordert dazu auf, erneut über die Möglichkeiten vorsorgender Regulierung von Umwelt-, Gesundheit- und Technikrisiken nachzudenken. In Soziologie und Rechtswissenschaft besteht über die Existenz und die Relevanz von Risiken, die von wissenschaftlicher Ungewissheit und Nichtwissen gekennzeichnet sind, weitgehend Einigkeit, wenn auch die terminologischen Normierungen unterschiedlich ausfallen und dabei unterschiedliche theoretische Annahmen über die Entstehung des Phänomens zugrunde liegen.

Von der Risikosoziologie wurde der Phänomenkomplex beispielsweise als „nicht versicherbares Risiko" (Beck 1993), „neues Risiko" (Lau 1989), „postnormal risk" (Rosa 1998), „controversal risk" (Godard 1997), „virtual risk" (Adams 2000), „systemic risk" (Renn/Klinke 2004) oder eben als „hypothetisches Risiko" (Gill 1997) bezeichnet.[5]

Auch von juristischer Seite wurde dem Phänomen Beachtung geschenkt, die deutsche Rechtswissenschaft ist allerdings durch ihre polizeirechtliche Tradition der Gefahrenabwehr nicht auf den Risiko-, sondern eher auf den Gefahrenbegriff fixiert (Di Fabio 1994, Ladeur 1995). Über die rechtliche Bestimmung des Risikobegriffs herrscht nach wie vor Unklarheit, dennoch gibt es auch hier Versuche, das Phänomen „auf den Begriff" zu bringen. Hypothetische Risiken werden unter Bezugnahme auf den Gefahrenbegriff meist als „unterhalb der Gefahrenschwelle" angesiedeltes Risiko oder als „Gefahrenverdacht" behandelt (Gill et al. 1998). Insbesondere im Atomrecht lassen sich Gerichtsentscheidungen anführen, die auch solche Schadensmöglichkeiten in Betracht ziehen, bei denen nur ein „Gefahrenverdacht" oder ein „Besorgnispotential" besteht (Rehbinder 1988). Ferner gibt es zahlreiche Bemühungen allgemeine Rechtsprinzipien wie das Vorsorgeprinzip weiterzuentwickeln bzw. zu präzisieren (Fleury 1995, Gethmann/Kloepfer 1993, Schlacke 1997, Streinz 1998).

Bemerkenswerterweise haben die politischen Institutionen auf europäischer Ebene ebenfalls eigenständige Definitionsversuche unternommen. So bemühte sich die Europäische Umweltagentur (EEA) um eine Begriffsbestimmung, die die hypothetischen Risiken als Unsicherheit (uncertainty) bezeichnet und sie von Nichtwissen (ignorance) und Risiko (risk) abgrenzt (European Environment Agency 2001). Die Europäische Kommission bemühte sich in ihrer Mitteilung über das Vorsorgeprinzip um eine Präzisierung der Begriffe „Risiko", „Gefahr" und „Ungewissheit". In diesem Zusammenhang führte sie den Begriff „potentielles Risiko" ein, der auf die Hypothetizität von einigen Risiken hinweist (Europäische Kommission 2000c).

Gerade die beiden letztgenannten Definitionsversuche innerhalb der europäischen Institutionen zeigen, dass es sich bei der Begriffsbestimmung nicht um ein rein akademisches Problem handelt, sondern auch um aktuelle politische Definitionsprozesse, die innerhalb des europäischen Mehrebenensystems stattfinden und die schon allein deshalb politikwissenschaftlich untersucht werden sollten.

---

5  Für eine weitere Diskussion der risikosoziologischen Ansätze vgl. Kapitel 2.

## 1.3 Fragestellung

Die Fragestellung des Forschungsvorhabens basiert auf den oben angesprochenen theoretischen Ansätzen der sozialwissenschaftlichen Risikoforschung und versucht, sie für eine politikwissenschaftliche Policy-Analyse fruchtbar zu machen. Vor dem Hintergrund einiger zentraler Annahmen der Risikosoziologie (vor allem eines sich wandelnden Verhältnisses von Politik und Wissenschaft, einer zunehmenden Verwissenschaftlichung von Politik und einer steigenden Risikosensitivität in modernen Gesellschaften, vgl. Kapitel 2) gilt es insbesondere, Auflösungstendenzen, Grenzziehungskonflikte und Transformationsprozesse im Zusammenhang mit der Regulierung von Risiken zu analysieren, die zusammengefasst als „reflexive Modernisierungsprozesse" bezeichnet werden können (Beck et al. 2001, Beck/Lau 2005).

Dabei geht die vorliegende Studie von der zentralen theoretischen Annahme aus, dass die gestiegene gesellschaftliche Risikosensitivität zu einer *vorsorgenden* staatlichen Risikoregulierung führen müsste, die in den modernen westlichen Gesellschaften dazu übergeht, auch „hypothetische Risiken" zu regulieren (vgl. Kapitel 2.2.2.2). Der Prozess der Risikovergesellschaftung hat damit eine neue Qualität der Risikoregulierung erreicht, den man von früheren Phasen deutlich unterschieden kann (Adams 2000, Beck 1986, Gill 1999, Krücken 1997, Pieterman 2001). Mit anderen Worten, die Risikogesellschaft bringt quasi einen „Vorsorgestaat" hervor, der auf dem Prinzip der Vorbeugung beruht (Ewald 1993, 1998).

Daraus lassen sich folgende zusätzliche Vermutungen ableiten: Die Regulierung von „hypothetischen Risiken" müsste aufgrund ihrer inhärenten wissenschaftlichen Ungewissheit eine Zunahme an Expertenkontroversen wahrscheinlicher machen und zu einer verstärkten Politisierung von wissenschaftlicher Expertise führen. Die Politisierung von Wissenschaft müsste zu einem Autoritätsverfall der für die Politik geleisteten Expertisen beitragen und damit die Frage nach einer institutionellen Neugestaltung der wissenschaftlichen Politikberatung aufwerfen (vgl. Kapitel 2). Das institutionelle Arrangement, das für eine vorsorgende Regulierung benötigt wird, müsste *responsiver* gegenüber den Risikowahrnehmungen der Öffentlichkeit sein als frühere technokratische Modelle und müsste daher auch wissenschaftsexterne Akteure an der Bewertung von Risiken partizipieren lassen.

Aus diesen theoretischen Annahmen ergeben sich eine Reihe von forschungsleitenden Fragen, die an die klassischen Fragen der Policy-Analyse von Thomas Dye anknüpfen (1976)[6]:

- Wie reguliert die EU „hypothetische Risiken"? Das heißt, wie werden unter den Bedingungen von wissenschaftlicher Ungewissheit und Nichtwissen politische Entscheidungen gefällt? Welche Risikomanagementstrategien werden gewählt?
- Welche Gründe gibt es dafür, dass die EU gerade so und nicht anders reguliert?
- Welche Auswirkungen hat eine hypothesenbasierte Regulierung auf die institutionelle Gestaltung der wissenschaftliche Politikberatung innerhalb der EU? Welche Probleme, Widersprüche und Aporien entstehen aus einer hypothesenbasierten Regulierung?

## 1.4 Begründung der Fallauswahl

Diesen drei Fragen soll anhand einer vergleichenden Policy-Analyse von unterschiedlichen Fällen innerhalb der Lebensmittelpolitik nachgegangen werden. Als Analyseebene wurde die Europäische Union ausgewählt, da sie eine Art „least likely case" der zu untersuchenden Thesen darstellt (Rueschemeyer 2003). Der Vorteil dieses Forschungsdesigns liegt darin, dass trotz der geringen Fallzahl plausible Aussagen gemacht werden können, die über den Einzelfall (in diesem Fall die EU) hinausweisen. Treten in dem zu untersuchendem Fall Phänomene auf, die man dort *am wenigsten* erwartet hätte, so spricht einiges dafür, dass es sich um ein relevantes Phänomen handelt bzw. dass die Fallauswahl nicht von vornherein einem „bias" unterlegen war (Geddes 1990). Die EU bietet sich aufgrund von sechs Überlegungen als ein Fall an, bei dem Phänomene der „Risikogesellschaft" bzw. einer zunehmenden Risikovergesellschaftung eher nicht auftreten dürften:

- Erstens gibt es keine europäische Öffentlichkeit, die gesellschaftliche Risikowahrnehmungen direkt auf die politische Agenda setzen könnte (Kielmansegg 2003). Während nationale Risikokonflikte leichter politische Aufmerksamkeit erreichen können, fällt es der supranationalen Ebene schwer, in direkten kommunikativen Kontakt (ohne nationale Filter) mit den

---

6 "what governments do, why they do it, and what difference it makes" (Dye 1976).

Unionsbürgern zu treten. Zudem ist es eher unwahrscheinlich, dass die auf verschiedenen Risikokulturen fußenden und verschiedene Regulierungsansätze verfolgenden europäischen Gesellschaften innerhalb der Union simultan und ähnlich gerichtet über Risiken kommunizieren (Douglas/Wildavsky 1982, Dressel 2002, Hoppe/Peterse 1993).
- Zweitens ist die europäische Legitimationskette im Vergleich zu den Nationalstaaten sehr lang, so dass Partizipation und Demokratisierung auf EU-Ebene nur schwer verwirklicht werden können. Die Rede von einem demokratischen Defizit der EU ist dem Umstand geschuldet, dass nach wie vor unklar ist, wie die Input-Legitimation verbessert werden kann. Der bisherige Ausweg bestand darin, sein Heil in möglichst guter Output-Legitimität (good governance) zu suchen (Höreth 2001, Joerges 2001b, Scharpf 1999). Das heißt nichts anderes, als sich für einen technokratischen Weg zu entscheiden (Kohler-Koch 2004, Wallace/Smith 1995). Technokratische Regulierung basiert auf einem expertenzentrierten Ansatz, der sich auf gesichertes (positives) wissenschaftliches Wissen gründet oder zumindest versucht, es mittels einer auf wissenschaftlicher Gewissheit und fachlicher Exzellenz basierenden Rhetorik so darzustellen. Aus diesem Grund ist es eher unwahrscheinlich, dass gerade auf europäischer Ebene eine hypothesenbasierte Regulierung vereinbart wird.
- Drittens ist der Einfluss externer wissenschaftlicher Expertise aufgrund der Dominanz regulativer Politik und der schwachen Ressourcenausstattung der Kommission relativ hoch (Majone 1996b). Die Kommission selbst gilt seit ihrer Gründung als „Hohe Behörde" als elitäre, technokratische Institution, die wie dafür geschaffen ist, dem Modell einer technokratischen Regulierung zu entsprechen (Christiansen 1997, Harcourt/Radaelli 1999, Kohler-Koch 2004, Wessels 2003).
- Viertens ist die Geschichte der europäischen Integration vor allem eine Geschichte der wirtschaftlichen Integration. Schon immer wurde daher befürchtet, dass nationale Sozial- und Umweltstandards via EU ausgehebelt werden. Auch wenn im Umweltbereich zahlreiche Beispiele eines hohen Regulierungsniveaus gefunden wurden (Grande/Jachtenfuchs 2000), so war doch die zentrale Antriebskraft der Integration die Schaffung eines gemeinsamen Marktes und damit einhergehend ein Übergewicht an ökonomischer Regulierung (Scharpf 1999). In den Römischen Verträgen gab es bezeichnenderweise weder einen Titel zur Umwelt- noch zur Verbraucherpolitik. Diese Dominanz an marktschaffender Integration gegenüber marktkorrigierender Umwelt- und Verbraucherschutzregulierung wurde durch das von Delors angestoßene Projekt der Vollendung des Binnenmarktes nochmals forciert.

- Fünftens machte der in den 80er und 90er Jahren einsetzende neoliberale Diskurs und die Bedenken gegenüber Japan und den USA im Standort- und Technologiewettbewerb zurückzufallen, eine restriktive auf Vorsorge ausgerichtete Risikoregulierung eher unwahrscheinlich (Europäische Kommission 1993). Gerade die vor dem neoliberalen Kontext geforderten Deregulierungs- und Entbürokratisierungsbemühungen stellen sich gegen einen Aufbau neuer Umwelt- und Sicherheitsregulierungen (Cafruny/Ryner 2003, Karrass et al. 2004, Klein/Kleiser 2006).
- Schließlich gilt es dem Vorwurf zu begegnen, das Phänomen „Risikogesellschaft" sei nur eine Erfindung des deutschen Feuilletons bzw. entspreche einer typisch deutschen Risikoaversion wie von einigen Autoren behauptet wurde (Münch 2002). Wenn also die Risikogesellschaft lediglich eine Erfindung des deutschen Feuilletons ist bzw. einer typisch deutschen Gemütslage entspräche, dürften derartige Phänomene auf EU-Ebene eher nicht vorkommen. Gerade die Multikulturalität und Supranationalität der EU schützt quasi vor nationaler Exzentrik.

Diese dargestellten Merkmale (Supranationalität, Outputorientierung, Verschiedenartigkeit der nationalen Risikokulturen, Abhängigkeit von Expertise und Vorrang für den Binnenmarkt und Innovationen) machen die EU zu einer Analyseebene, in der das Gegenmodell zu technokratischer, (binnen-)marktorientierter Regulierung – eine *vorsorgende, responsive* Risikoregulierung – am wenigsten zu erwarten ist; insofern ist die Europäische Union ein „least likely case" für die zu untersuchenden Phänomene.

Welche Fälle kommen für eine Analyse in Frage? Die innerhalb der EU zu beobachtenden Fälle müssen sich dadurch auszeichnen, dass darin überhaupt „hypothetische Risiken" vorkommen, nicht jedoch, dass sie auch reguliert oder kommuniziert wurden. Dabei soll eine negative Fallauswahl versucht werden (Kropp/Minkenberg 2005). Um die Anzahl der unabhängigen Variablen zu beschränken, verwende ich – in der Hoffnung dadurch die ähnlichen Variablen vernachlässigen zu können – die an John Stuart Mill angelehnte differenzanalytische Methode. Das heißt die Fallauswahl orientiert sich an einem „similar system – different output design" (SS-DO), wie es in ähnlicher Form auch in der ländervergleichenden Forschung zur Anwendung kommt (Kropp/Minkenberg 2005, Przeworski/Teune 1970). Die differenzanalytische Methode fragt danach, was trotz hoher Ähnlichkeit (similar system) dennoch unterschiedliche Ergebnisse verursacht (different output), und erhofft sich dadurch eine Eingrenzung und größere Erklärungskraft der in Frage kommenden Variablen. Es wird also der Versuch unternommen, nach *möglichst ähnlichen* Fällen zu suchen, die trotzdem *unterschiedlich* reguliert wurden. Im Idealfall sind die verbleibenden

Unterschiede die Ursache für das unterschiedliche Ergebnis. Der noch bei Mill erhobene Anspruch, mithilfe dieser Methode zu kausalen Erklärungen zu kommen, muss für die politikwissenschaftliche Analyse zurückhaltender interpretiert werden. Weder gibt es bisher allgemeingültige politikwissenschaftliche „Naturgesetze", noch können die innerhalb politischer Systeme agierenden Menschen als vollständig kausal determiniert angesehen werden. Dennoch hilft das differenzanalytische Forschungsdesign bei der Suche und Eingrenzung von Erklärungsfaktoren und der anschließenden Plausibilisierung der gefundenen Erklärungen.

Um eine größtmögliche Ähnlichkeit zu bekommen, sollten die Fälle dieselbe Interessens- und Akteurskonstellation aufweisen, auf derselben Analyseebene angesiedelt sein und möglichst innerhalb desselben Untersuchungszeitraumes liegen. Gerade unterschiedliche Zeitabschnitte wären angesichts der zahlreichen Vertragsänderungen in der EU und den darin vorgenommenen Kompetenzverlagerungen äußerst ungünstig.

Die Auswahl kann durch folgende methodische Annahme noch weiter eingeschränkt werden. Umgekehrt zur größtmöglichen Systemähnlichkeit gilt es, für die Ausprägung des „outputs" nach einer möglichst großen Varianz der Fälle zu suchen. Die auszuwählenden Fälle sollten demnach möglichst verschieden hinsichtlich ihrer Art der Risikoregulierung sein. Dabei hilft folgende theoretische Überlegung, die in Kapitel 2.3.3 noch weiter ausgeführt wird: Die Politik hat theoretisch zwei Strategieoptionen beim Umgang mit Risiken, eine *nachsorgende* und eine *vorsorgende Strategie*. Es müssen also mindestens zwei Fälle behandelt werden, von denen einer eine nachsorgende, und der andere eine vorsorgende Regulierung aufweist. Gesucht werden folglich Fälle, die erstens hypothetische Risiken aufweisen, zweitens annähernd gleichzeitig verlaufen, drittens auf europäischer Ebene reguliert werden und viertens die beiden Extrempole von vorsorgender und nachsorgender Regulierung abdecken. Bedingt durch diese methodischen Überlegungen verbleiben lediglich zwei relevante Fälle:[7]

Der erste Fall hat den gesundheitlichen Verbraucherschutz innerhalb der EU immens beeinflusst und stellt historisch betrachtet den Normalfall der Risikoregulierung dar. Liegt ein hypothetisches Risiko vor, wird erst einmal ab-

---

7 Weitere mögliche Fälle, die in Betracht gezogen wurden, bei denen nach näherer Analyse die methodischen Vorgaben nicht erfüllt waren, sind der Streit um den Import von amerikanischem Hormonfleisch, die Debatte um r-BST, die Wirkung von Diethylstilboestrol (DES) im Kalbfleisch, der belgische Dioxin-Skandal, der deutsche Nitrofen-Skandal und die Vogelgrippe H5N1. Bei ihnen handelt es sich entweder nur um nationale Regulierungsprobleme, die Zeitunterschiede waren zu groß, die mediale Aufmerksamkeit war zu unterschiedlich oder es wurden keine hypothetischen Risiken diskutiert, da die Schädlichkeit bereits bekannt war.

gewartet, bis gesicherte wissenschaftliche Erkenntnisse vorliegen, und erst dann wird reguliert. Dieses nachsorgende Risikomanagement wurde auf europäischer Ebene im Falle der Rinderkrankheit Bovine Spongiforme Enzephalopathie (BSE) praktiziert. Risikosoziologisch betrachtet ist es dagegen ein *abweichender Fall*, der die theoretische Annahme einer zunehmend vorsorgenden Regulierung einer harten, kritischen Überprüfung unterzieht und gerade deswegen besonders vielversprechend zu sein scheint (Rueschemeyer 2003).

Der zweite Fall, die Regulierung von transgenen Pflanzen bzw. Lebensmitteln, kann demgegenüber als *kontrastierender* Fall gesehen werden, der sich zudem völlig theoriekonform verhält: Bei der Freisetzung und Vermarktung genetisch veränderter Organismen (GVO) haben wir es mit einer Risikoregulierung zu tun, die, obwohl bisher noch kein ernster Schaden eingetreten ist, gleichwohl schon massiv in das Marktgeschehen eingegriffen hat und bei der zumindest auf EU-Ebene risikovorsorgende Strategien eingeführt wurden.

Beide Fälle zeichnen sich durch ein hohes Maß an Risikopotential, wissenschaftlicher Ungewissheit und Nichtwissen aus, sie werden beide auf europäischer Ebene reguliert, sie verlaufen annähernd zeitgleich (Mitte der 80er Jahre bis Mitte 2000), besitzen annähernd dieselbe mediale Aufmerksamkeit, und sie werden, da sie innerhalb desselben Politikfeldes (Lebensmittelpolitik) liegen, von annähernd denselben Akteuren und Institutionen gestaltet. Insofern kann von einem „most similar system design" ausgegangen werden. Zusätzlich decken sie die beiden theoretischen Strategieoptionen der Risikoregulierung ab und weisen damit eine große Varianz auf. Das empirische Rätsel, das sich aus diesen methodischen Überlegungen ergibt, lautet daher: Wie kann es sein, dass zwei so ähnliche Fälle, die sich durch ähnliche Interessenkonstellationen, ein ähnliches Risikopotential, hohe wissenschaftliche Ungewissheit, dieselben regulierenden Institutionen und annähernde Zeitgleichheit auszeichnen, so konträr reguliert werden?

## 1.5 Methode der Datenerhebung

Die Methode, mit der hauptsächlich gearbeitet wurde, ist – neben der Berücksichtigung bereits vorhandener Forschungsliteratur und der Auswertung von Sekundärdaten – die qualitative Dokumentenanalyse (Flick 2005, Mayring 2000). Die empirische Basis besteht hauptsächlich aus offiziellen und daher jedermann zugänglichen EU-Dokumenten, die in einem Zeitraum von Mitte der 80er bis Mitte der 2000er Jahre (dem Beginn regulativer Vorschläge bis zum Abschluss der Regulierung durch eine Verordnung oder Richtlinie) ausgewertet wurden. Die einschlägige Literatur und die Dokumente wurden hinsichtlich der oben entwickelten Fragestellung ausgewertet. Den Schwerpunkt der Dokumentenanalyse bildeten Gesetzestexte des europäischen Rechts, genauer: Richtlinien, Verordnungen und Entscheidungen des Europäischen Parlaments, des Rates und/oder der Kommission. Es wurden aber auch gesetzesvorbereitende Grün- und Weißbücher, Parlamentsdebatten sowie Mitteilungen der Kommission herangezogen. Von zentraler Bedeutung für den Fragenkomplex wissenschaftlicher Ungewissheit waren ebenfalls die Stellungnahmen und Gutachten der zuständigen „Wissenschaftlichen Ausschüsse" (vgl. Kapitel 3). Ferner wurden Pressemitteilungen der jeweiligen Akteure, Reden von einzelnen Kommissaren und Berichte der zuständigen Ausschüsse des Europäischen Parlaments berücksichtigt.

Ergänzt wurden die aus der Dokumentenanalyse gewonnenen Daten durch nicht-standardisierte Experteninterviews (Gläser/Laudel 2004). Im Oktober 2003 wurden 17 Experteninterviews mit den zentralen Akteuren der Gentechnik und BSE-Regulierung durchgeführt (siehe Interviewverzeichnis). Leitgedanke bei der Auswahl der Interviewpartner war die meist gesetzlich geregelte Zuständigkeit für die jeweiligen Politikfelder oder die fachliche Zuständigkeit innerhalb eines der europäischen Umweltschutz-, Verbraucherschutz- oder Wirtschaftsverbände. Ziel der Interviews war es, breitere Sinnkontexte aufzuzeigen und Hintergründe der Entstehung von einzelnen Gesetzen herauszufinden. Außerdem gelang es im Rahmen der Interviews, an zusätzliche (nicht veröffentlichte oder nicht mehr verfügbare) Dokumente zu gelangen. Angesichts der guten Quellenlage und der weitgehenden Transparenz und Offenheit der europäischen Institutionen (den Rat einmal ausgenommen) beim Zugang zu Dokumenten, hatten die Interviews lediglich einen vorbereitenden Charakter.

## 1.6 Gang der Argumentation

Nachdem in Kapitel 1 neben dem Problemaufriss und der Fragestellung vor allem das Forschungsdesign vorgestellt wurde, folgt nun eine Skizze der Gliederung der Arbeit.

In Kapitel 2 wird ein theoretischer Rahmen entwickelt, welcher es ermöglicht, zentrale Begriffe – wie „Risiko", „Regulierung" und „Vorsorge" – zu klären, eine Typologie zur Klassifizierung von Risiken zu entwickeln, die forschungsleitenden Fragen zu präzisieren und eine Operationalisierung der theoretischen Annahmen vorzunehmen.

In Kapitel 3 werden die zentralen Akteure und Institutionen der Lebensmittelpolitik und ihre Interessen vorgestellt, in erster Linie die Institutionen und Entscheidungsregeln der Europäischen Union. Besonderes Augenmerk wird aufgrund obiger theoretischer Annahmen der Schnittstelle zwischen Politik und Wissenschaft gewidmet. Als relevante Einflussgrößen gelten aber auch wirtschaftliche Interessen, zivilgesellschaftliche Akteure und die mitgliedstaatliche und internationale Politikebene.

In Kapitel 4 und 5 geht es um eine Rekonstruktion des Policy-Making-Prozesses in den beiden Politikfeldern *BSE-Regulierung* und *Gentechnikpolitik*. Hierbei sind die forschungsleitenden Fragen: Wie reguliert die EU hypothetische Risiken? Handelt es sich bei BSE wirklich um einen devianten Fall und warum entschieden sich die EU-Institutionen für eine nachsorgende Risikomanagementstrategie? Ist die Gentechnikregulierung wirklich vorsorgend und wie konnte es zu einer vorsorgenden Regulierung kommen?

Kapitel 6 vergleicht die beiden Politikfelder *BSE-* und *Gentechnikregulierung* und versucht herauszufinden, warum zwei so ähnliche Fälle auf europäischer Ebene in einer völlig konträren Weise reguliert wurden. Lassen sich strukturelle Merkmale identifizieren, die die eine oder andere Risikomanagementstrategie begünstigen? Lässt sich hier eine Konvergenz feststellen oder entwickeln sich die Fälle auseinander?

In Kapitel 7 wird der Reformprozess der Organisation der wissenschaftlichen Politikberatung auf EU-Ebene nachgezeichnet. Was entsteht Neues? Hierbei wird die abhängige Variable zur unabhängigen gemacht und gefragt: Welche Auswirkungen hat die Regulierung von hypothetischen Risiken auf die Strukturen der Lebensmittelpolitik?

Kapitel 8 reflektiert die Probleme und Aporien, die durch die Regulierung von hypothetischen Risiken entstehen könnten. Was für Lösungskonzepte gibt es? Wie wird auf die Herausforderungen, die durch eine vorsorgende und responsive Risikoregulierung entstehen, reagiert? Was kann das technokratisch-szientistische Modell noch leisten?

Kapitel 9 fasst die Ergebnisse zusammen, ordnet sie in die politikwissenschaftliche Diskussion ein und stellt die Frage nach der Generalisierbarkeit der gefundenen Ergebnisse. Befindet sich die Europäische Union tatsächlich auf einem Weg zu einer vorsorgenden Risikopolitik?

## 2 Vorsorgende Risikoregulierung: Versuch über eine risikosoziologisch angereicherte Policy-Analyse

In diesem Kapitel soll die Relevanz von risikosoziologischen Ansätzen, insbesondere der „Theorie" der Risikogesellschaft (Beck 1986) bzw. der reflexiven Modernisierung (Beck et al. 2003, Beck/Lau 2005), des Ansatzes von Klinke und Renn (2002) und der Annahmen von Weingart (2001) für die Analyse von Policy-Making-Prozessen im Bereich der Umwelt-, Verbraucher-, Technik- und Gesundheitspolitik aufgezeigt werden. Es wird der Versuch unternommen, ausgewählte Annahmen der Risikogesellschaft mit dem eher „phänomenologischen" Ansatz von Klinke und Renn zu verbinden. Anschließend werden diese risikosoziologischen Theoreme mit den Begrifflichkeiten der politikwissenschaftlichen Regulierungstheorie verknüpft und damit für eine Policy-Analyse fruchtbar gemacht. Dieser im Folgenden als „vorsorgende Risikoregulierung" bezeichnete Ansatz wird im empirischen Teil dieser Arbeit auf die beiden ausgewählten Politikfelder angewendet. Dabei soll nicht versucht werden, die Theorie im positivistischen Wortsinne zu „testen" (Schnell et al. 2005), sondern sie dient lediglich als Heuristik, um das Augenmerk auf bestimmte (neue) Phänomene zu legen, die bei einer klassischen Policy-Analyse leicht übersehen werden.

Folgende Fragen stehen im Vordergrund: Was sind die Vorteile einer risikosoziologisch angereicherten Policy-Analyse? Wie können die theoretischen Annahmen der Risikogesellschaft spezifiziert werden? Was ist unter Risikoregulierung zu verstehen? Welche Probleme treten bei der Regulierung von Risiken auf?

Während sich in der Soziologie in den letzten zwanzig Jahren eine eigene Subdisziplin, die „Risikosoziologie", entwickelt hat, ist dieser Differenzierungsprozess an der deutschen Politikwissenschaft weitgehend spurlos vorüber gegangen. Fasst man die Struktur der Deutschen Vereinigung für Politische Wissenschaft (DVPW) als Abbild der relevanten Subdisziplinen auf, so zeigt sich, dass nicht einmal eine Ad-hoc-Gruppe „Politik und Risiko" existiert, geschweige denn ein Arbeitskreis „Risikopolitologie". Zu dem gleichen Ergebnis gelangt man, wenn man einschlägige politikwissenschaftliche Lexika zurate zieht; entweder der Risikobegriff fehlt einfach oder es wird auf die soziologischen Analysen von Ulrich Beck verwiesen (Holtmann et al. 1994, Nohlen 1992-1998).

Dieser Unterschied zwischen Soziologie und Politikwissenschaft kann auf zweierlei Weise interpretiert werden: Entweder spielt das Thema „Risiko" keine entscheidende Rolle bei der Analyse von Politik oder es wurde bisher schlicht vernachlässigt. Letzteres scheint der Fall zu sein, denn schon ein kurzer Blick auf die internationale Debatte zeigt die steigende politikwissenschaftliche Berücksichtigung des Risikothemas. Auch wenn die disziplinären Grenzen nicht immer eindeutig zu ziehen sind, so finden sich neben den „Klassikern" Douglas/ Wildavsky (1982), Hadden (1984), Brickman/Jasanoff/Ilgen (1985) und Morone/Woodhouse (1986) auch zunehmend neuere Arbeiten von Politikwissenschaftlern, die sich ausführlich mit dem Risikothema befassen wie beispielsweise Hoppe/Peterse (1993), Gillroy (1993), Harrison/Hoberg (1994), Hajer (1995), Lash/Szerszynski/Wynne (1996), Cohen (2000), Hisschemöller/Hoppe/Dunn/ Ravetz (2001), Hood/Rothstein/Baldwin (2001), Hellström/Jacob (2001), Vogel (2001), Oosterveer (2002) und Shapiro/Glicksman (2003), Wolf/Ibarreta/Sørup (2004), Zwannenberg/Millstone (2005), Murphy/Levidow/Carr (2006).

Ähnlich „stiefmütterlich" wurde auch die mit der Beckschen Risikogesellschaft verwandte Theorie der reflexiven Modernisierung, von der deutschen Politikwissenschaft behandelt (so auch Grande 2003).[8] Zwar erhielt sie in dem Sammelband von Brodocz und Schaal einen Platz unter den wichtigsten politischen Theorien der Gegenwart (Lamla 2001), aber die Fokussierung auf Giddens als Referenztheoretiker lässt gerade die Beckschen Thesen zur Risikogesellschaft wieder verloren gehen. Es soll im Folgenden dafür argumentiert werden, dass die Risikosoziologie durchaus einige interessante Anknüpfungspunkte für die Politikwissenschaft bietet, und dass unter anderem einige Annahmen der von Ulrich Beck vertretenen Variante der Risikogesellschaft geeignet sind, bestimmte Phänomene, die in Zusammenhang mit Risikoregulierung auftreten, zu bestimmen und als reflexive Modernisierungsprozesse zu erklären (so auch Oosterveer 2002).

Bevor eine Rekonstruktion der verschiedenen risikosoziologischen Ansätze versucht wird, muss zunächst der Frage nachgegangen werden, warum die Politikwissenschaft bisher keine eigene Subdisziplin der Risikopolitologie entwickelt hat. Wie ist es möglich, dass bisherige politikwissenschaftliche Studien überwiegend ohne den Risikobegriff auskommen bzw. sich mit einer umgangssprachlichen, theoriearmen Verwendung begnügen?

---

8 Eine Ausnahme bildet die Überblicksdarstellung über zeitgenössische politische Theorien von Reese-Schäfer (2000).

Viele der Policy-Analysen, die sich mit Risikoregulierung befassen (Czada 2001, Joerges et al. 1997, Krapohl 2003, 2004, Krapohl/Zurek 2006, Majone 1996b, Neyer 2000, Patterson 2000) betrachten Risikoregulierung als Spezialfall von – oder synonym zu – „social regulation" und ordnen sie so den Begrifflichkeiten der regulativen Politik unter. Risikopolitik erscheint unter dieser Perspektive als Korrektur von Marktversagen. Der Markt versagt aufgrund von Monopolstellungen, Informationsasymmetrien, negativen Externalitäten oder des Kollektivgutproblems (Czada et al. 2003). Unter diesem Blickwinkel unterscheiden sich Risikoprobleme nicht von anderen Regulierungsproblemen. Deswegen ist es auch nicht notwendig, eine eigene Konzeption von „Risiko" zu entwickeln.

Ähnlich verhält es sich auch bei anderen politikwissenschaftlichen Ansätzen, die mit Risikophänomenen zu tun haben, aber aufgrund ihrer besonderen Perspektive ohne einen eigenen Risikobegriff auskommen, wie beispielsweise die Umwelt- und Technikpolitologie. Hier steht das Verhältnis „Umwelt und Politik" oder „Technik und Politik" im Vordergrund aber nicht das Thema „Risiko und Politik" (Saretzki 1997b, Simonis et al. 2001). Der Risikobegriff wird daher meist nur umgangssprachlich verwendet oder man kommt gar ohne ihn aus (Saretzki 1995). Als typische Beispiele mögen die Analysen der BSE-Krise von Wolters (1998) oder der Gentechnikpolitik von Bandelow (1999) dienen. Dabei geht der spezifische Charakter von Risikoproblemen und Risikokonflikten und dessen Einfluss auf das Policy-Making verloren, den es gerade für die Politikfeldanalyse fruchtbar zu machen gilt. Eine risikosoziologisch angereicherte Policy-Analyse schärft den Blick für durch gesellschaftliche Risikowahrnehmungen hervorgerufenen politischen Wandel und daraus resultierende Phänomene (Krücken 1997). Vor allem die soziologische Perspektive der sozialen und sprachlichen Konstruiertheit von Risiken ermöglicht es, wissenschaftliche Risikobewertungen als Ergebnis von Macht- und Definitionskämpfen zu verstehen und damit einem politikwissenschaftlichen Zugang zu erschließen.

Umgekehrt bestehen aber auch innerhalb der Soziologie einige Defizite: So hat sich die Risikosoziologie bei ihren Analysen von „Politik" selten um die theoretischen Ansätze der Policy-Analyse, der regulativen Politik oder der EU-Forschung gekümmert. Gerade wenn es sich um Untersuchungen innerhalb der EU-Mitgliedstaaten handelt, ist dieses Defizit problematisch, da einige Politikfelder einen hohen Vergemeinschaftungsgrad aufweisen, der dann leicht übersehen wird. Ein typisches Beispiel ist die noch ganz im nationalstaatlichen Denken verhaftete Analyse der BSE-Politik von Dressel (2002).

Die ungenügende Rezeption der „Risikodimension" in vielen politikwissenschaftlichen Studien und die weitgehende Ignoranz der Risikosoziologie gegenüber policy-analytischen Konzepten erfordert eine „Synthese", die im Folgenden

Kapitel versucht werden soll. Dabei kommt der Policy-Analyse ihre prinzipielle Offenheit für externe theoretische Konzepte zugute (Prätorius 1997). Während die Risikosoziologie ein differenzierteres Verständnis über Wahrnehmung, Bewertung und Management von Risiken liefert, leisten politikwissenschaftliche Konzepte ihre Dienste bei der Analyse von regulativer Politik (Krücken 1997). Zusammengefügt entsteht daraus ein Konzept zur Analyse von Risikoregulierung in modernen Gesellschaften.

## 2.1 Risikogesellschaft: Zombiekategorie oder treffende Zeitdiagnose?

Da es eher ungewöhnlich ist, innerhalb der Politikwissenschaft mit soziologischen Ansätzen politische Prozesse zu analysieren, soll in einem ersten Schritt der spezifische Beitrag der Risikosoziologie und einige Annahmen der reflexiven Modernisierungstheorie aufgezeigt werden (Beck 1986, 1993, 1996, Beck et al. 2003, Beck/Lau 2005).[9]

Gegenüber bisherigen Policy-Analysen (Héritier 1993), aber auch gegenüber systemtheoretischen (Japp 1996, Luhmann 1991) und kulturalistischen Risikokonzepten (Douglas/Wildavsky 1982) ist der entscheidende Vorteil eines Ansatzes, der reflexive Modernisierungsprozesse berücksichtigt, der geschärfte Blick für neue Phänomene und Transformationsprozesse bzw. für Phänomene und Prozesse, die es schon immer gab, die aber bis dahin marginalisiert wurden. Das „Neue" wird dabei als Folge von reflexiven Modernisierungsprozessen gedeutet, die insofern „reflexiv" sind, als sie bisherige Basisprinzipien bzw. Institutionen der einfachen Moderne unterlaufen. Eine grundlegende Institution der Moderne wäre zum Beispiel die neuzeitliche Wissenschaft. Unterlaufen heißt, dass einige Basisprinzipien der Moderne auf die Moderne selbst angewandt werden. Durch diese „Selbstanwendung" entsteht in bestimmten Bereichen eine Art Radikalisierung bzw. „Modernisierung der Moderne" (Beck/ Bonß 2001, Beck et al. 2004). Die Theorie der reflexiven Modernisierung konzentriert sich auf Konsequenzen, Grenzen, Diskontinuitäten und Paradoxien, die durch diese Radikalisierung der Moderne auftreten (Beck et al. 2003, Beck/ Lau 2005). Der markante Unterschied zu herkömmlichen Ansätzen, in denen diese Phänomene entweder als Anomalien wegdiskutiert oder völlig übersehen

---

9   Da eine konsistente und kohärente Theorie der reflexiven Modernisierung nicht existiert (es handelt sich viel mehr um eine Ansammlung von Hypothesen und generellen Aussagen, die nur bei einem sehr weiten Theoriebegriff – wie er in der Politikwissenschaft allerdings üblich ist – als „Theorie" bezeichnet werden können), bedarf es einiger Klarstellungen, Ergänzungen und Modifizierungen, bevor dieses Konzept innerhalb dieser Arbeit angewendet werden kann.

werden, ist, dass sie als Nebenfolge eines bestimmten Modernisierungsprozesses verstanden werden können. Reflexive Modernisierung ist daher nichts anderes als eine Reaktion auf nicht intendierte Nebenfolgen, die durch einfache Modernisierungsprozesse – d.h. intendierte Innovationen – hervorgerufen werden (vgl. Münch 2002 der dafür den Begriff „sekundäre Modernisierung" bevorzugt).

Daraus wird ersichtlich, dass sich diese Unterscheidung zwischen primärer/ einfacher und sekundärer/reflexiver Modernisierung nicht dafür eignet, einen Epochenbruch festzumachen. Denn – so ist zu Recht gegen Beck eingewandt worden – reflexive Modernisierung gab es schon immer; weder Risikobewusstsein noch Risikopolitik sind insofern neu (Rosenbaum 1995).

Andererseits bedeutet dies nicht, dass einfache und reflexive Modernisierung in keiner zeitlichen Relation zueinander stehen: Da Nebenfolgen nämlich allenfalls zeitgleich mit einfachen Modernisierungsprozessen auftreten können, kann zumindest ausgeschlossen werden, dass die Nebenfolge vor der Ursache auftritt. Häufig war es bei Umwelt- und Gesundheitsrisiken jedoch der Fall, dass unbeabsichtigte Nebenfolgen erst später erkannt wurden (European Environment Agency 2001). So dauerte es beispielsweise mehrere Jahre, bis die durch den Industrialisierungsprozess ausgelösten Umweltprobleme ins Zentrum der gesellschaftlichen Wahrnehmung rückten (European Environment Agency 2001, Prittwitz 1990).

Eine zentrale Annahme der These von der Risikogesellschaft besagt, dass Konflikte um Risiken zunehmend an Bedeutung gewinnen. Diese Bedeutungszunahme wird auf zwei Faktoren zurückgeführt, von denen der erste höchst umstritten, der zweite allerdings weitgehend Konsens ist. Vertreter der ersten Interpretation, wie beispielsweise Beck, argumentieren mit einer realen Zunahme der Risiken (1988). Aufgrund eines gesteigerten technologischen Innovationstempos, zunehmender Globalisierung und einer immer weiterreichenden Eingriffstiefe in natürliche Prozesse (z.B. Gentechnik, Kernspaltung, Nanotechnologie) nehmen die Risiken tatsächlich zu, so dass das Entstehen einer Risikogesellschaft als Reaktion auf reale Bedrohungen verstanden werden kann. Dem wurde zurecht entgegengehalten, dass die durchschnittliche Lebenserwartung in den westlichen Industrienationen nach wie vor im Steigen begriffen ist, so dass die Bedrohung nicht so real sein kann, wie anfangs vermutet (Münch 2002). Gerade von Industrievertretern wird dieses Argument immer wieder betont (vgl. für viele Bockisch 2001).

Warum kann man dennoch von einem Prozess der zunehmenden Risikovergesellschaftung sprechen? Folgt man dieser entgegengesetzten Einschätzung, so sprechen drei Gründe dafür, dass Risiken im Vergleich zu früheren Epochen trotz gestiegener Lebenserwartung an Bedeutung gewonnen haben (Koch-

Arzberger et al. 1997). Erstens führen die zunehmende Verwissenschaftlichung der Gesellschaft und der wissenschaftliche Fortschritt dazu, dass immer mehr und immer genauer nach Risiken geforscht wird. Schon allein dadurch, dass sich die Methoden der Messanalytik ständig verfeinern, kommen bisher unbemerkt gebliebene Risiken in den Blick (z.B. Acrylamid, Dioxin in Eiern). Zweitens haben sich die Informations- und Kommunikationsmöglichkeiten durch Fernsehen, Telefon und Internet vergrößert, so dass auch über Risiken immer früher und umfassender kommuniziert werden kann. Drittens könnte die gestiegene Risikowahrnehmung in einem gestiegenen Sicherheitsbedürfnis der „Wohlstandsgesellschaften" gesehen werden. Die als Folge des Modernisierungsprozesses gestiegene Lebenserwartung erzeugt das subjektive Verlangen, auch so alt zu werden, wie es die amtliche Statistik verspricht. Nachdem in den westlichen Demokratien die Versorgungssicherheit (food security) mit Lebensmitteln sichergestellt ist, folgt nun die Forderung nach mehr Qualitätssicherung und gesünderem Essen (food safety). Zugenommen haben insofern nicht die realen Risiken, sehr wohl aber das gesellschaftliche Sicherheitsbedürfnis und die gesellschaftliche Risikowahrnehmung.

Für die Politik könnte sich daraus einerseits das Problem ergeben, dass Sicherheitsbedürfnisse keinen „natürlichen" Sättigungsgrad aufweisen, sondern ad infinitum angehoben werden können (Beck 1986: 74), andererseits könnte es auch dazu kommen, dass Politiker im Kampf um Wählerstimmen versucht sind unhaltbare Sicherheitsversprechen abzugeben, die das gesellschaftliche Sicherheitsbedürfnis erst recht anheben.

Hier besteht nun der Anknüpfungspunkt für die Politikwissenschaft. Was bedeutet die von der Risikosoziologie postulierte Zunahme des Sicherheitsbedürfnisses für demokratische politische Systeme? Wie reagiert der Staat auf die neuen Herausforderungen und veränderten Bedingungen einer Risikogesellschaft? Wie verändert sich dadurch das Verhältnis von wissenschaftlicher Expertise und staatlicher Regulierung?

Auf die Politik übertragen bedeuten diese Hypothesen, dass – verkürzt gesagt – eine Risikogesellschaft auch einen Risikostaat hervorbringen müsste (Ewald 1998). Dessen zentrale Aufgabe bestünde in der Regulierung von Risiken. Aufgrund dieser theoretischen Annahme kann eine vermehrte regulative Tätigkeit des Staates in diesem Bereich postuliert werden. Die Thesen der Risikogesellschaft decken sich hier insofern mit den „Theorien" des regulatorischen Staates, die ebenfalls eine Zunahme an regulativer Tätigkeit zu erkennen glauben (Majone 1994, Moran 2002, Sturm/Müller 1998). Betrachtet man die breite Palette von Arbeits-, über Umwelt-, Technik-, Gesundheits- bis hin zu Terrorrisiken, für die es staatliche Regulierungen gibt, so spricht dies zumindest dafür, die These eines entstehenden Risikoregulierungsstaates etwas genauer zu untersuchen.

Aus diesen theoretischen Überlegungen ergibt sich ein weiterer Effekt: Die Zunahme eines gesellschaftlichen Sicherheitsbedürfnisses und dessen regulatorische Bearbeitung fördert die Abhängigkeit der Politik von wissenschaftlichen Risikoanalysen. Hier bestätigt sich der Hinweis von Weingart, dass Risikogesellschaft und Wissenschaftsgesellschaft zwei Seiten ein und derselben Medaille sind (2001). Während die Verteilungskonflikte des redistributiven Wohlfahrtsstaates als Nullsummenspiele jedem klar vor Augen standen, sind viele durch Industrialisierung und neue Technologien verursachten Risiken sinnlich nicht wahrnehmbar und bedürfen erst einer naturwissenschaftlichen Erfassung. Dioxin, Ozonloch, Klimawandel, gentechnisch veränderte Organismen und BSE-Erreger sind im Gegensatz zu Armut und materieller Not nicht ohne wissenschaftliche Theorien, Nachweisverfahren und Messergebnisse erfahrbar. Naturwissenschaftliche Risikoanalysen sind für moderne Gesellschaften daher notwendige Instrumente einer „rationalen Risikoregulierung" (Risikokommission 2003). Die zentrale Rolle, die Wissenschaft und Experten in diesem Politikfeld spielen, lenkt die Aufmerksamkeit der politikwissenschaftlichen Analyse auf eben diese Schnittstelle zwischen Wissenschaft und Politik.

Das bisher Vorgestellte ist allerdings noch zu abstrakt, um eine empirische Überprüfung zu ermöglichen. Da moderne Gesellschaften einem ständigen sozialen Wandel ausgesetzt sind, muss geklärt werden, welche institutionellen Innovationen als „reflexive Modernisierungsprozesse" bezeichnet werden können und welche „nur" einfachen Wandel darstellen. Anders formuliert stellt sich die Frage welcher politische Wandel einem Paradigmawechsel gleichkommt und welcher Wandel innerhalb des bestehenden Paradigmas vollzogen wird.

Die Theorie der reflexiven Modernisierung behauptet einen Veränderungsprozess der Basisinstitutionen der „Ersten Moderne", d.h. der Paradigmen der klassischen Industriegesellschaften. Als Basisinstitutionen der „Ersten Moderne" können neuzeitliche Wissenschaft und demokratisch verfasste Rechtsstaaten gelten. Dahinter steht der Gedanke einer klaren Arbeitsteilung zwischen den beiden Bereichen, die als funktional ausdifferenzierte Subsysteme moderner Gesellschaften mit jeweils unterschiedlichen Handlungslogiken gelten: Die Wissenschaft ist für die Produktion von gesichertem Wissen zuständig, während die Politik dieses Wissen in wertgebundene kollektive Entscheidungen übersetzt (Böschen 2000b). Dabei kommt der Wissenschaft eine legitimationsbeschaffende Rolle für politisch-administrative Entscheidungen auf zweierlei Weise zu: Einerseits kann – aufgrund von Eigentumsrechten, Berufs- und Gewerbefreiheit – ein Produkt oder Prozess nur dann verboten werden, wenn die Wissenschaft seine Gefährlichkeit eindeutig festgestellt hat. Andererseits können von der Politik Entscheidungen immer wieder mit dem Hinweis, dass die Wissenschaft eben diese Gefährlichkeit noch nicht zweifelsfrei festgestellt hat, verschoben werden. Auf diese Weise delegiert die Politik Verantwortung an die Wissenschaft und kann dadurch Zeit und Handlungsressourcen gewinnen (Böschen 2000b). Diese Arbeitsteilung funktioniert solange, wie die Wissenschaft in der Lage ist, gesichertes Wissen herzustellen, also Gewissheit zu vermitteln, und der Staat unter Berufung auf dieses Wissen die Sicherheit eines Produktes, eines Prozesses oder einer Anlage behaupten kann. Die administrative Genehmigung einer Technologie fungiert quasi als ein mit staatlichem Siegel versehenes Sicherheitsversprechen. Die im deutschen Umweltrecht typischen Genehmigungsverfahren und die darin festgelegten Grenzwerte basieren auf diesem Prinzip. Damit die von der Politik bzw. der Verwaltung gegebenen Sicherheitsversprechen auch glaubhaft sind, muss das zugrunde liegende Wissen als objektiv, neutral und eindeutig gelten. Eine offensichtliche Vermischung von Politik und Wissenschaft sollte daher unbedingt vermieden werden. Zumindest muss in der Öffentlichkeit der Anschein erweckt werden, dass die Sicherheitsnormen auf objektiven Tatsachen beruhen und sich nicht auf Partikularinteressen oder käufliche Wissenschaft zurückführen lassen. Die Glaubwürdigkeit der Sicherheitsversprechen hängt deshalb von einer einwandfreien Arbeitsteilung der beiden gesellschaftlichen Teilbereiche ab. Die funktionale Ausdifferenzierung von Wissenschaft und Politik erfordert eine klare Grenzziehung zwischen Experten und Laien, zwischen wissenschaftlicher Neutralität und politischer Macht sowie zwischen Wissen und Werten (Weber 1985a). Max Weber hat diese Prinzipien der Moderne unter dem Begriff der „okzidentalen Rationalisierung" zusammengefasst und sich konsequent für eine Wertfreiheit der Wissenschaft ausgesprochen (1985a). Dahinter steht die für die Moderne typische Vorstellung, die Welt sei prinzipiell (naturwissenschaftlich) berechen- und dadurch auch beherrschbar (Weber 1985b).

Auf die Spitze getrieben hat diese Vorstellung der deutsche Soziologe Helmut Schelsky in seinem Konzept des technischen Staates (1965). Während Weber noch von einem Primat der Politik ausgeht, wird bei Schelsky der Staat zum bloßen Erfüllungsgehilfen von technisch-wissenschaftlichen Sachzwängen, die nicht mehr von parteiischen Politikern, sondern von unabhängigen Sachverständigen am gemeinwohlverträglichsten gelöst werden können. Die Experten haben aufgrund ihrer Sachkenntnis die besseren Lösungen für die anstehenden Probleme zur Hand, die Politik wird zur bloßen Verwalterin von Sachnotwendigkeiten:

„Bei optimal entwickelten wissenschaftlichen und technischen Kenntnissen müssten über die gleiche Sachlage auch verschiedene Fachleute oder Fachgremien zu der gleichen Lösung, dem ‚best one way', gelangen, und das hieße: Je besser die Technik und Wissenschaft, um so geringer der Spielraum politischer Entscheidung" (Schelsky 1965: 458).

Das Problem von divergierenden Expertenurteilen kommt in diesem Konzept nicht oder nur als Ausnahmeerscheinung vor. Es ist bei technokratischer Herrschaft auch nicht wirklich relevant, da der „best one way" von der Technik quasi vorgegeben ist und jeder Sachkundige zur gleichen Lösung kommen müsste. Kommt es dennoch zu Gegengutachten, so irrt einer der Experten. Der Widerspruch entsteht dadurch, dass mindestens einer der Experten mehr behauptet, als er wissenschaftlich beweisen kann (Mohr 1996). Eine Lösungsstrategie für die Politik besteht darin, nur die fachlich kompetentesten und moralisch integersten Wissenschaftler mit politikberatenden Gutachten zu betrauen oder zumindest es gegenüber der Öffentlichkeit so darzustellen (Dressel 2002).

Geht man von diesem Ansatz, im Folgenden als *technokratisch-szientistisches* Modell bezeichnet, aus und nimmt ferner an, dass eine Regierung nicht von sich selbst behaupten würde, von inkompetenten und korrupten wissenschaftlichen Beratern umgeben zu sein, so ergibt sich daraus eine bequeme Argumentationsmöglichkeit zur Lösung von Expertendissensen: Da man selbst von exzellenten und unabhängigen Wissenschaftlern beraten wird, können die anderen, divergierenden Expertisen nur wissenschaftlich ungenügend oder politisch motiviert sein. Der Gegenexperte kann als Pseudowissenschaftler, Ideologe oder Lobbyist bezeichnet werden. Das Gegengutachten wird als methodisch fragwürdig, unseriös, parteiisch oder interessegeleitet diffamiert. Diese Argumentationsfiguren können wunderbar anhand der Kontroversen zur Risikobewertung von transgenen Pflanzen nachgewiesen werden (vgl. Kapitel 5), man findet sie aber bereits in der Kerntechnikdebatte (Wörndl 1992).

Wie kommt es zu dieser Politisierung von Expertisen? Einerseits entsteht die Politisierung aus den Anforderungen der Politik und der Öffentlichkeit, die an Expertisen gestellt werden, andererseits wird sie durch die Zunahme an Expertisen ausgelöst, die eine Folge der Verwissenschaftlichung von Politik sind. Unter Expertise versteht man gewöhnlich ein Expertengutachten zu einem klärungsbedürftigen Problem, das von einem Sachkundigen erstellt wird (Saretzki 1997). Das dazu notwendige Wissen ist bereits vorhanden und muss „nur" noch auf den konkreten Fall angewendet werden. Da die Politik nicht für alle klärungsbedürftigen Probleme zuständig ist, handelt es sich bei der wissenschaftlichen Politikberatung um Probleme mit deutlichem Bezug zum politischen Entscheidungsprozess, der in demokratisch verfassten Staaten immer auch unter öffentlicher Beobachtung steht. Die Probleme, die gelöst werden sollen, sind keine Fragen der „reinen" Wissenschaft, sondern man könnte sie als „Policy-

Probleme" bezeichnen. Von den Experten wird erwartet, dass sie gesichertes Wissen bereitstellen, das für die Lösung von konkreten Policy-Problemen genutzt werden kann. Implizit wird davon ausgegangen, dass das Wissen der Sachkundigen neutraler, umfassender, gesicherter, also schlicht „besser" ist als das der Unkundigen, und dass das Wissen aus diesem Grunde in der Lage ist, anstehende Policy-Probleme adäquater und effizienter zu lösen. Diese Art der Überlegenheit des wissenschaftlichen Wissens rechtfertigt die herausgehobene Position von Experten gegenüber beispielsweise den Vertretern von organisierten Interessen (vgl. Kapitel 3). Umgekehrt zwingt sie aber auch den Experten dazu, dass er sein Wissen als neutrales, umfassendes und gesichertes darstellen muss, will er nicht seinen Status als Experte verlieren. Das Wissen jedoch, welches für die Lösung von politischen Problemen benötigt wird, unterscheidet sich durch diesen normativen Entstehungs- und Verwertungskontext deutlich von dem einer grundlagenorientierten, von aktuellen Problemen losgelösten Forschung. Eine Expertise versucht vielmehr, vorhandenes Wissen meist unter Zeitdruck auf ein konkretes Policy-Problem anzuwenden (Saretzki 1997a: 278).

Dass hierbei eine neue Art von Wissen entsteht, das sich nicht in die bestehenden Kategorien Grundlagen- und angewandte Forschung einordnen lässt, ist in der Wissenschaftssoziologie und -philosophie mehrfach herausgearbeitet worden: So bezeichnet Jasanoff diese Art von Wissenschaft als „regulatory science" (1990), Funtowicz/Ravetz als „post-normal science" (1992), Gibbons/Nowotny als „modus 2"-Wissenschaft (1994, 2001) und Bechmann/Frederichs als „problemorientierte Forschung" (1996). Dieses explizit für politische Entscheidungsprozesse produzierte Wissen zeichnet sich durch seine enge Verflechtung mit den politischen Auftraggebern, seine normative Kontextualisierung und seinen Zwang aus, aufgrund des politischen Drucks eines Policy-Problems möglichst schnell Ergebnisse liefern zu müssen. Erschwerend kommt hinzu, dass die disziplinär organisierte Wissenschaft oft nicht die passenden Antworten auf die aktuell von der Gesellschaft gestellten Fragen parat hat (Weinberg 1972). Betrachtet man dieses Phänomen aus einer akteurtheoretischen Perspektive, so löst eine problemorientierte Forschung die alte disziplinär organisierte „scientific community" auf und führt zur Bildung von um Policy-Probleme gruppierte transdisziplinäre „epistemic communities" (Haas 1992).

Durch diese an eine wissenschaftliche Politikberatung herangetragenen Anforderungen kommt es zu einer Vermischung der Grenzen zwischen Fakten und Werten bzw. zwischen Politik und Wissenschaft. Doch trotz dieser „Vermischung" sind beide Bereiche, Politik und Wissenschaft, aufeinander angewiesen und bleiben auch weiterhin bestehen. Der Wissenschaftler wird erst durch den politischen Bedarf (Policy-Problem) zum Experten und erhält dadurch evtl. zusätzliche Ressourcen (Auftragsforschung), das politisch-administrative System benötigt die Problemlösungs- und Legitimationsfunktion der Expertise. Diese beiden wechselseitigen Prozesse hat Weingart treffend als Verwissenschaftlichung der Politik und Politisierung der Wissenschaft beschrieben (1983).

Die Politisierung der Wissenschaft führt zu einigen Problemen für das technokratisch-szientistische Modell: Durch die Politisierung verliert der Experte seinen unabhängigen Status. Er wird von der Öffentlichkeit als in politische Kontroversen verwickelt wahrgenommen, so erstmals in der Auseinandersetzung um die Kernkraft (Weingart 2001). Dadurch wird eine von Dritten vorgenommene Zuordnung zu politischen Positionen innerhalb der Kontroverse möglich, und zwar unabhängig davon, wo sich der Experte selbst politisch verortet. Er wird, je nachdem welche Empfehlungen in seinem Gutachten stehen, als pro oder kontra Kernkraft, von Politik und Medien wahrgenommen und dementsprechend politischen Standpunkten zugeordnet. Auf diese Weise wird es zunehmend wichtiger, „seine" Experten in „unabhängige" wissenschaftliche Gremien zu entsenden (vgl. die Besetzung des Wissenschaftlichen Veterinärausschusses Kapitel 4).

Die Politisierung von Expertisen bringt ein weiteres Phänomen in das öffentliche Bewusstsein: Plötzlich gibt es nicht mehr das eine wissenschaftliche Gutachten, zu dem jeder Experte aufgrund seiner professionellen, wissenschaftlichen Ausbildung hätte kommen müssen, den „one best way", sondern zu jedem Gutachten kann mühelos ein Gegengutachten produziert werden, und je mehr Experten sich zu einem Policy-Problem äußern, desto mehr „beste Wege" entstehen. Die Öffentlichkeit wird damit „Zeuge des Umstands, dass wissenschaftliches Wissen unsicher und unter Experten umstritten sein kann" (Weingart 2001: 143). Im Extremfall wird die wissenschaftliche Expertise nicht mehr als Problemlösungswissen verwendet, sondern nur noch zur Unterstützung der eigenen Politik missbraucht. Man sucht sich aus dem Konzert der wissenschaftlichen Meinungen diejenige aus, die am Besten den eigenen Interessen entspricht oder man wählt den Experten aus, der der eigenen politischen Position am nächsten kommt, und weiß damit schon im Voraus, was in dem Gutachten als wissenschaftliche Empfehlung stehen wird (Nennen/Garbe 1996). Dieser Prozess der Politisierung dürfte langfristig dazu führen, dass die Wissenschaft zunehmend an legitimatorischer Kraft verliert. Das Weberianische Gehäuse der Hörigkeit zeigt Risse, der „best one way" des technokratischen Staates ist am Verschwinden. Der Wissenschaftler wird nicht mehr als wertneutraler Experte wahrgenommen, und das von ihm produzierte Wissen wird nicht mehr als objektiv anerkannt. Nach der Entzauberung der Welt wird nun die Wissenschaft selbst entzaubert.

Die normativ-politischen Implikationen von Expertisen sind aber nicht die einzigen Problemzonen für die wissenschaftliche Politikberatung. Zusätzlich stößt das Expertenwissen, wie Saretzki herausgearbeitet hat, an seine lokalen, disziplinären und epistemischen Grenzen (1997a, 2005). So kann es sein, dass das lokal vorhandene Wissen dem generellen Lehrbuchwissen überlegen ist, dass das Problem disziplinär nicht bearbeitbar ist oder gar an prinzipielle Grenzen des wissenschaftlichen Wissens stößt. All diesen Grenzen des Wissens ist eines gemein: Ungewissheit und Nichtwissen werden zum zentralen Problem der wissenschaftlichen Politikberatung und zwar für beide sozialen Teilsysteme. Denn sowohl die Wissenschaft als auch die Politik beziehen sich auf wissenschaftliches Wissen als gemeinsame Grundlage, müssen aber zugleich feststellen, dass dieses Wissen nicht vorhanden (Nichtwissen) oder zumindest nicht gesichert ist (Böschen 2000b).

Kann die Wissenschaft kein sicheres Wissen mehr produzieren, weil sie nicht mehr als neutrale Institution wahrgenommen wird, so verliert sie an Glaubwürdigkeit. Eine unglaubwürdig gewordene Wissenschaft verliert ihren Wert für die Politik als Legitimationsbeschafferin. Ein Expertengutachten, das zu dem Schluss kommt „wir wissen es auch nicht" oder dem mangelnde Neutralität nachgesagt wird, ist für die Politik weitgehend wertlos. Insofern wirkt sich der Vertrauensverlust gegenüber wissenschaftlichem Wissen auch auf die Politik aus. Sowohl die Autorität der Wissenschaft als auch die der politischen Institutionen ist dadurch bedroht.

Stimmen diese Annahmen, so müsste eine doppelte Vertrauenskrise entstehen, sowohl der wissenschaftlichen als auch der politischen Institutionen. Als Reaktion auf diese Auflösungstendenzen müssten Debatten über neue Grenzziehungen bzw. Grenzziehungskonflikte beobachtbar werden, also Reformdebatten über Institutionalisierung und Restrukturierung wissenschaftlicher Politikberatung und Konflikte über die Rolle von Experten im politischen Entscheidungsprozess. Die Pluralisierung der Grenze zwischen Politik und Wissenschaft ist aber nicht die einzige Grenzziehung, die sich verändert, sondern damit zusammenhängend auch die zwischen Wissen und Nichtwissen sowie zwischen Experten und Laien/Öffentlichkeit.

Daraus lassen sich folgende Annahmen über möglicherweise stattfindende Transformationsphänomene einer „modernisierten Moderne" aufstellen (Beck et al. 2001):

- Pluralisierung von Grenzen und Grenzziehungen: Die Grenzziehungen zwischen Wissen/Nichtwissen, Experte/Laie, Wissenschaft/Politik, verschwimmen. Grenzen werden wählbar und verlieren damit ihren „vorgegebenen" Charakter.

- Zwang zu kontextuellen Grenzziehungen: Die Vervielfältigung von Grenzziehungen macht dennoch das erneute Herstellen von Grenzen notwendig. Die Frage hierbei ist, ob den Akteuren der artifizielle Charakter der Grenzziehung bewusst ist oder ob versucht wird die „alten" Grenzen mit den „alten" Argumenten erneut aufzubauen. Aus dieser Optionalität der Grenzziehung entstehen Grenzziehungskonflikte.
- Verlust der Gewissheit: Es findet eine Pluralisierung der Rationalitäten statt. Die Grenzen des Wissens und einhergehender Rationalitätsansprüche werden ebenfalls pluralisiert, so dass man von einem Verlust der Gewissheiten und der Sicherheitsversprechen reden kann. Die Wissenschaft gilt immer weniger als letzte Autorität, die in der Lage ist abschließende Urteile zu fällen. Ungewissheit, Unsicherheit und Nichtwissen werden relevante Phänomene der Risikobestimmung.
- Erwartung des Unerwarteten: Nichtintendierte Nebenfolgen werden mitbedacht und spielen eine zunehmend wichtigere Rolle beim Fällen von politischen Entscheidungen.

Wie reagiert die Politik auf diese Pluralisierungs- und Auflösungsphänomene? Wie werden neue Grenzen gezogen? Wie geht die Politik mit dem Problem wissenschaftlicher Ungewissheit um? Es ergeben sich zwei mögliche Ansätze, wie mit den Problemen umgegangen werden kann, die im Folgenden idealtypisch gegenübergestellt werden (Fischer 2007b, Millstone 2005):

1. Der *technokratisch-szientistisch Ansatz* ist der historisch ältere. Er war von Beginn der Risikoforschung in den 60er Jahren bis in die 80er Jahre hinein der dominante Ansatz (Renn 1998, Saretzki 1994, Torgersen 2005). Auf das Politisierungsproblem reagiert er durch die Erneuerung der strikten Trennung von Wissenschaft und Politik. Sind die beiden Bereiche erst einmal sauber getrennt, so kann wieder den Empfehlungen der Experten gefolgt werden. Ziel wäre die maximale Unabhängigkeit der Experten, um wissenschaftliche Exzellenz sicherzustellen (Lequesne/Rivaud 2003, Majone 2000, Pollack 1997, Thatcher 2002). Da die Wissenschaft gesichertes Wissen produzieren kann, ist die Unabhängigkeit ein wichtiges Kriterium, um zu gewährleisten, dass gesichertes und wertneutrales Wissen produziert wird. Andere Wissensformen oder Akteure mit einzubeziehen, erscheint aus dieser Sicht völlig ineffizient, da langfristig gesehen sich das überlegene Expertenwissen sowieso durchsetzen wird. Schlimmstenfalls birgt dies die Gefahr, dass sich die politische Entscheidung über die sachlich richtige hinwegsetzt (Lieberman/Kwon 1998, Wildavsky 1995). Effizienter und effektiver wäre es nach technokratischer Vorstellung, die

Expertengremien gegenüber öffentlicher Kritik abzuschotten. Das Modell lebt von dem Glauben, dass diese Trennung nach wie vor funktional und ohne Probleme aufrechtzuerhalten ist. Die Unabhängigkeit von Expertengremien ist der Garant für unangreifbare Risikoanalysen. Das technokratisch-szientistische Modell versucht denn auch, dem Problem einer Pluralisierung von Expertise (z.B. divergierende Gutachten) mit einer Hierarchisierung und Monopolisierung zu begegnen. Es wird versucht, andere Wissensformen bzw. „nichtexzellente" Wissenschaft auszuschließen und den Expertenpool möglichst klein zu halten. Selbiges gilt auch gegenüber dem Umgang mit wissenschaftlicher Ungewissheit. Sie gibt es allenfalls vorübergehend und sollte, um die Autorität der Experten nicht zu untergraben, nicht öffentlich kommuniziert werden. Ein vorsorgendes politisches Handeln aufgrund der Ungewissheit wird abgelehnt und als unwissenschaftlich und innovationsfeindlich angesehen (Gray/Brewers 1996, Majone 2002b, Resnik 2003, Sandin et al. 2002). Stattdessen wird auf eine für das technokratisch-szientistische Modell übliche Eindeutigkeit, Sicherheit und Gewissheit der wissenschaftlichen Expertisen verwiesen. Die Beschränkung auf „positives Wissen", d.h. wissenschaftlich bestätigte Fakten und anerkannte Theorien, impliziert ein nachsorgendes Risikomanagement. Bei der Bestimmung von Risiken geht dieser Ansatz von einem objektiven Risikobegriff aus, der auf die prinzipielle Berechenbarkeit von Risiken durch die klassische Risikoformel der naturwissenschaftlichen Risikoforschung vertraut (Breyer 1993, Renn 1998). Die oftmals davon abweichende Risikowahrnehmung der Bevölkerung erscheint aus dieser Sicht als irrational (Frewer et al. 2003, Peters 1991). Eine Aufklärung der Bevölkerung erfolgt dadurch, dass man der Bevölkerung die exakt errechneten Zahlen vermittelt (Slovic 1999). Man erhofft sich allerdings nicht allzu viel durch diese Art der Kommunikation und entscheidet sich im Zweifel für die Expertenrationalität (Durodié 2003).

2. Der jüngere – im Folgenden als *responsiv-partizipatorisch* bezeichnete – Ansatz geht dagegen davon aus, dass diese Politisierungs-, Vermischungs- und Auflösungsprozesse nicht mit den Mitteln des technokratisch-szientistischen Modells (mehr und bessere Wissenschaft, mehr und bessere Technik, mehr und bessere funktionale Differenzierung von Politik und Wissenschaft) zufriedenstellend gelöst werden können, sondern dass „neue Lösungen" gefunden werden müssen (Beck/Lau 2005, Wynne 2002). Der Möglichkeit einer objektiven Risikoanalyse (wie sie im technokratischen Modell favorisiert wird) werden die soziale Konstruiertheit von Risiken, unterschiedliche Risikokulturen und die im Schadensbegriff enthaltenen impliziten Wertannahmen entgegengehalten (Dressel 2002, Japp 1996,

Peters 1991, Renn 1998). Der responsiv-partizipatorische Ansatz macht daher auf den Plausibilitätsverlust der Weberianischen Trennung von Wissen und Werten und des Schelskyischen Primats der Experten aufmerksam und fordert im Gegenzug die „Demokratisierung" des wissenschaftlichen Erkenntnismonopols (Beck 1988, Giddens 1999, Habermas 1969, Maasen/Weingart 2005). Die Demokratisierung von Expertise heißt in diesem Zusammenhang allerdings nicht einfach: „Laien statt Experten, gesunder Menschenverstand statt Fachwissen, sondern Suche nach neuen Formen der problembezogenen Kooperation von unterschiedlichen Wissensträgern mit bestimmten Gruppen von Betroffenen, Interessierten und Entscheidungsbefugten" (Saretzki 1997a: 306). Gesucht wird also ein responsiv angelegtes Modell gegenüber der Öffentlichkeit bzw. der partizipativen Einbindung der Zivilgesellschaft in den Prozess der Herstellung von Expertisen. Die Expertise wird dadurch nicht überflüssig, im Gegenteil, die Politik bleibt nach wie vor auf wissenschaftlichen Sachverstand angewiesen, aber sie muss sich zusätzlich vor einer kritischen Öffentlichkeit rechtfertigen. Dies gilt auch im Umgang mit wissenschaftlicher Ungewissheit, die ebenfalls gegenüber der Öffentlichkeit kommuniziert werden sollte. Angesichts der bestehenden wissenschaftlichen Ungewissheiten lässt der responsiv-partizipatorische Ansatz die Berufung auf vorsorgendes Handeln zu (Barrett/Raffensperger 1999, Renn et al. 2003). Wissenschaftliche Expertise verliert dadurch ihre Vormachtstellung und kann nicht mehr die Rolle eines ultimativen Schiedsrichters spielen (Torgersen 2005). Eine Folge davon ist, dass die Sicherheitsversprechen politischer Entscheidungsträger unglaubwürdig werden, da sie wissenschaftlich nicht abgesichert sind (Beck 1986, Gill et al. 1998, Saretzki 2005). Aus der Sicht des responsiv-partizipatorischen Ansatzes schafft die strikte Trennung zwischen Politik und Wissenschaft lediglich neue Schnittstellen, die anschließend wieder verknüpft werden müssen, da die Politik auf die Expertise angewiesen bleibt (Böschen et al. 2002). Die Unabhängigkeit erscheint aus dieser Perspektive eher als eine nur aus Effizienzgründen aufrechterhaltene Abschottung der Expertengremien. Diese Abgrenzung gilt es durch Transparenzvorschriften und Partizipationsmöglichkeiten zu überwinden. Dadurch geraten andere, nicht-wissenschaftliche Kriterien in den Blick. Wird nämlich wissenschaftliches Wissen nicht mehr als alleinige Wissensquelle betrachtet, so gewinnen auch andere Wissensformen wie z.B. „tacit knowledge", „local knowledge" und andere Akteure wie „lay persons" und „stakeholder" an Bedeutung (Beck et al. 2001, Nowotny et al. 2001, Stehr 2001). Daher werden aus Sicht dieses Modells Partizipation, Transparenz und Kommunikation mit der Öffentlichkeit (bereits in der Phase der Expertisenerstellung, der Expertenauswahl und bei Expertendissensen) wichtiger.

### 2.2 Risikopolitik: Eine Herausforderung für moderne Gesellschaften?

Nachdem einige Annahmen der reflexiven Modernisierungstheorie eingeführt wurden, soll nun ein Ansatz daraus entwickelt werden, der die Analyse von Risikoregulierung bzw. Risikopolitik ermöglicht. Bisher wurden nur Kriterien entwickelt, die eine Unterscheidung von technokratischen und responsiven Modellen wissenschaftlicher Politikberatung ermöglichen. Unbeantwortet blieb die Frage, wie das bisher Erarbeitete für die Analyse von Risikoregulierungsprozessen angewendet werden kann. Was ist unter Risiko zu verstehen und was bedeutet Regulierung in diesem Zusammenhang? Wie lassen sich Ungewissheit, Unsicherheit und Nichtwissen unterscheiden?

Dazu soll nach einer begriffsgeschichtlichen Rekonstruktion des Risikobegriffs und der Klärung der Begriffe „Ungewissheit" und „Nichtwissen" eine Risikotypologie entwickelt werden, die es gestattet, verschiedene Risiken zu unterscheiden. Der Vorteil liegt nicht nur in dieser beschreibenden Funktion der Typologie, sondern sie kann mit politischen Handlungsstrategien und unterschiedlichen Legitimationsansprüchen verknüpft werden. Aus der Typologie lassen sich unterschiedliche Risikomanagementstrategien ableiten und damit auch normative Anforderung an ein rationales Risikomanagement formulieren. Ferner erlaubt die Typologie eine zeitdiagnostische Einordnung in den Prozess der Risikovergesellschaftung und dadurch eine weitere Präzisierung der theoretischen Annahmen.

Damit ist aber nur der erste Teil des Wortes „Risiko-regulierung" erklärt. In einem zweiten Schritt soll daher erklärt werden, was unter „Regulierung" zu verstehen ist, und wie die beiden Konzepte Risiko und Regulierung zu einem für politikwissenschaftliche Zwecke brauchbaren Ansatz vereinigt werden können. Was ist das spezifisch „andere" der Risikoregulierung gegenüber „normaler" Regulierung? Wie können Risikoentscheidungen theoretisch erfasst werden? Welche Policy-Probleme entstehen daraus? Welche Strategieoptionen lassen sich theoretisch entwickeln?

Was bedeutet „Risiko" eigentlich? Der Risikobegriff wird innerhalb der Wissenschaft, und sogar innerhalb ein und derselben Disziplin, in den unterschiedlichsten (teilweise sogar gegensätzlichen) Bedeutungen verwendet. Es gibt keine allgemein anerkannte wissenschaftliche Definition von „Risiko", und angesichts fortschreitender disziplinärer Spezialisierung ist eine Einigung auch nicht zu erwarten. Techniker, Sozialwissenschaftler, Juristen, Ökonomen und die

Öffentlichkeit verstehen jeweils etwas anderes unter dem Wort „Risiko". Will man Missverständnisse vermeiden, so ist eine terminologische Normierung unumgänglich.

Ausgehend von der geschichtlichen Entwicklung des Risikobegriffs soll dessen Relevanz für das Verständnis von modernen Gesellschaften gezeigt werden, um anschließend mit Hilfe einer erweiterten Risikodefinition der technischen Sicherheitsforschung die beiden Phänomene „Ungewissheit" und „Nichtwissen" zu bestimmen. Mit den getroffenen begrifflichen Unterscheidungen ist es anschließend möglich, die für die Politikwissenschaft wichtigen Begriffe „Risikoregulierung", „Risikomanagement" und „Risikopolitik" zu definieren und theoretisch einzuordnen.

### 2.2.1 Begriffsgeschichte: Vom Schicksalsschlag zur quantitativen Risikoanalyse

Obwohl Risiken schon immer zum menschlichen Leben dazugehörten, erlebte der Risikobegriff erst in den 80er Jahren nach den Störfällen in Three Miles Island und Tschernobyl einen rasanten Aufstieg und ist nunmehr aus der aktuellen Debatte über Umwelt-, Gesundheits- und Technikrisiken nicht mehr wegzudenken. Seine geschichtlichen Wurzeln liegen jedoch bereits am Beginn der Moderne im italienischen Seeversicherungswesen des 14. Jh. (Rammstedt 1992). Er bezeichnete die Gefahren und Wagnisse, die in der damaligen Fernhandelsschifffahrt lagen, und drückte daher beides aus: die Gefahr eines Schiffsunglücks als zu vergegenwärtigenden Schaden, aber auch die wirtschaftliche Chance, die der Fernhandel versprach.

Das Interessante an der Begriffsgeschichte ist nun, dass die Karriere des Risikobegriffs annähernd parallel zum Modernisierungsprozess verläuft (Ewald 1993). Während er in vormodernen Gesellschaften nicht vorkommt, wird er in der Moderne immer populärer und wissenschaftlich genauer fassbar. Eine erste wissenschaftliche Präzisierung erfährt er im 17. Jahrhundert durch die Entwicklung der mathematischen Wahrscheinlichkeitsrechnung und deren privatwirtschaftliche Anwendung in der Versicherungsmathematik (Bernstein 2002). Erst mit Hilfe von Stochastik und Statistik wurde es möglich, die Höhe von Versicherungspolicen ökonomisch sinnvoll zu berechnen. Erstaunlicherweise waren die ansonsten in der Mathematik bahnbrechenden Griechen nicht die Erfinder der Wahrscheinlichkeitsrechnung. Das Denken in den Kategorien von Risiko, Zufall und Wahrscheinlichkeit sollte der Moderne vorbehalten bleiben. Die mathematisch exakte Kalkulierbarkeit von Risiken macht dabei den entscheidenden Unterschied zu vormodernen Schicksalsmythen aus. Das Schicksal bzw. der Wille der Götter wurde stets als etwas der menschlichen Erkenntnis grundsätzlich Verborgenes gedacht. Die in vormodernen Gesellschaften auftretenden Unfälle und Katastrophen wurden als dem menschlichen Zugriff entzogene Ereignisse wahrgenommen, die entweder als Schicksal hinzunehmen seien oder als Strafe Gottes gedeutet wurden. Gerade Krankheiten und Seuchen wurden oftmals als gottgewollt interpretiert (Lupton 1999). Man denke nur an die religiösen Interpretationen der Pest in Europa. Bestenfalls stand man – wie in der Antike – vieldeutigen Orakelsprüchen gegenüber, die versuchten, den Eintritt von zukünftigen Ereignissen vorherzusagen.

Demgegenüber werden die heute in modernen Industriegesellschaften auftretenden Unfälle und Katastrophen als vom Menschen produzierte Zivilisationsrisiken wahrgenommen, die prinzipiell berechen- und beeinflussbar sind. In dem Maße in dem die Prozesse der Vergesellschaftung von Natur und Entzauberung der Welt voranschreiten, gelangen Risiken immer mehr unter menschliche Verfügungsgewalt, und es ergeben sich dadurch neue Handlungsoptionen aber auch höhere gesellschaftliche Sicherheitserwartungen. Dieser wechselseitige Transformationsprozess kann als zunehmende Risikovergesellschaftung bezeichnet werden (Krücken 1997). So können selbst ursprünglich natürliche Risiken wie Erdbeben, Seuchen und Missernten in zivilisatorische Risiken transformiert und dadurch politisch verantwortbar gemacht werden. Eine Naturkatastrophe kann politisiert und mit mangelnder Risikovorsorge oder Versagen beim Risikomanagement in Verbindung gebracht werden und so ganze politische Systeme destabilisieren. Aber auch der umgekehrte Fall ist möglich: So wird im 21. Jahrhundert ein Hochwasser nicht mehr als Gottesstrafe hingenommen, sondern kann zum „Gehilfen" im Bundestagswahlkampf 2002 umfunktioniert werden (Quandt 2005).

Erst aufgrund der Möglichkeit, Risiken mathematisch zu berechnen, ist in der Moderne auch rationales Risikohandeln und eine rationale Risikopolitik möglich geworden. Mit zunehmender Beherrsch- und Berechenbarkeit steigen zugleich die Anforderungen an die Politik, die Risiken zu managen und zu minimieren. Aus der mathematischen Möglichkeit wird politische Pflicht. Dieser Modernisierungsprozess macht aus natürlichen Katastrophen sozial konstruierte Risiken. Er transformiert die frühere Schicksalsgemeinschaft zur heutigen Risikogesellschaft.

*2.2.2 Begriffsbestimmung: Ungewissheit, Nichtwissen und Risiko*

Nach dieser kurzen historischen Einordnung des Risikobegriffs wird nun ein kurzer Überblick über die Debatte in der Wissenschaft herausgearbeitet. Was wurde bisher in der Wissenschaft unter Risiko verstanden? Welche Disziplinen haben sich damit beschäftigt? Was ist davon für die Politikwissenschaft relevant?

Über Risiken zu reden birgt das Risiko, dass jeder über etwas anderes redet (Renn 1998). Und wie Renn in seinem Artikel fortfährt, gibt es auch keine allgemein anerkannte Definition des Begriffs „Risiko", weder in der Alltagssprache noch in der Wissenschaft. Um dem Risiko des aneinander Vorbeiredens zu begegnen, ist eine terminologische Klärung des Begriffs also unumgänglich (so auch Banse 1996).

In der öffentlichen Debatte wird der Risikobegriff meist mit einem möglichen negativen Ereignis (drohende Katastrophen, Unfälle und Unglücke) in Verbindung gebracht und quasi synonym mit „Gefahr" – die es zu vermeiden gilt – verwendet (Rammstedt 1992). Es findet sich allerdings auch die völlig andere Bedeutung, die Risiko vor allem als Spaßfaktor mit Extrem-Sportarten in Verbindung bringt. Die hierbei geltende Devise „no risk no fun" sucht geradezu das Risiko.

Ähnlich verfahren die Wirtschaftswissenschaften, dort wird unter Risiko nicht nur der mögliche Verlust, sondern auch der mögliche Gewinn verstanden. Risiken werden „methodologisch" individualisiert und so einer ökonomischen Kosten-Nutzen-Analyse zugänglich gemacht (Schwarz 1996). Dieser Ansatz hat seine Stärken in der Analyse von individuellen Risikoentscheidungen wie z.B. unternehmerischen Risiken und Geldanlagestrategien, taugt aber nicht für das Verstehen von kollektiv verbindlichen Risikoentscheidungen innerhalb von politischen Systemen, die sich noch dazu nur schwer monetarisieren lassen (Renn 1998).

Völlig anders dagegen ist die Verwendung des Risikobegriffs in der deutschen Rechtswissenschaft. Sie kommt, lapidar gesagt, weitgehend ohne ihn aus (Kloepfer 1998). Der Umweltrechtler Kloepfer bezeichnet den Risikobegriff sogar als „ungesetzlich" (1998).[10] Traditionellerweise verwendet die Rechtswissenschaft den aus dem Polizeirecht stammenden Gefahrenbegriff. „Gefahr" wird üblicherweise als Schadenserwartung definiert, wobei ein Schaden ein zu schützendes Rechtsgut bedroht (Ladeur 1995). Der rechtliche Gefahrenbegriff setzt ein Wissen über die zu einem Schaden führenden Kausalitäten voraus. Mit dieser Definition trifft man im Wesentlichen die Vorstellung, die hinter dem Risikokonzept der technischen Sicherheitsforschung steht.[11] Die deutsche

---

10 Zwei bemerkenswerte Ausnahmen findet sich allerdings im deutschen Atom,- und Gentechnikrecht. Letzteres ist nicht zuletzt auf den europäischen Einfluss bei der Entstehung des Gentechnikgesetzes zurückzuführen (vgl. Kapitel 5).
11 Durch diese technisch-naturwissenschaftliche Definition wird das Risiko auf negative Ereignisse eingeschränkt, kann dadurch aber exakter quantitativ berechnet werden (Renn 1998).

Rechtswissenschaft steht durch diese rechtsdogmatische Fixierung auf den Gefahrenbegriff vor dem Problem, den Risikobegriff anders bestimmen zu müssen. Wodurch soll sich der Risikobegriff von dem traditionellen Gefahrenbegriff unterscheiden? Als mögliche Definitionsversuche werden Risiken als „unterhalb der Gefahrenschwelle liegend" oder „als kleinere Gefahr" diskutiert (Di Fabio 1994). Ladeur hat zu Recht herausgearbeitet, dass der polizeirechtliche Gefahrenbegriff von einem gesicherten Erfahrungswissen ausgeht. Das „Neue" am juristischen Risikobegriff sieht er deshalb in der Bezugnahme auf Ungewissheit (1995).

Anders hingegen ist die Verwendung des Risikobegriffs im europäischen Umweltrecht. Bereits 1973 im ersten Aktionsprogramm der Europäischen Gemeinschaften für den Umweltschutz wird das Wort „Risiko" über Eintrittswahrscheinlichkeit und Schadensausmaß definiert (Europäische Kommission 1973). Entgegen den deutschen Versuchen einer Differenzierung zwischen Risiko und Gefahr werden im Europarecht die beiden Begriffe weitgehend synonym gebraucht (Karthaus 2001). Angesichts des Umstandes, dass einerseits das europäische Recht zunehmend wichtiger wird – und damit auch ein von der EU beeinflusster Risikobegriff –, dass andererseits das deutsche Recht aber nicht ohne den Gefahrenbegriff auszukommen scheint, sind Anpassungsprobleme für die deutsche Rechtsdogmatik vorprogrammiert. Zudem ist der rechtliche Risikobegriff für eine politikwissenschaftliche Analyse zu eng, da sich der Schadensbegriff disziplinär bedingt nur auf „zu schützende Rechtsgüter" beschränkt. Ein politikwissenschaftlicher Begriff müsste aber auch Risikokonflikte betrachten können, die im vorgesetzlichen oder informellen Bereich stattfinden; bei denen beispielsweise noch politisch darum gestritten wird, was überhaupt als Schaden anzuerkennen ist (vgl. Kapitel 5).

Innerhalb der Soziologie wird der Risikobegriff auf unterschiedliche Weise verwendet. Die Luhmannsche Risikosoziologie versucht (ähnlich wie die deutsche Rechtswissenschaft), Risiko über den Gefahrenbegriff zu bestimmen, kommt allerdings zu einem anderen Ergebnis: Luhmann versucht einen Unterschied zwischen Risiko und Gefahr zu konstruieren: Gefahr ist das Risiko aus Sicht des Betroffenen, Risiko ist die Perspektive des Risikoproduzenten (Luhmann 1991). Eine Gefahr widerfährt dem Betroffenen und kann deshalb von ihm auch nicht beeinflusst werden. Von Risiko spricht man, wenn eine bewusste rationale Entscheidung zugrunde liegt. Der Unterschied ist eine Frage der Zurechnung und Zuschreibung. Diese Differenzierung ist für politikwissenschaftliche Zwecke indes wenig sinnvoll, da in demokratischen politischen Systemen Entscheidungsträger und Betroffene quasi ständig in eins fallen würden bzw. nicht sauber voneinander getrennt werden könnten (Krücken 1997). Sie funktioniert allenfalls unter der Annahme von selbstreferenziell abgeschotteten sozialen Systemen (Luhmann 1988). In komplexen, interagierenden sozialen Systemen lässt sich die Unterscheidung daher empirisch nicht durchhalten (Roethe 1994). Interpretiert man die Unterscheidung allerdings so, dass in modernen Gesellschaften alle Gefahren im Prinzip auf Entscheidungen beruhen, so folgt daraus, dass alle Gefahren als Risiken interpretiert werden können (Bechmann 1993). „Risikogesellschaft" bedeutet in diesem Sinne dann, dass die entscheidungsunzugänglichen Gefahren der früheren Epochen in entscheidungsabhängige Risiken transformiert wurden. Treibende Kraft dürfte auch hier die Verwissenschaftlichung von Natur und Gesellschaft sein. Diese durch geänderte Zuschreibungen hervorgebrachten Risiken können auch wieder durch Entscheidungen reduziert werden. Je stärker sich diese Zuschreibungen ändern, je mehr Gefahren also in Risiken transformiert werden, desto stärker wird auch der Politik die Verantwortung für die Regulierung der Risiken zugeschrieben.

An die umgangssprachliche Verwendungsweise angelehnt ist der Risikobegriff von Beck, der unter „Risiken" noch nicht eingetretene aber drohende Zerstörungen versteht, weshalb die Risikogesellschaft vor allem eine „Katastrophengesellschaft" sei (Beck 1986). In diesen frühen Schriften wird Risiko als „objektive Gegenmacht der Gefahr" verstanden, die quasi automatisch zu gesellschaftlichen Konflikten und Veränderungsprozessen führt (Beck 1988). Dieser objektive Risikobegriff ist in den neueren Schriften etwas zurückgenommen und durch einen „soziologischeren" ergänzt worden, der nun auch die soziale Konstruktion von Risiken beachtet (Beck et al. 2004, Beck/Lau 2005).

Eine vermittelnde Stellung zwischen den soziologischen und den technisch-naturwissenschaftlichen Ansätzen nimmt das Konzept des Wissenschaftlichen Beirats der Bundesregierung für globale Umweltveränderungen (WBGU 1999) bzw. der daran anschließende Ansatz von Klinke und Renn ein (2002). Der Beirat knüpft im Wesentlichen an den präzisen Risikobegriff der technischen Sicherheitsforschung (d.h. der Risikoformel) an, berücksichtigt aber zugleich auch die soziale Konstruiertheit von Risiken und ist sich der normativen Grundannahmen jeglicher Risikoanalysen bewusst. Das Konzept des WBGU scheint daher am zweckmäßigsten für eine politikwissenschaftliche Begriffsbestimmung zu sein. Da sowohl der Luhmannsche als auch der Becksche Risikobegriff viel zu vage bzw. empirisch nicht umsetzbar sind, soll aus dem Gutachten des wissenschaftlichen Beirats der präzisere Risikobegriff und damit die Möglichkeit der Klassifizierung von Risiken, wenn auch in einer stark vereinfachten Form, übernommen werden. Was versteht der WBGU unter Risiko? Klinke und Renn definieren „Risiko" wie folgt als:

> „[…] the possibility that human actions or events lead to consequences that harm aspects of things that human beings value" (Klinke/Renn 2002: 1071).

Unter „Risiko" ist ein ideales gedankliches Konzept zu verstehen, das umso genauer bestimmt werden kann, je mehr man über die kausalen Zusammenhänge und die relativen Häufigkeiten weiß (WBGU 1999). Wissenschaftliche Risikobestimmung ist der Versuch, möglichst realitätsgetreu die Schäden und Wahrscheinlichkeitsfunktionen zu ermitteln. Nach dieser aus der technischen Sicherheitsforschung kommenden Vorstellung setzen sich Risiken aus den beiden Kategorien Eintrittswahrscheinlichkeit und Schadensausmaß zusammen. Man kann dies in der Form der klassischen Risikoformel als $R = W \times S$ darstellen. Das Risiko (R) ist das Produkt aus Eintrittswahrscheinlichkeit (W) und Schadensausmaß (S), wobei meist angenommen wird, dass eine reziproke Beziehung zwischen der Wahrscheinlichkeit und dem Schadensausmaß besteht (Banse 1996).

Die Risikoformel birgt allerdings einige Tücken, auf die im Folgenden genauer eingegangen wird. Während sich der Wahrscheinlichkeitsbegriff mathematisch exakt bestimmen lässt, zumindest wenn es sich um messbare und wiederholbare Ereignisse handelt, ist die zweite Kategorie der Risikoformel problematischer. Was ist ein Schaden? Welche Schäden sollen berücksichtigt werden? Und politikwissenschaftlich nicht irrelevant: Wer legt fest, was als Schaden gilt? Der WBGU definiert Schaden als ein von der Gesellschaft negativ bewertetes Ereignis. Die negativen Ereignisse werden je nach Schadensausmaß als Unfälle (kleiner Schaden) oder Katastrophen (großer Schaden) bezeichnet. Die Summe der möglichen Schäden, die durch ein Ereignis oder eine Handlung ausgelöst werden können, gilt als Schadenspotential eines Risikos (WBGU 1999). Risiken mit hohem Schadenspotential sind beispielsweise die Kernkraft, Erdbeben oder Vulkanausbrüche.

Diese technisch-wissenschaftliche Perspektive, insbesondere die Risikoformel, wurde von verschiedenen Sozialwissenschaftlern kritisiert (Banse 1996, Beck 1986, Douglas 1985, Shrader-Frechette 1991). Dabei wurde vor allem darauf hingewiesen, dass der Schadensbegriff, der in der Risikoformel enthalten ist, das Ergebnis von gesellschaftlichen Wertvorstellungen und Definitionsprozessen ist, die zudem einem gesellschaftlichen Wandel unterworfen sind. Das formale Antlitz der Risikoformel darf also nicht darüber hinwegtäuschen, dass „Risiko" auch ein normatives Konzept ist (Becker 1993). Risiken sind deshalb „sowohl sozial konstruiert als auch mit der Realität korrespondierend" (Krohn/Krücken 1993: 13).

Was innerhalb einer Gesellschaft als Schaden gilt und was nicht, darüber lässt sich trefflich streiten. Verletzt das kannibalische Verfüttern von Rindern moralische Gefühle bestimmter Bevölkerungsgruppen und ist insofern als Schaden anzusehen? Ist das drohende Aussterben einer Schmetterlingsart durch den Einsatz von gentechnisch veränderten Pflanzen ein Schaden, und wenn ja, wie hoch ist er zu kalkulieren? Sind Resistenzentwicklungen von Schädlingen durch gentechnisch verändertem Mais als normale Landwirtschaftspraxis hinzunehmen? Ist das Auskreuzen einer transgenen Pflanze in die natürliche Umwelt genetische Verschmutzung oder Bereicherung der Artenvielfalt? Diese normativen Implikationen der wissenschaftlichen Risikobewertung machen deutlich, dass Bewertungen sich nicht auf objektiv naturwissenschaftlich bestimmbare „Schäden" reduzieren lassen, sondern über eine subjektive/objektive „Doppelnatur" verfügen (Klinke/Renn 2002). Was als „Schaden" angesehen wird, variiert von Gesellschaft zu Gesellschaft, von Zeit zu Zeit und von Person zu Person. Was als Schaden gilt, ist deshalb auch immer eine politische Entscheidung und kann aus Sicht einer vorsorgenden und responsiven Regulierung nicht allein den Experten überlassen werden.

### 2.2.2.1 Wissenschaftliche Ungewissheit und Nichtwissen

Versteht man wissenschaftliche Risikoprognosen als funktionales Äquivalent zu früheren Orakelsprüchen, so weisen sie einen wirklichen Nachteil gegenüber den vormodernen Orakelsprüchen auf: Wurde früher das Schicksal als vorherbestimmt gedacht und konnte von den Sachkundigen vorhergesagt werden, so sind die Risikoprognosen heutiger Experten stets von Ungewissheit umgeben (Klapp 1992, Smithson 1989). Leider kann die moderne Risikoforschung nicht die Zukunft vorhersagen, sondern geht von einer prinzipiell offenen Zukunft aus. Das heißt, man weiß nie, wann der prognostizierte Unfall, die Katastrophe tatsächlich eintritt. Die Risikoformel beschreibt zukünftige negative Ereignisse, die eintreten können, aber nicht zwingend eintreten müssen. Ereignisse, die mit Sicherheit eintreten, fallen nicht unter das Risikokonzept (WBGU 1999). Risikoaussagen beziehen sich immer auf Wahrscheinlichkeiten, deshalb ist Ungewissheit eine generelle Eigenschaft des Risikos. Wegen der Ungewissheit weiß man immer erst ex post, nach dem tatsächlichen Schadensereignis, ob und in welchem Grad die Risikoabschätzung richtig war. Hat man dagegen durch vorsorgende Maßnahmen den Schadenseintritt verhindert, bleibt die Ungewissheit bestehen was andernfalls passiert wäre.

Innerhalb der theoretischen Annahmen einer vorsorgenden Risikoregulierung ist Ungewissheit allerdings umfassender zu verstehen als nur im Sinne von statistischer Unsicherheit. Statistische Unsicherheit bezieht sich in einem engeren Sinne nur auf die Prognosesicherheit von wissenschaftlichen Risikoanalysen. Ungewissheit in einem weiteren Sinne kann zusätzlich auf allen Ebenen der Risikoanalyse auftreten und meint dann beispielsweise auch die Unsicherheit über die im Schadensbegriff enthaltenen zukünftigen Wertpräferenzen („value uncertainty": Morone/Woodhouse 1986) oder Ungewissheiten über die zugrunde gelegten wissenschaftlichen Theorien, Methoden und Forschungsprogramme.

Der Grad an Sicherheit, mit der etwas gewusst wird, kann erheblich schwanken, von „wissenschaftlich bewiesen" über „begründete Vermutungen" bis hin zu „blankem Nichtwissen". Wissenschaftliche Ungewissheit bezieht sich daher auf den „Mangel an allgemein vorhandenem Wissen (über Wirkungszusammenhänge und zukünftige Wertpräferenzen)" (Gill et al. 1998: 24). Von diesem objektiven Verständnis kann subjektive Ungewissheit als „Mangel an aktuell für den jeweiligen Entscheidungsträger verfügbarem Wissen" unterschieden werden (Gill et al. 1998: 24). Wissenschaftliche Ungewissheit heißt, dass die Wissenschaft, die eigentlich für die Produktion von gesichertem Wissen zuständig sein soll, diese Sicherheit nicht gewährleisten kann. Es handelt sich nicht um sicheres Wissen, sondern um bloß vermutetes Wissen. Auch wenn alle Risikoprognosen ungewiss sind, so sind Ungewissheit und Risiko dennoch nicht synonym zu verwenden, denn nicht alles, was ungewiss ist, stellt deshalb auch schon ein Risiko dar (Bonß 1995).

Es gibt aber auch viele Fälle, wo anfangs selbst das „Vermutungswissen" fehlte und blankes Nichtwissen vorherrschte, und erst mit langer Zeitverzögerung im Nachhinein bekannt wurde, dass ein Risiko bestanden hat (vgl. die Regulierung der Wunderfaser Asbest). Generell werden die Begriffe „Wissen" und „Nichtwissen" meist als kontradiktorische Prädikatoren verwendet, d.h., wenn ich etwas weiß, kann ich es nicht zugleich „nicht wissen" und umgekehrt. Nichtwissen kann insofern als „andere Seite des Wissens" verstanden werden (Japp 1999: 26, Luhmann 1992: 159). Diese Binärcodierung schließt Zwischenformen wie Meinen, Glauben oder Vermuten aus. Im Gegensatz dazu soll unter einer vorsorgenden Perspektive das Begriffspaar „Wissen/Nichtwissen" als polarkonträrer Gegensatz aufgefasst werden, der weitere Unterscheidungen ermöglicht.

Nichtwissen meint in einem engeren, auf Risikoprognosen bezogenen Sinn wissenschaftliche Ignoranz (epistemisches Nichtwissen), d.h. vollständige Ungewissheit bezüglich der Existenz eines Risikos. Dabei kann zwischen prinzipiellem Nichtwissen, d.h. ein Wissen, das aus unterschiedlichen Gründen niemals von der Wissenschaft erreicht werden kann (das Reymondsche „Ignorabimus"[12]), oder temporärem Nichtwissen, das nach einer bestimmten Zeit in sicheres Wissen umgewandelt werden könnte, unterschieden werden. Ähnlich wie bereits bei dem Begriff der „Ungewissheit" ist wissenschaftliches Nicht-

---

12  Du Bois-Reymond, Emil (1912): Über die Grenzen des Naturerkennens.

wissen von subjektivem Nichtwissen zu unterscheiden. Subjektives Nichtwissen, wie es uns bereits in der Sokratischen Frage begegnet, ist kein neues Phänomen. Die Reflexion über objektives Nichtwissen ist dagegen eine Debatte, deren Vorläufer man in Mertons Begriff des „specified ignorance" sehen kann (Merton 1987), deren theoretische Konzeptionierung dennoch erst am Anfang steht (Böschen/Wehling 2004, Fischer 2005c, Smithson 1989, Wehling 2001). Wissenschaftliches Nichtwissen heißt Nichtverfügbarkeit eines Sachverhaltes (vgl. Mittelstraß 1980). Das heißt, es lässt sich prinzipiell ein Konsens darüber herstellen, dass man etwas nicht weiß. Diese Form des Mertonschen „gewussten Nichtwissens" klingt zwar paradox, ist aber unproblematisch, da sie über den aktuell verfügbaren Forschungsstand definiert werden kann.

Das sozialwissenschaftlich Bemerkenswerte am Phänomen des Nichtwissens sind zwei Sachverhalte, die auch für die Analyse von Risiken von Bedeutung sind. Erstens wurde in der einschlägigen Literatur darauf aufmerksam gemacht, dass Nichtwissen (wie Wissen) erst sozial konstruiert werden muss (Smithson 1989, 1993). Es wird ebenso „erzeugt, definiert, anerkannt, verteilt und genutzt" (Wehling 2001). Zweitens führt die Produktion von Wissen zu dem paradoxen Phänomen, dass je mehr wissenschaftliches Wissen produziert wird, desto mehr wird sich auch das Nichtwissen vergrößern: „More research brings more ignorance" (Douglas/Wildavsky 1982: 64). Dieses Phänomen steht ganz entgegen dem noch bei Max Weber gedachten okzidentalen Rationalisierungsprozess. Hier galt es das Nichtwissen in Wissen zu verwandeln, so dass „es also prinzipiell keine geheimnisvollen unberechenbaren Mächte gebe" (Weber 1985a: 594). Nichtwissen wurde insofern lediglich als temporäres Nichtwissen gedacht, das im Zuge weiterer Modernisierung verschwindet (Wehling 2001).

Eine ganz andere Position nimmt das Nichtwissen innerhalb der Beckschen Risikogesellschaft ein. Die Denkfigur des Nichtwissens steht im Mittelpunkt der reflexiven Modernisierungstheorie: „Nicht Wissen, sondern Nicht-Wissen ist das ‚Medium' reflexiver Modernisierung." (Beck 1996: 298). Insbesondere das Nichtwissen über Nebenfolgen wird von Beck als Antriebskraft für reflexive Modernisierungsprozesse gesehen. Und selbst Luhmann gab zu bedenken, dass „die ökologische Kommunikation ihre Intensität dem Nichtwissen verdankt" (Luhmann 1992: 154). Die klare kontradiktorische Unterscheidung in Wissen/Nichtwissen löst sich unter der Annahme reflexiver Modernisierungsprozesse in Gewusstes-Nichtwissen, Fälschliches-Nichtwissen, Nichtgewusstes-Nichtwissen, Unsicherheit des Nichtwissens, Nicht-Wissen-Wollen, Nicht-Wissen-Können und Noch-Nicht-Wissen-Können auf (Fischer 2005c). Nichtwissen in welcher Form auch immer wird zunehmend relevant und ist das Kennzeichen der Risikogesellschaft, die insofern immer auch (Nicht)-Wissensgesellschaft ist (Bonß 1995, Stehr 2001, Weingart 2001).

### 2.2.2.2 Hypothetische Risiken: Ein neues Phänomen?

In diesem Kapitel wird eine Typologie entwickelt, die es erlaubt, das „Neue" an dem gesellschaftlichen Umgang mit Risiken herauszuarbeiten. Mit Hilfe der im letzten Kapitel eingeführten Begriffe Risiko, Ungewissheit und Nichtwissen werden anhand der klassischen Risikoformel unterschiedliche Risikotypen herausgearbeitet (European Environment Agency 2001, Renn 1992, WBGU 1999).

Die Risiken, die sich mit der klassischen Risikoformel berechnen lassen, bei denen also Eintrittswahrscheinlichkeit und Schadensausmaß hinreichend sicher abgeschätzt werden können, bezeichne ich als *bekannte Risiken*. Bekannte Risiken können im Prinzip (wenn das Schadensausmaß nicht exorbitant hoch ausfällt) von der privaten Versicherungswirtschaft abgedeckt, haftungsrechtlich abgewickelt oder administrativ klein gearbeitet werden. Natürlich können auch bei den bekannten Risiken die üblichen Regulierungsprobleme wie Informationsasymmetrien und „moral hazards" auftreten, aber sie stellen kein wirklich neues Regulierungsproblem dar, das nicht mit den traditionellen Institutionen moderner Gesellschaften (Verursacherprinzip, Versicherung) bearbeitet werden kann (Ewald 1998, Gill 1997).

Die folgende Tabelle 1 soll den Unterschied zwischen den verschiedenen Risikotypen deutlich machen:

*Tabelle 1:* Risikotypen

| Risikotyp | Schadensausmaß | Eintrittswahrscheinlichkeit | Abschätzungssicherheit |
|---|---|---|---|
| bekannte Risiken | abschätzbar | abschätzbar | hoch |
| hypothetische Risiken | ungewiss | ungewiss | niedrig |
| unbekannte Risiken | unbekannt | unbekannt | unbekannt |

Quelle: eigene Darstellung

Aus Sicht einer vorsorgenden Risikoregulierung sind vor allem die Fälle interessant, die nicht in gewohnte Verwaltungsroutinen übersetzbar sind. Damit sind diejenigen Fälle gemeint, in denen das Schadensausmaß unbekannt und die

Eintrittswahrscheinlichkeit nicht berechenbar ist. Diese im Folgenden als *hypothetischen Risiken* bezeichneten „Gefahren" stellen einen besondern Typus dar: Sie sind die Risiken, die prinzipiell mit fortschreitendem wissenschaftlichen Erkenntnisstand kalkuliert werden könnten, die aber auch für immer in einem bloß hypothetischen Zustand verharren können, weil sie an prinzipielle Grenzen des Naturerkennens stoßen (Fischer 2005a).

Während die bekannten Risiken auf der einen Seite eine Trennungslinie zu den hypothetischen Risiken bilden, so sind auf der anderen Seite die *unbekannten Risiken* zu nennen. Die unbekannten Risiken sind schlichtweg durch völlige Ahnungslosigkeit der Gesellschaft gekennzeichnet. Die Geschichte der Umweltpolitik zeigt deutlich, dass auch anfangs gänzlich unbekannte Risiken trotzdem enorme Auswirkungen haben können. So wandelte sich das Wissen über FCKW von schlichter Ahnungslosigkeit über Vermutungen bis hin zur Entdeckung des Ozonlochs (Böschen 2000a, Luhmann 2001). Während nichtgewusste Risiken schlicht unbekannt sind und deshalb auch ex ante nicht politikwissenschaftlich untersucht werden können, können die hypothetischen Risiken sehr wohl politische Wirkungen erzeugen, da sie potentiell möglich sind.

*Tabelle 2:* Risikotypen und ihr Grad an Ungewissheit

| Risikotyp | Wissensstand | Beispiele |
|---|---|---|
| bekannte Risiken | gesichertes Wissen | Kernenergie, Autofahren, Zigarettenkonsum, Erdbeben, Asbest seit 1965 |
| hypothetische Risiken | vermutetes Wissen | BSE seit 1987, GVO, Hormonfleisch, hormonelle Wirkung von Chemikalien |
| unbekannte Risiken | Nichtwissen | FCKW vor 1950, BSE vor 1987 |

Quelle: eigene Darstellung

Das hypothetische Risiko unterscheidet sich vom nichtgewussten Risiko dadurch, dass es bereits als Vermutung (Hypothese) sprachlich artikuliert und damit diskutier- und politisch entscheidbar ist. Die Grenze zu den bekannten Risiken ist über die Risikoformel leicht zu ziehen, da hypothetische Risiken dann vorliegen, wenn Eintrittswahrscheinlichkeit und Schadensausmaß ungewiss oder unbekannt sind. Hypothetische Risiken können sich bestenfalls auf vermutetes

Wissen stützen. Der Grad an Ungewissheit und Nichtwissen ist groß. Im Unterschied zu den nichtgewussten Risiken (den zukünftigen Ozonlöchern) und den bekannten Risiken (den Autounfällen) sind die hypothetischen Risiken (BSE und Gentechnik) zwischen Nichtwissen und gesichertem Wissen angesiedelt. Deshalb können sie auch als virtuelle, schleichende, vermutete, potentielle oder ungewisse Risiken bezeichnet werden (Adams 2000, Böhret 1990, Gill 1999, Häfele 1974). Verbindet man den Grad an Sicherheit des wissenschaftlichen Wissens mit den verschiedenen Risikotypen, gelangt man zu der in Tabelle 2 dargestellten Übersicht: Je nach Wissensstand kann sich der Risikotypus derselben Gefahrenquelle (z.B. FCKW) von „nichtgewusst" über „vermutet" bis zur quantitativen Berechenbarkeit wandeln. Die unterschiedlichen Risikotypen sind daher als Kontinuum (von unbekannt bis bekannt) und nicht als sich gegenseitig ausschließende Idealtypen zu interpretieren.

Die Tabelle 2 zeigt, dass der Unterschied zwischen den verschiedenen Risikotypen nicht im Schadenspotential liegt, sondern in dem der Risikoabschätzung zugrundeliegendem Wissen. In der Kategorie der bekannten Risiken ist eine Vielzahl an Risiken versammelt, deren Schadenspotential als extrem hoch eingeschätzt werden kann. Bekanntes Risiko heißt deshalb nicht, dass es sich zugleich um ein harmloses Risiko handelt. So dürfte es allgemein bekannt sein, dass ein Erdbeben (bekanntes Risiko) verheerende Schäden verursachen kann (hohes Schadenspotential). Die Einstufung in „harmlos" versus „gefährlich" stellt eine zusätzliche Unterscheidungsdimension dar, die auf alle drei Risikotypen angewandt werden kann. Aber auch umgekehrt gilt nicht alles, was ungewiss ist, ist damit auch schon gefährlich. Um nun die Erdbeben unter den Risiken von den Autounfällen unterscheiden zu können, ist es deshalb sinnvoll, diese zusätzliche Dimension, die für eine rationale Risikopolitik äußerst relevant sein dürfte, mit in das hier vorgestellte Risikokonzept zu integrieren. Der WGBU hat deshalb in Anlehnung an die schweizerische Störfallverordnung die Risiken in einen Normal-, Grenz- und Verbotsbereich eingeteilt (vgl. Abbildung 1). Die Risiken im Normalbereich sind die unproblematischen Fälle, die aus entscheidungstheoretischer Sicht keine Probleme verursachen. Es handelt sich sozusagen um die harmlosen Fälle. Die Risiken im Grenzbereich sind diejenigen, die risikoreduzierende Maßnahmen erfordern, während bekannte Risiken im Verbotsbereich schlicht ein Verbot der verursachenden Handlung nahe legen oder zumindest eine schnelle politische Einigung darüber erwarten lassen (WBGU 1999). Im Grenz- und Verbotsbereich sind alltagssprachlich ausgedrückt die „gefährlichen" Risiken zu finden. Die Zuordnung „Gefährlichkeit" erfolgt aber nicht über die Kategorie „Schadensausmaß", da dieses bei den hypothetischen Risiken ja ungewiss oder unbekannt ist, sondern über eine Reihe von zusätzlichen Kriterien, die der WBGU entwickelt hat.

*Abbildung 1:* Risiken im Normal, Grenz- und Verbotsbereich:

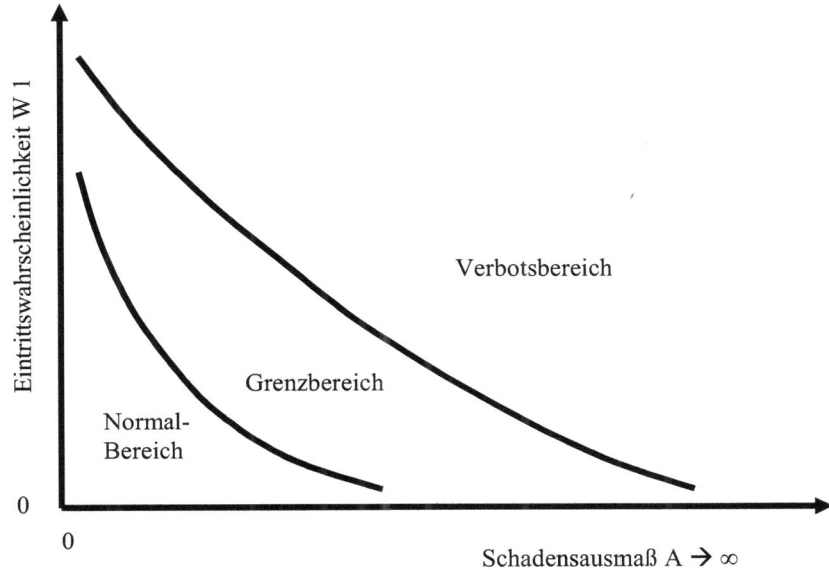

Quelle: verändert aus WBGU 1999: 46

Dazu gehören die räumliche Verbreitung (Ubiquität), die zeitliche Ausdehnung (Persistenz), die Nichtwiederherstellbarkeit des Zustandes vor Schadenseintritt (Irreversibilität), die Verzögerungswirkung (Latenz) und die Wirkung in der Öffentlichkeit/gesellschaftliche Umstrittenheit (Mobilisierungspotential) (WBGU 1999: 55). Der Großteil der technisch induzierten Risiken erfüllt diese Kriterien nicht und ist deshalb im unproblematischen Normalbereich anzusiedeln.

Die Einteilung in Normal-, Grenz- und Verbotsbereich hat nicht nur die praxisnahe Relevanz für den politischen Entscheidungsträger, sie ermöglicht auch eine theoretische Diskussion darüber, wie Risiken verglichen und bewertet werden können. Das ist insbesondere für die hypothetischen Risiken wichtig, da es sich dabei ja nur um „vermutete" Risiken handelt. So ermöglicht die Einteilung, sich bei den (potentiell unendlichen) hypothetischen Risiken auf diejenigen zu beschränken, die sich innerhalb des Grenz- und Verbotsbereichs einordnen lassen. Die Risiken im Normalbereich werden von der Gesellschaft als unproblematisch eingestuft. Handelt es sich um bekannte Risiken – also kalkulierbare –, dann sind sie meist privatwirtschaftlich versicherbar und damit weitgehend (aber nicht zwingend) entpolitisiert. Ebenfalls leicht regulierbar – und damit im Normalbereich – sind alle Risiken, die neben der geringen Ungewissheit zusätzlich ein geringes Schadenspotential besitzen, lokal begrenzt sind, eine hohe Reversibilität besitzen, geringe Persistenz aufweisen oder ein geringes Mobilisierungspotential besitzen (WBGU 1999: 43). In den Grenz- und Verbotsbereich fallen dagegen alle Risiken, die sich durch hohe Ungewissheit und Nichtwissen auszeichnen und zusätzlich eine hohe Persistenz oder Ubiquität besitzen, irreversibel sind oder über ein hohes Mobilisierungspotential verfügen. Aber auch bekannte Risiken, die über ein hohes Schadens- und Mobilisierungspotential verfügen, können in den Grenzbereich eingeordnet werden. Das bekannte Risiko eines Störfalls in einem Kernkraftwerk gehört beispielsweise wegen des hohen Schadensausmaßes genauso in den Grenzbereich wie die hypothetischen Risiken bei der Vermarktung von transgenen Pflanzen oder das Infektionsrisiko von BSE.

Die zusätzlich eingeführten Kriterien Ubiquität, Persistenz, Irreversibilität usw. ermöglichen es, selbst bei hypothetischen Risiken politische Prioritäten innerhalb des Risikomanagements zu setzen: So ist aus Sicht eines politischen Entscheiders ein lokal begrenztes und reversibles Risiko von geringerer politischer Brisanz, als ein hypothetisches Risiko im Grenzbereich. Die beiden Fälle, transgene Pflanzen und BSE, die in dieser Arbeit untersucht werden, zeichnen sich zusammengefasst durch ihre Ungewissheit und ihre Lage im Grenzbereich aus. Zudem verfügen beide über ein hohes Mobilisierungspotential, d.h. sie sind gesellschaftlich umstritten und damit massenmedial von Interesse.

Folgende Tabelle 3 macht die Unterschiede der beiden Risikoquellen gegenüber anderen wie zum Beispiel der Kernkraft deutlich. Vergleicht man das Störfallrisiko der zivilen Nutzung der Kernenergie mit den Risiken der Gentechnik, treten die Unterschiede von bekannten zu hypothetischen Risiken deutlich hervor. Die Debatte um das Risiko eines GAU in einem Atomkraftwerk bezog sich vor allem auf das Restrisiko (Wörndl 1992). Das Restrisiko ist aber kein hypothetisches, sondern ein bekanntes. Es bezeichnet das Risiko, das trotz aller Sicherheitsmaßnahmen, die einen GAU verhindern sollen, übrig bleibt. Dass ein Störfall in einem Atomkraftwerk möglich ist, war spätestens seit dem Unfall in Three Miles Island jedem einsichtig zu machen.

Der Streit zwischen Befürwortern und Gegnern der Kernkraft entzündete sich deshalb an zwei anderen Punkten. Erstens schätzten die beiden Konfliktparteien das Restrisiko unterschiedlich ein. So nahmen die Kernkraftgegner eine höhere Eintrittswahrscheinlichkeit und ein größeres Schadensausmaß als die Befürworter an.

*Tabelle 3:* Vergleich von Risiken im Grenzbereich

|  | Kernkraft | Gentechnik | BSE |
|---|---|---|---|
| Schadenspotential | hoch | ungewiss | ungewiss |
| Ubiquität | hoch | ungewiss | eher gering |
| Persistenz | hoch | eher hoch | eher hoch |
| Irreversibilität | hoch | eher hoch | eher gering |
| Verzögerungswirkung | gering | eher gering | hoch |
| Mobilisierungspotential | hoch | eher hoch | eher hoch |

Quelle: zusammengestellt aus WBGU 1999

Zweitens war mit der Einschätzung noch nichts über die Akzeptanz ausgesagt, da selbst die konservativen Schätzungen der Kernkraftbefürworter angesichts des großen Schadensausmaßes für die Kernkraftgegner immer noch als unakzeptables Risiko galten (Wörndl 1992). Implizit war man sich aber einig, dass die bei einem Störfall austretende Radioaktivität für den Menschen schädlich ist, und dass ein Störfall angesichts der katastrophalen Folgen für Mensch und Umwelt zu vermeiden sei.[13] Das heißt, auch wenn man sich über die exakten Zahlen uneinig war, so war man sich doch über ihre prinzipielle Berechenbarkeit und die Schädlichkeit von radioaktiver Strahlung einig. Ganz anders sieht es nun beim Vermarkten von transgenen Pflanzen und der Infektiosität von BSE aus. Hier eskalierte der Streit darüber, ob es diese Risiken überhaupt gibt und ob sie einer staatlichen Regulierung bedürfen (vgl. Kapitel 4). Die Regulierung von hypothetischen Risiken hat insofern immer einen vorsorgenden Charakter, da sie sich um bisher noch nicht eingetretene Risiken bemüht.

---

13 Eine Ausnahme bildet die Diskussion um die Risiken der im Normalbetrieb austretenden Niedrigstrahlung, wo bisher ebenfalls ein wissenschaftlicher Nachweis fehlt. Interessanterweise verebbte diese Debatte in den 70er Jahren recht schnell, und zwar gerade wegen ihres bloß „hypothetischen" Charakters. 2007 befand sie sich wegen einer neuen Studie des Bundesamtes für Strahlenschutz und trotz des nach wie vor fehlenden Kausalitätsbeweises plötzlich wieder auf der politischen Tagesordnung.

Der eingeführte Typus „hypothetisches Risiko" erlaubt daher eine präzisere Bestimmung der Vorsorgeidee:

- Die Verleugnung von hypothetischen Risiken seitens des politischen Entscheidungsträgers und der ihnen innewohnenden wissenschaftlichen Ungewissheiten kann als *nachsorgende Regulierung* bezeichnet werden.
- Die politische Bearbeitung von hypothetischen Risiken seitens der politischen Entscheidungsträger und die Kommunikation der ihnen innewohnenden wissenschaftlichen Ungewissheit können als *vorsorgende Regulierung* bezeichnet werden.

Nimmt man eine historische Einordnung vor, so zeigt sich ein deutliches Ungleichgewicht. Wurde noch zu Beginn des 20. Jahrhunderts nicht über die staatliche Regulierung von hypothetischen Risiken nachgedacht, zum Beispiel bei der Einführung der agrochemischen Insektenbekämpfung, der modernen Pflanzenzüchtung oder der industriellen Tiermehlproduktion, entsteht am Ende des 20. Jahrhunderts im Zusammenhang mit den Risiken der Gentechnik und den Risiken einer Klimaerwärmung eine Diskussion über die Regulierung von hypothetischen Risiken (Gill 1997, Krücken 1997). Das Neue an der Risikogesellschaft ist insofern nicht das Beachten von Risiken an sich, sondern (so könnte man die Beckschen Thesen präzisieren) die staatliche Regulierung von hypothetischen Risiken. Eine derartige vorsorgende Politik beginnt erst in der zweiten Hälfte des 20. Jahrhunderts und kann insofern als qualitativ neues Phänomen eingeschätzt werden (zu einer ähnlichen Einschätzung gelangen (Ewald 1998, Pieterman 2001)).[14] „Risikogesellschaft" bedeutet in diesem Zusammenhang nicht – wie noch bei Beck – die Zunahme von „objektiver Gegenmacht der Gefahr", sondern im Gegenteil die Zunahme von Hypothetizität. Eine Risikogesellschaft zeichnet sich nach den bisher vorgestellten Überlegungen durch zwei Merkmale aus:

- Auf der gesellschaftlichen Ebene durch eine gestiegene Risikosensibilität innerhalb der Gesellschaft. Die Zunahme der Risikosensibilität ist einerseits einem steigenden Wohlstandsniveau geschuldet, insofern also prinzipiell

---

14 Die Terminologie und der theoretische Fokus (beide Konzepte sind stärker auf rechtssoziologische Untersuchungen ausgerichtet) von Ewald und Pieterman weichen jedoch von dem hier eingeführten Konzept ab: So wandelt sich bei François Ewald das Haftungs- vom Solidaritäts- zum Vorbeugungsparadigma. Roel Pieterman spricht in enger Anlehnung an Ewald – ohne ihn allerdings zu zitieren von „guilt culture", „risk culture" und „precaution culture". Die „precaution culture" ist der gegenwärtig erreichte Zustand im Modernisierungsprozess.

reversibel. Andererseits wird die Risikosensibilität durch einen wechselseitigen Prozess zunehmender Vergesellschaftung von Natur und „Ver-(natur)wissenschaftlichung" von Gesellschaft verursacht, der dazu führt, dass immer mehr Risiken regulierbar werden, die früher entweder nicht gewusst oder aus technischen Gründen nicht reduzierbar waren.

- Auf der politischen Ebene durch einen sich andeutenden Wechsel des Regulierungsmodus, der von der Regulierung empirisch nachweisbarer Risiken (evidenzbasierte Regulierung) zu einer hypothesenbasierten Regulierung führt, die sich vom Empirieprinzip abwendet und zusätzlich zu den bekannten auch noch hypothetische Risiken, die weder sinnlich noch wissenschaftlich nachweisbar sind, regulieren will.

## 2.3 Risikoregulierung: Bedingt die Risikogesellschaft einen regulatorischen Staat?

Nach der Erarbeitung des Konzepts hypothetischer Risiken und dessen historischer Einordnung, verbleibt noch die Aufgabe den zweiten Teil des Wortes „Risikoregulierung" zu erklären. Was kann unter „Regulierung" verstanden werden? Welche Konzepte gibt es? Wie kann die Regulierungsdebatte mit den risikosoziologischen Ansätzen verknüpft werden?

### 2.3.1 *Regulative Politik: Ein Governancemodus?*

Ähnlich wie der Risikobegriff wird auch der Regulierungsbegriff von den verschiedenen Disziplinen Rechts-, Wirtschafts-, Sozial- und Politikwissenschaft unterschiedlich verwendet, so dass auch hier eine terminologische Klärung unausweichlich ist (Baldwin/Cave 1999).

Unter „Regulierung" können in einem steuerungstheoretischen Sinne alle kollektiv verbindlichen Entscheidungen verstanden werden, die Normen bzw. Regeln setzen. Dieser weite Regulierungsbegriff, der in den Sozial- und Rechtswissenschaften vorherrscht und soviel wie ordnungsrechtliche Gesetzgebung bedeutet, wird in der Politikwissenschaft differenzierter verwendet (Baldwin/Cave 1999, Braun/Giraud 2003, Görlitz/Burth 1998). In der Politikwissenschaft wird versucht, verschiedene Steuerungsinstrumente zu unterscheiden, die im Unterschied zu obiger Definition nicht notwendigerweise in einem formellen Gesetz enden müssen. Der politikwissenschaftliche Regulierungsbegriff ist somit weiter als der juristische, da auch politisches Handeln außerhalb des formellen Gesetzgebungsprozesses erfasst wird. Im Folgenden werden vier für diese Arbeit wichtige Konzepte von „Regulierung" vorgestellt und anschließend miteinander verknüpft.

Einer der ersten (1964) und bekanntesten Differenzierungsversuche geht auf Theodore Lowi zurück. Lowi teilte „policies" in die drei Kategorien distributive, redistributive und regulative Politik ein, wobei die Außenpolitik eine von ihm nicht behandelte vierte Kategorie bildete (Lowi 1964). Lowi ging es dabei um die Frage, inwiefern der Politikinhalt (policy) den Politikprozess (politics) bestimmt. Seine Vermutung war, dass die Auswirkungen (impact) der Politik von den Betroffenen in einer bestimmten Weise wahrgenommen werden und bestimmte Erwartungen (expected impact) auslösen, die wiederum den politischen Prozess beeinflussen würden. Die Erwartungen (expectations) der Implementationsadressaten bedingen, so die These Lowis, verschiedene Politikarenen mit verschiedenen Konfliktniveaus – daher kann dieser Ansatz als konflikttheoretisch bezeichnet werden. Es ist im Anschluss an diese Typologie von Lowi geradezu topisch geworden, distributive, redistributive und regulative Politik zu unterscheiden. Den umverteilenden Politikfeldern wurde, da es dort klare Gewinner und Verlierer gibt, das höchste Konfliktpotential unterstellt, während distributive Politikfelder sich konfliktärmer verhalten, weil alle zu den Begünstigten zählen. Die regulative Politik sei, da sie generell abstrakte Normen aufstellt (die für alle gelten) ebenfalls konfliktärmer. Ein wesentlicher Grund für das niedrigere Konfliktniveau wurde darin gesehen, dass Kosten und Nutzen bei regulativer Politik schwerer zu kalkulieren und vorherzusehen seien (Heinelt 2003).

Die Argumentation kann indes nicht überzeugen. Vielmehr entsteht daraus ein methodisches Problem: Da jede distributive Politik immer auch versteckte umverteilende Wirkungen hat und jede regulative Politik in ihren Folgewirkungen Ressourcen, wie beispielsweise Macht und Geld, umverteilt, hängt es allein von der Wahrnehmung der Betroffenen ab, wie eine Politik einzuordnen ist. Meistens gibt es aber mehrere Betroffene einer politischen Maßnahme und damit auch mehrere unterschiedliche Wahrnehmungen und divergierende Interessen. Ferner kann die Wahrnehmung der Auswirkungen von politischen Entscheidungen verzerrt oder schlicht falsch sein. An welcher Wahrnehmung der erwarteten Wirkung von Politik soll sich die Politikwissenschaft orientieren? Lowi versucht dem Problem zu entgehen, indem er auf die „kurzfristig" erwartete Wirkung einer Politik abstellt, ohne allerdings zu definieren, was kurzfristig genau heißen soll. Dies löst jedoch das methodische Problem nicht, da von den politischen Akteuren stets auch langfristige Folgen antizipiert werden können. Aber nicht nur die Unterscheidung zwischen distributiv und redistributiv ist problematisch, auch die regulative Politik ist keineswegs immer kostenneutral oder in ihren Kosten schwer vorherzusehen. Ein typisches Beispiel für regulative

Politik, das Tiermehlverfütterungsverbot während der BSE-Krise, ist keineswegs kostenneutral, sondern bedeutet für die Tiermehlhersteller den Zusammenbruch des Marktes. Dies wurde freilich von den Tiermehlherstellern vorhergesehen und auch wahrgenommen. Handelt es sich also um redistributive Politik? Auch bei der Regulierung von gentechnischen Produkten verschwimmt bei genauerem Hinsehen die typologische Unterscheidung. Das Gebot gentechnisch veränderte Produkte zu kennzeichnen, wurde von den Produzenten ja gerade deshalb so heftig bekämpft, weil sie ihre Absatzchancen auf dem europäischen Markt gefährdet sahen. Von der prognostizierten Konfliktarmut regulativer Politik ist bei BSE und Gentechnik nicht viel zu spüren. Wenn aber die Typologie weder trennscharf noch die Zuordnung zu Konfliktniveaus zutreffend ist, was macht die Unterscheidung dann für einen Sinn bzw. wie könnte sie sinnvoll reformuliert werden?

Da sich die ursprüngliche Lowische Typologie bei genauerer Untersuchung als nicht präzise genug erweist, ein Umstand, den er in einer Fußnote übrigens selbst zugibt (Lowi 1964), sollen nun die beiden anderen Verwendungsweisen des Regulierungsbegriffs innerhalb der Politikwissenschaft untersucht werden (Umwelt- und Wirtschaftsregulierung).

In der umweltpolitischen Instrumentendebatte wird der Begriff „Regulierung" für die politische Steuerung durch ordnungsrechtliche Ge- und Verbote verwendet (Pehle 1998). Regulierung steht hier für die traditionelle, hierarchische Steuerung durch den Staat, beispielsweise die gebundene Anlagengenehmigung oder die Festlegung von Grenzwerten. Diese antiquierte Form der Steuerung sei durch neue marktförmige Instrumente zu ersetzen bzw. zu ergänzen, so der Tenor der einschlägigen Literatur (Zittel 1996). Regulierung wird als auslaufendes Modell charakterisiert, das für die Vollzugsprobleme im Umweltschutz mit verantwortlich zeichnet (Mayntz 1979). Die umweltpolitologische Debatte betrachtet regulative Politik als ordnungsrechtliches Steuerungsinstrument und grenzt es gegenüber ökonomischen Instrumenten wie beispielsweise dem Lizenzhandel im Kyoto-Protokoll oder der Lenkungswirkung von Ökosteuern ab.

Ganz anders wiederum verläuft die Debatte in der „Neuen Politischen Ökonomie" (Sturm 1995). Hier wird der Begriff „regulative Politik" als Bezeichnung für die verstärkte regulatorische Tätigkeit des Staates im Zuge von Liberalisierung, Privatisierung und Dezentralisierung verwendet (Sturm/Müller 1998). Regulierung wird hierbei im Zusammenhang von De-, Re- und Selbstregulierung betrachtet (Baldwin/Cave 1999). Der regulatorische Staat löst in dieser Sichtweise den interventionistischen Umverteilungsstaat ab (Sturm/Pehle 2001). Regulierung wird in diesem Kontext meist auf den Bereich Wirtschaftspolitik bezogen und soll die Abkehr von hierarchischer Steuerung durch

„command and control" hin zu einer bescheideneren, marktnahen Regulierung bezeichnen. Nach dieser ökonomischen Sichtweise darf der Staat allerdings nur dann regulativ eingreifen, wenn ein Versagen des freien Marktes aufgrund von Monopolbildungen, negativen Externalitäten oder Informationsasymmetrien vorliegt (Czada et al. 2003).

Für den europäischen Kontext ist vor allem die von Majone angestoßene Debatte über die Emergenz eines regulatorischen Staates in der Europäischen Union von Bedeutung (1994). Die Europäische Kommission, so seine zentrale These, setzt wegen ihrer begrenzten Möglichkeit zu hierarchischer Steuerung und der geringen Kosten, die regulative Politik verursacht, auf dieses Steuerungsinstrument. Über die regulative Politik gelingt es der Kommission, ihren Kompetenzbereich gegenüber den Mitgliedstaaten auszuweiten (Majone 1996b). Unterstützt wird sie dabei von denjenigen „stakeholdern" (z.B. multinationale Großkonzerne), die ein Interesse an einer europaweit einheitlichen und konsistenten Regulierung haben. Insbesondere im Bereich sozialregulativer Politik rechnet Majone aufgrund der Vollendung des Binnenmarkts mit einer Zunahme an regulativer Tätigkeit (1996a). Die charakteristischen Institutionen zur Umsetzung regulativer Politik sind laut Majone unabhängige Regulierungsagenturen bzw. „non-majoritarian institutions" (2001). Sie sind am ehesten in der Lage, die komplexen und hochgradig spezialisierten Probleme regulativer Politik zu bewältigen, und nur sie können deshalb Vertrauen und Glaubwürdigkeit (credible commitment) herstellen. Die Mitgliedstaaten sind aufgrund ihrer unterschiedlichen nationalen Interessen dazu weit weniger in der Lage als supranationale Regulierungsbehörden. Um glaubwürdig zu sein, ist es nötig, dass die wissenschaftlichen Experten in den Regulierungsagenturen möglichst unabhängig sind, und zwar nicht nur von Industrieinteressen, sondern auch von mitgliedstaatlichen Einflüssen (Majone 2000). Maximale Unabhängigkeit der Experten ist in diesem Konzept das zentrale Kriterium, um eine effiziente Regulierung sicherzustellen. Sie wird durch eine strikte Trennung von Expertengremien und mitgliedstaatlichen Einflussmöglichkeiten erreicht. Hintergrund für die Überlegenheit einer spezialisierten Regulierungsbehörde gegenüber der parlamentarischen Mehrheitsregel ist der Glaube an das effizientere Regieren durch „besseres" Wissen, das gerade bei regulativer Politik die entscheidende Rolle spielt (Majone 1993, 1998). Regieren durch Argumentieren ist durch spezialisierte, unabhängige Regulierungsbehörden leichter möglich als in den von Interessen belasteten mehrheitsgebundenen Institutionen wie Rat oder Parlament (Majone 2002a). Argumentieren und Regulieren sind auf diese Weise miteinander verbunden, so dass sich aus dem beobachtbaren Wechsel von redistributiver Politik hin zu regulativer Politik ein Trend zur verstärkten Abhängigkeit der Politik von wissenschaftlicher Expertise (Verwissenschaftlichung) ableiten lässt. Für die Analyse der so zustande gekommenen Politik bedeutet das, ebenfalls verstärkt auf Wissen, Argumente und Überzeugungen zu achten (Majone 1989).

Wie kann der Regulierungsbegriff im Zusammenhang mit Risiken sinnvoll konzipiert werden? Ein Ausweg aus den Problemen der Lowischen Klassifizierung besteht darin, den Begriff stärker steuerungstheoretisch zu interpretieren. Anstelle der Erwartungen der Betroffenen muss die Intention des Gesetzgebers stehen, der steuernd in die Gesellschaft eingreifen will (Beyme 1997). Die Begründung dafür, dass eine kollektiv verbindliche Entscheidung gefällt wird, ist das entscheidende Kriterium bei der Zuordnung. Ist die Intention, Marktversagen zu verhindern (wie bei der Debatte um den regulatorischen Staat und im Umwelt- und Verbraucherschutz), so handelt es sich um regulative Politik. Die Intention ist hierbei der Schutz der Umwelt, des Verbrauchers oder des Marktes vor sich selbst. Die ökonomischen Folgen der Regulierung spielen zunächst keine Rolle und sind nichtintendierte (aber eben meist antizipierte) Nebenfolgen. Die ökonomischen Interessen kommen lediglich indirekt durch die (externen) betroffenen Akteure wieder ins Spiel. Sie sind dann prinzipiell antizipierbare nichtintendierte Nebenfolgen. Methodisch wichtig erscheint in diesem Zusammenhang die Anknüpfung der Typologie an die Intention des Gesetzgebers zu sein, um von den unterschiedlichen Wahrnehmungen der Implementationsadressaten wegzukommen (Beyme 1997). Handelt es sich um regulative Politik, so sind die entstehenden Kosten aus Sicht des Gesetzgebers weitgehend externalisiert, z.B. die Pflicht der Unternehmen ihre Gentechnikprodukte als solche zu kennzeichnen.

Handelt es sich um redistributive oder distributive Politik, so steht die Verteilungsdimension im Vordergrund. Die Intention des Gesetzgebers ist dabei nicht Korrektur von Marktversagen, sondern direkte (Um-)Verteilung. Die Verteilung von Ressourcen steht dabei im Zentrum, ist beabsichtigt und nicht Nebenfolge.

Zusammengefasst ergibt sich, dass regulative Politik auf die Policy-Dimension von Politik verweist und als politischer Steuerungsversuch des Regierungssystems verstanden werden kann (Görlitz/Burth 1998). Regulative Politik versucht meistens über Ge- und Verbotsnormen die Gesellschaft zu steuern, dazu gehört z.B. auch die Übertragung von Kompetenzen auf unabhängige Regulierungsbehörden, in denen sich das dafür notwendige Expertenwissen befinden sollte. Davon abgrenzen möchte ich distributive und redistributive Politiken, bei denen die Verteilungsdimension im Vordergrund steht. Entscheidend bei der Zuordnung ist die Intention des Gesetzgebers. Das Merkmal der regulativen Politik ist, dass sie kostengünstig in der Verabschiedung ist, aber meistens teuer wird, wenn man eine effektive Überwachung wünscht. Regulative Politik erfordert die Überwachung und Sanktionierung von abweichendem Verhalten, um die Regulierung langfristig aufrecht zu erhalten (Braun/Giraud 2003); wobei zu berücksichtigen ist, dass im europäischen Kontext die administrativen Kosten für die Implementation von Richtlinien, Verordnungen und Kommissionsentscheidungen von den Mitgliedstaaten getragen werden, so dass ein zusätzlicher Anreiz für die Kommission besteht, auf diesen „governance"-Modus zurückzugreifen.

Nachdem nun geklärt ist, was unter Regulierung zu verstehen ist, wird im Folgenden der Begriff „Risikoregulierung" normiert. Wenn im Rahmen dieser Arbeit von Risikoregulierung oder von regulativer Risikopolitik die Rede ist, so ist damit das Zustandekommen, Setzen und Umsetzen von kollektiv verbindlichen Regeln im Kontext von Risiken gemeint, die keine beabsichtigte verteilende oder umverteilende Wirkung haben. Handelt es sich dabei um Technik-, Umwelt- oder Gesundheitsrisiken, dann kann in einem engeren Sinne unter Risikoregulierung der Versuch verstanden werden, Risiken durch regulative Politik zu minimieren. Risikoregulierung hat in diesem engeren Verständnis die zwar gesellschaftlich kaum umstrittene, aber dennoch normative Vorgabe der Risikoreduzierung zum Ziel. Rein begriffslogisch ergibt sich daraus, dass auch eine distributive oder redistributive Risikopolitik möglich sein sollte, d.h., der Versuch Risiken gerecht zu verteilen oder von einer Bevölkerungsgruppe zu einer anderen umzuverteilen. Bisher spielt diese Art von Politik jedoch (noch) keine Rolle bzw. ist von der Politikwissenschaft nicht weiter untersucht worden.

### 2.3.2 Risikoanalyse: Zwischen Technokratie und Responsivität

Die Regulierung von Risiken umfasst nach gängiger Vorstellung die drei unterschiedlichen Aufgaben *Risikobewertung*, *Risikomanagement* und *Risikokommunikation*, die die Grundbestandteile jeglicher Risikopolitik ausmachen. Diese Dreiteilung hat sich mittlerweile nicht nur in der interdisziplinären Risikoforschung durchgesetzt (Banse 1996, 1998), sondern ist auch Bestandteil nationaler, europäischer und internationaler Gesetze, Verordnungen bzw. Vereinbarungen (178/2002/EG, Codex Alimentarius 1999). Im Folgenden sollen die einzelnen Begriffe dieser Dreiteilung und ihre Probleme erörtert werden. Dabei stütze ich mich im Wesentlichen auf die Begriffsdefinitionen, wie sie innerhalb der EU und auf internationaler Ebene verwendet werden. Als Oberbegriff für die Dreiteilung verwendet die Kommission den Begriff „Risikoanalyse" und unterteilt diesen in die drei aufeinanderfolgenden Phasen der Risikobewertung, des

Risikomanagements und der Risikoinformation/Risikokommunikation (Europäische Kommission 2000d).[15]

1. Risikobewertung

Aufgabe der Risikobewertung ist es, „rein" wissenschaftlich die Wahrscheinlichkeit und das Schadenspotential von Risiken möglichst realitätsgetreu zu ermitteln. Dazu gehört meist auch die Beurteilung der ermittelten Risiken hinsichtlich gesellschaftlicher Akzeptanz und Zumutbarkeit (WBGU 1999). Zuständig für die Ermittlung, Abschätzung und Bewertung von Risiken sind (natur)wissenschaftlich ausgebildete Experten. In der einschlägigen Literatur existiert eine Vielzahl von Untergliederungen dieser „ersten Phase", wie Risikoidentifizierung, Risikoabschätzung, Risikodiagnose, Risikobeschreibung, Risikobewertung und Risikobestimmung (Banse 1996). Die Begriffe „Risikobewertung" und „Risikobestimmung" werden dabei oft synonym verwendet – so auch von der Kommission. Die Kommission versteht unter Risikobewertung einen vierstufigen Prozess, der die Phasen „Ermittlung der Gefahren", „Beschreibung der Gefahren", „Abschätzung des Risikos" und „Beschreibung des Risikos" umfasst (Europäische Kommission 2000c). „Bewertung" heißt in diesem Zusammenhang nicht die Abwägung mit sozialen, kulturellen oder ethischen Normen, sondern wissenschaftliche Abschätzung des Risikos.

2. Risikomanagement

Das Risikomanagement umfasst die Summe der regulativen Maßnahmen zur Reduzierung von Risiken. „Risikomanagement" meint im engeren Sinne das bloße Setzen von kollektiv verbindlichen Regeln.[16] In einem weiteren Sinn, und so verwendet die Kommission diesen Begriff, umfasst das Risikomanagement auch die Überwachung und Durchführung der Rechtsetzung (Europäische Kommission 2000d). Durch diese Normierung wird deutlich, dass die Kommission die Risikobewertung klar vom Management unterschieden wissen will, da es sich beim Risikomanagement um politische Entscheidungen handelt, bei der auch nichtwissenschaftliche Kriterien berücksichtigt werden können.

---

15 Dies ist insofern etwas unglücklich, da manchmal in der einschlägigen Literatur der Begriff „Risikoanalyse" nur für die Phase der Risikobewertung verwendet wird und auch die Semantik von „Analyse" nur schwer mit der Bedeutung von „Management" in Verbindung gebracht werden kann.
16 Auf europäischer Ebene sind damit sowohl Richtlinien und Verordnungen, die allein vom Rat oder vom Rat und Europäischen Parlament verabschiedet werden, als auch Kommissionsentscheidungen, die per Komitologieverfahren erlassen werden, gemeint (vgl. Kapitel 3).

## 3. Risikokommunikation

Unter „Risikokommunikation" versteht die Kommission die Information der Verbraucher über Risiken. Für die Kommission bedeutet das vor allem die Verbreitung der Ergebnisse der Risikobewertung:

> „Die *Risikokommunikation* ist ausschlaggebend dafür, daß die Verbraucher auf dem laufenden gehalten werden und daß das Risiko unberechtigter Befürchtungen hinsichtlich der Lebensmittelsicherheit eingedämmt wird. Voraussetzung ist, daß die einschlägigen wissenschaftlichen Gutachten der breiten Öffentlichkeit rasch zur Verfügung gestellt werden" (Europäische Kommission 2000d: 19).

So wie das Konzept der Risikoanalyse in der internationalen Debatte und auch von der Kommission bisher gebraucht wurde, geht es von einer strikten Trennung von Risikobewertung, Risikomanagement und Risikokommunikation in zweierlei Hinsicht aus: Zum einen ist eine zeitliche Trennung insofern geboten, als Risiken erst einmal erkannt werden müssen, bevor sie reguliert und kommuniziert werden können. Zum andern erachtet es eine organisatorische Trennung in Risikobewertung, für die die Wissenschaft zuständig ist, und Management, für das die politischen Entscheidungsträger zuständig sind, als sinnvoll. Das Konzept der Risikoanalyse folgt daher den Ideen des technokratisch-szientistischen Modells. Die Risikobewertung soll neutrale und objektive Ergebnisse liefern und sollte demnach von möglichst unabhängigen Experten innerhalb von unabhängigen Regulierungsbehörden vorgenommen werden (Majone 2000). Nur die Unabhängigkeit sichert die Glaubwürdigkeit der Expertisen und nur eine strikte Trennung von wissenschaftlicher Risikobewertung und politischem Risikomanagement sichert wiederum die Unabhängigkeit.

Unbeantwortet blieb bisher die Frage nach der angemessenen Verortung der Risikokommunikation innerhalb des technokratischen Modells. Wer informiert über die Risiken? Die Wissenschaft, die für die Entdeckung und Bewertung zuständig ist oder der Gesetzgeber, der die entsprechenden Gesetze erlassen hat? Beide Varianten werden in der wissenschaftlichen Diskussion erörtert und finden sich auch in der administrativen Praxis wieder (TAB 2005). Denkt man das Konzept allerdings konsequent zu Ende, so ist diese Frage für das technokratische Modell irrelevant: Solange die Ergebnisse nicht unterdrückt oder verfälscht werden, ist es letztlich egal, wer die Ergebnisse einer Risikobewertung verkündet, da die Wissenschaft ja objektive und eindeutige Ergebnisse liefert.

Innerhalb der EU hat sich inzwischen die Auffassung durchgesetzt, dass die Risikokommunikation von den Experten geleistet werden sollte, also von den zuständigen wissenschaftlichen Ausschüssen oder den unabhängigen Regulierungsbehörden.

*Abbildung 2:* Risikoanalyse aus Sicht des technokratisch-szientistischen Modells

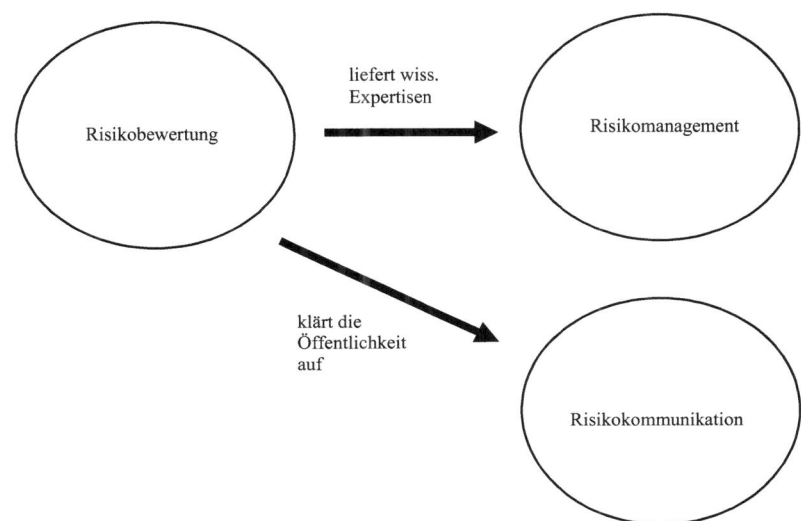

Quelle: eigene Darstellung

Dahinter steht die typisch „wissenschaftliche Weltauffassung", dass alle rationalen Menschen, wenn sie sich die entsprechenden Kenntnisse der quantitativen Risikoforschung angeeignet haben, zu derselben Risikobewertung kommen müssten. Kommunikation bedeutet innerhalb dieses Modells deshalb nur Mitteilung der errechneten Ergebnisse an die Öffentlichkeit. Probleme entstehen nur dadurch, dass die Öffentlichkeit die Informationen falsch versteht oder erst gar nicht auf die wissenschaftlichen Expertisen eingeht (Peters 1991). Eine andere Risikowahrnehmung der Öffentlichkeit bzw. ein anderes Konsumverhalten der Verbraucher erscheint in diesem Modell dann als Uninformiertheit oder irrationales Verhalten. Risikokommunikation ist deshalb in erster Linie Verbraucheraufklärung.

Diesem technokratisch-szientistischen Modell, wie es auf europäischer Ebene am pointiertesten von Majone vertreten wird (Majone 1998, 2002b), wird von den Theoretikern der reflexiven Modernisierung das Festhalten an dem Konzept des „Vertrauens in Expertise" vorgehalten (Beck 1996, Giddens 1995).

Es übersieht, dass die Wissenschaft nicht immer zu eindeutigen und einheitlichen Aussagen bei Risikobewertungen kommen kann, bzw. dass wissenschaftliche Ungewissheit und Nichtwissen möglich sind. Das Problem divergierender Expertengutachten wird weitgehend ausgeklammert oder marginalisiert, die implizite Normativität jeder Risikobewertung wird übersehen, und unterschiedliche Risikowahrnehmungen von Laien und Experten werden einseitig zu Lasten der Laien entschieden. Die Risikokommunikation wird deshalb zu einseitig als reine Verbraucheraufklärung angesehen. Demgegenüber geht das responsiv-partizipatorische Modell davon aus, dass ein Konsens über Aussagen der Risikobewertung immer unwahrscheinlicher wird. Wissenschaftliche Ungewissheit, Expertendissense und hypothetische Risiken werden wichtiger. Aus der Normativität des Risikokonzeptes ergibt sich, dass auch wissenschaftsfremde Kriterien, wie z.B. ökonomische, politische, soziale, ökologische oder kulturelle, bei Risikobewertungen implizit eine Rolle spielen.

*Abbildung 3:* Risikoanalyse aus Sicht des responsiv-partizipatorischen Modells

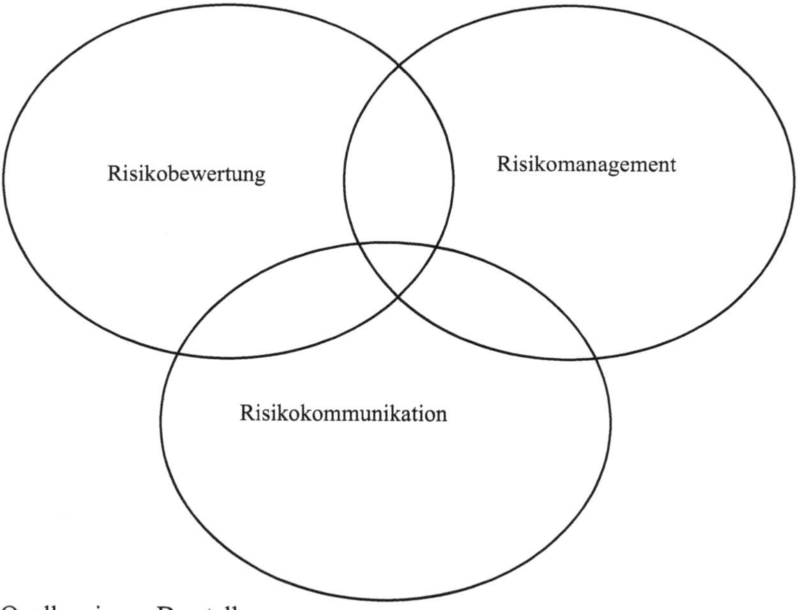

Quelle: eigene Darstellung

Allein das Wort „Bewertung" weist bereits deutlich darauf hin, dass es sich nicht um naturwissenschaftliche Grundlagenforschung handelt. Wie in den vorherigen Kapiteln gezeigt wurde, gibt es keine „eindeutige wissenschaftliche Ableitung für den Umgang mit Risiken" (WBGU 1999: 42).

Aus Sicht des responsiv-partizipatorischen Modells ist eine „Verknüpfung" der drei Bereiche sinnvoller als deren strikte Trennung (Böschen et al. 2002). In eine ähnliche Richtung argumentieren Buonanno, Zablotney und Keefer (2001), und bereits Perrow (1987) machte auf organisatorische Konflikte und Kommunikationsprobleme durch eine zu starke und strikte Aufgabentrennung aufmerksam. Eine gelingende Schnittstellenkommunikation zwischen Risikobewertung, Risikomanagement und Risikokommunikation und nicht deren Erschwerung durch eine strikte Trennung ist aus dieser Sicht die institutionell zu lösende Aufgabe (Kropp/Brand 2003).

### 2.3.3 Wie lassen sich bei wissenschaftlicher Ungewissheit rationale politische Entscheidungen fällen?

Nachdem nun der Dreischritt der Risikoanalyse vorgestellt wurde, lässt sich das Spezifische der Risikoregulierung deutlicher hervorheben. Sie kann als eigenständige Regulierungsform mit ihren charakteristischen Regulierungsproblemen verstanden werden. Risikoregulierung kommt sowohl innerhalb ökonomischer als auch sozialregulativer Politik vor. So kann es bei ökonomischer Regulierung um die Minimierung von Finanz- und Kreditrisiken gehen, während es im Bereich sozialregulativer Politik um die Vermeidung von Technologie-, Gesundheits- und Umweltrisiken geht. Die in dieser Arbeit behandelten Risiken im Zusammenhang mit BSE und Gentechnik gehören demzufolge zur Kategorie sozialregulativer Politik. Gemeinsam ist allen Risiken ihre per definitionem implizite Unsicherheit trotz der zugrunde liegenden Idee der Berechenbarkeit der Zukunft. Dabei kommt es darauf an, den Unterschied zwischen ökonomischen und gesundheitlichen Risiken zu verstehen. Während bei ersteren im schlimmsten Fall das investierte Geld vernichtet ist, steht bei Umwelt- und Gesundheitsrisiken zusätzlich die körperliche Unversehrtheit auf dem Spiel. Gerade der Schutz der „körperlichen Unversehrtheit" (Art. 2 Abs. 2 Satz 1 GG) kann als zentrale Aufgabe des Staates verstanden werden und birgt meist ein hohes Mobilisierungs- und Konfliktpotential. Oder anders formuliert: versagt der Staat beim Schutz von „Leib und Leben", gerät er schnell in eine Legitimationskrise (Czada 2001).

Verbindet man die im vorherigen Kapitel entwickelte Risikotypologie mit der Regulierungsbegrifflichkeit, so erhält man drei verschiedene Arten von

Risikoregulierung, die sich idealtypisch voneinander unterscheiden lassen: Bezieht sich die Regulierung auf *bekannte Risiken*, so kann man von einer „evidenzbasierten Regulierung" bzw. „science-based regulation" sprechen (Gill et al. 1998, Millstone 2005, O'Riordan/Cameron 1994). Sie fußt auf dem Empirieprinzip und setzt einen wissenschaftlich zu erbringenden Kausalitätsbeweis und die Berechenbarkeit von Risiken voraus. Diese Art von Regulierung ist die am häufigsten anzutreffende, und soweit ihre Risiken im Normalbereich liegen, ist sie weitgehend unproblematisch. Liegen die bekannten Risiken aufgrund ihres hohen Schadenspotentials allerdings im Grenzbereich, so kann versucht werden, durch schadensbegrenzende Maßnahmen das Risiko in den Normalbereich zu verschieben (Klinke/Renn 2002).

Die hypothesenbasierte Regulierung oder auch „precaution-based regulation" bezieht sich auf *hypothetische Risiken* (O'Riordan/Cameron 1994). Eine naheliegende Strategie bei hypothetischen Risiken ist der Versuch, die Hypothesen möglichst schnell zu verifizieren oder zu falsifizieren. Gelingt dies nicht, so muss sich der Gesetzgeber entscheiden, vorsorgend (proactive) oder nachsorgend (reactive) zu handeln (Levidow/Carr 2005, Tait/Levidow 1992).

Noch problematischer ist der Versuch eine auf Nichtwissen basierende Regulierung zu etablieren. Ganz trivial gilt: Was man nicht weiß, kann man auch nicht regulieren. Eine konkrete Regulierung von *unbekannten Risiken* ist folglich nicht möglich. Insofern könnte man sie als „abstrakte Regulierung" bezeichnen. Hierbei kann nur auf generelle Strategien wie eine möglichst breite Förderung der Grundlagen- bzw. Risikoforschung und eine generelle Weiterentwicklung von Technik- und Wissenschaftsfolgenabschätzung verwiesen werden (WBGU 1999).

Ordnet man den Risikotypen politische Verantwortlichkeiten zu, so sind die Legitimationsanforderungen unterschiedlich verteilt. Mit steigender Gewissheit eines hohen Katastrophenpotentials wird auch eine höhere Verantwortung an die Politik, dem Risiko regulativ zu begegnen, herangetragen. Die „demands" im Eastonschen Sinne variieren also in Abhängigkeit vom zu regulierenden Risiko (Easton 1957). Vorausgesetzt ist dabei, dass es sich um vom Menschen beeinflussbare Risiken handelt, und dass sich die Risiken im Grenz- oder Verbotsbereich befinden.

Bei den *bekannten Risiken* wird, sofern sie nicht selbstregulativ vom Markt gelöst werden können, eine Regulierung erwartet, die sich an den Ergebnissen einer quantitativen Risikobestimmung orientiert. D. h. sofern sich die bekannten Risiken im Normalbereich befinden, können sie weitgehend problemlos von den bereits in klassischen Industriegesellschaften entwickelten Institutionen (wie z.B. durch Versicherungen, Grenzwerte, Genehmigungsverfahren, Haftungsrecht, Verursacherprinzip) bearbeitet werden. Etwas anders gelagert ist der Legitimationsbedarf bei bekannten Risiken mit großem Schadens- und Mobilisierungspotential: Tritt ein derartiger Schadensfall ein, so kann dies zu einem Risikokonflikt führen, der meist mit einer politischen Vertrauenskrise einhergeht. Die divergierenden Sicherheitsversprechen von diversen staatlichen Institutionen im Zusammenhang mit der Tschernobyl-Katastrophe liefern hierfür ein gutes Beispiel (Wörndl 1992).

Die *hypothesenbasierte Regulierung* nimmt eine Zwischenstellung bei der Zuschreibung von Verantwortlichkeiten ein, die jedoch unterschiedlich begründet werden kann und daher einen breiten Interpretationsspielraum an politischer Risikokommunikation ermöglicht: Sie kann von politischen Akteuren entweder als erfahrungsbasierte Regulierung dargestellt (wie z.B. beim Klimaschutz) oder als Überregulierung diffamiert werden (wie z.B. bei der Gentechnik). Die ihr inhärente Ungewissheit könnte aber auch bewusst kommuniziert werden. Beachtet die Politik ein hypothetisches Risiko nicht, so führt dies nicht zwingend zu einer politischen Vertrauenskrise, da sich die Verantwortlichen immer auf die verbleibenden Ungewissheiten berufen können. Aufgrund dieser Alternativen ist die Zuschreibung von Verantwortlichkeiten geringer einzustufen als bei den bekannten Risiken.

Dagegen sind die politisch Verantwortlichen bei *unbekannten Risiken* frei von jeglichen Vorwürfen: falls plötzlich ein Risiko auftreten sollte, das niemand vorhergesehen hat, kann auch niemand verantwortlich gemacht werden. Für Risikogesellschaften gilt allerdings, dass derartige „fehlende Zuschreibungen" geringer werden müssten, da ja eine Zunahme an Vergesellschaftung der Natur und eine Verwissenschaftlichung der Gesellschaft angenommen werden.

*Tabelle 4:* Zusammenhang von unterschiedlichen Risiken, Regulierung und politischer Verantwortlichkeit

| Risikotypus | Regulierungsart | pol. Verantwortung |
|---|---|---|
| bekannte Risiken | evidenzbasierte Regulierung | hoch |
| hypothetische Risiken | hypothesenbasierte Regulierung | mittel bis gering |
| unbekannte Risiken | keine konkrete Regulierung möglich (abstrakte Regulierung) | keine |

Quelle: eigene Darstellung

Wie lassen sich unter den Bedingungen von wissenschaftlicher Ungewissheit und wissenschaftlichem Nichtwissen rationale Entscheidungen fällen? Aus diesen Überlegungen über die Zuschreibung von politischer Verantwortung bei unterschiedlichen Risikotypen zeigt sich, dass die hypothesenbasierte Regulierung sowohl den theoretisch wie praktisch interessantesten Fall darstellt. Theoretisch stellt sie einen historisch neuen Regulierungstypus dar, praktisch stellt sie den politischen Entscheidungsträger vor ein schwieriges Regulierungsproblem.

Die Regulierung von hypothetischen Risiken erfordert Entscheidungen, die unter den Bedingungen von wissenschaftlicher Ungewissheit und Nichtwissen gefällt werden müssen. Der politische Entscheidungsträger steht vor einer klassischen Dilemmasituation, die von Bodansky – in Anlehnung an Weinberg – als „regulator's dilemma" bezeichnet wurde (Bodansky 1991, Weinberg 1985). Das Problem besteht darin, dass der Regulierer eine Entscheidung für oder gegen eine hypothesenbasierte Regulierung treffen muss, zum Zeitpunkt der Entscheidung aber nicht über das notwendige Wissen verfügt – und dieses Wissen kann auch extern nicht beschafft werden, weil es prinzipiell nicht vorhanden ist und in einigen Fällen niemals beschafft werden kann.

Diese Situation von Risikoentscheidungen unter wissenschaftlicher Ungewissheit und Nichtwissen ist vom politikwissenschaftlichen Mainstream bisher kaum theoretisch aufgearbeitet worden. Der Grund hierfür ist darin zu sehen, dass man diese Situation aus einer anderen theoretischen Perspektive betrachtete, aus der sie weniger wichtig erschien. Aus einer risikosoziologischen Perspektive ist das „regulator's dilemma" jedoch zentral, da in risikosensiblen Gesellschaften mit einer Zunahme dieser Problemlage gerechnet werden kann und zudem die Lösungsansätze des technokratisch-szientistischen Modells nicht mehr zufriedenstellend greifen.

Innerhalb der Politikwissenschaft befasste sich am ehesten die Regulierungs- bzw. Steuerungstheorie mit derartigen Entscheidungsproblemen, ohne allerdings auf die Problematik der „Hypothetizität" von Risiken einzugehen (Görlitz/Burth 1998). Aus Sicht steuerungstheoretischer Ansätze interpretierte man obige Entscheidungsprobleme über die Annahme von Informationsdefiziten der Steuerungsakteure oder als Informationsasymmetrien zwischen Prinzipal und Agent (Majone 2002a, Mayntz/Scharpf 1995, Pollack 1997, Thatcher 2002). Die daraus resultierenden Regulierungsprobleme wurden dann als Kontroll-, Programm-, Vollzugs- oder Implementationsdefizite gedeutet. Man bedachte zwar das Problem von Wissen und Nichtwissen und daraus resultierender misslingender Steuerung, ging aber implizit immer noch von einem prinzipiell extern beschaffbaren Wissen aus (Gill 1998). Denn nur von diesem mitgedachten objektiven Wissen aus können die Informationsdefizite als Defizite diagnostiziert werden. Das heißt, nur wenn man weiß, wo genau das adäquate Regulierungsniveau ist, kann man Über- oder Unterregulierung feststellen. Das spezifische im Umgang mit hypothetischen Risiken und daraus resultierende Regulierungsprobleme konnten in dieser Perspektive nicht erkannt werden.

Herkömmliche Steuerungstheorien berücksichtigen lediglich das Problem subjektiver Ungewissheit und subjektiven Nichtwissens der Steuerungsakteure, halten implizit aber an der Idee eines prinzipiell verfügbaren objektiven Wissens fest (Gill 1998). Das heißt, sie orientierten sich an einem technokratisch-szientistischen Modell politischer Steuerung. Aus dieser technokratischen Sicht erscheint es nur konsequent, Regulierungsentscheidungen an spezialisierte Agenturen oder transnationale Expertengremien zu delegieren, die über die notwendige Expertise und politische Unabhängigkeit verfügen (Haas 1992, Majone 2000). Das „objektive" Nichtwissen erzeugt jedoch ein Steuerungsproblem, von dem nicht nur die Steuerungsakteure und Implementationsadressaten, sondern auch die Wissenschaft als Produzent und Garant gesicherten Wissens betroffen ist, und das deshalb nicht einfach durch Beseitigung von Informationsbarrieren und verbesserter Risikokommunikation zwischen Wissenschaft und Politik gelöst werden kann. Wissenschaftliche Ungewissheit und Nichtwissen und sind demgegenüber ein bisher kaum beachtetes und, wenn man so will, zusätzliches Problem aus steuerungstheoretischer Sicht (Mayntz 1999).

Wie stellen sich nun die Handlungsmöglichkeiten aus Sicht des politischen Entscheidungsträgers dar? Die den hypothetischen Risiken innewohnenden Ungewissheiten können entscheidungstheoretisch betrachtet zu zwei gegensätzlichen Handlungsstrategien (einer optimistischen und einer pessimistischen Variante) führen, die sich an den beiden Regulierungsarten einer evidenzbasierten und hypothesenbasierten Regulierung orientieren.

1. Risikotolerant/nachsorgend

Bei der ersten Handlungsoption entschließt man sich dazu, risikofreudig zu handeln. Es handelt sich um reaktive oder kurative Politik, die, je nachdem auf welchen Risikotyp sie sich bezieht, unterschiedlich ausfällt. Auf hypothetische Risiken bezogen gilt, dass sie, da sie ja nur unterstellt sind, also womöglich gar nicht existieren, auch nicht beachtet werden müssen. Die Regulierung von Risiken sollte sich nur auf *bekannte Risiken* beziehen (evidenzbasierte Regulierung). Mit den Risiken sollte man nach dem Prinzip des „trial and error" verfahren, und erst wenn ein Fehler auftritt, muss gehandelt werden. Eine risikofreudige Strategie bedeutet, dass man zunächst einmal abwartet und hofft, dass nichts passieren wird. Gehandelt wird nur, wenn der Schaden tatsächlich eintritt oder wissenschaftlich unstreitig nachweisbar ist. Die Aufgabe der Wissenschaft ist es, das nötige sichere Wissen zu liefern (Risikobewertung), das dann der Politik (Risikomanagement) als Entscheidungsgrundlage dient. Sicheres Wissen bedeutet, dass es einen wissenschaftlichen Beweis für das Schadenspotential des Risikos geben muss. Unter wissenschaftlichem Beweis wird dann ein von den exakten Naturwissenschaften zu erbringender Kausalitätsnachweis verstanden. Diese Wissenschaftsauffassung läuft im englischsprachigen Raum unter dem Label „sound science" (daher auch die Bezeichnung „science-based" für diese Strategie) (Murphy et al. 2006). Sich auf hypothetische Risiken zu berufen, wird in Abgrenzung dazu als unwissenschaftliches Spekulieren bezeichnet oder als „junk science" diffamiert. Das Nichtwissen wird nur seitens des politischen Gegners oder bei den unaufgeklärten Verbrauchern vermutet, die aufgrund ihrer Ignoranz prinzipiell durch wissenschaftliches Wissen „bekehrt" werden können.

Die zu dieser Vorstellung passende politische Begründungsrhetorik lautet: Solange man keine Gewissheit habe, sei ein Handeln völlig voreilig (aktionistisch) und würde nur die Bürger bzw. Verbraucher unnötig verunsichern (Lepage 13.01.2001). Deshalb ist es bei dieser Strategie unmöglich, wissenschaftliche Ungewissheit oder politische Unsicherheit zuzugeben bzw. zu kommunizieren. Es würde zusätzlich nur als Inkompetenz ausgelegt werden. Oft findet sich bei Vertretern der risikofreudigen Strategie auch folgender propagierter Fehlschluss: Da es keinen Beweis für die Schädlichkeit eines Produkts gibt, ist es ungefährlich. Man könnte zwar juristisch mit der Unschuldsvermutung argumentieren (im Zweifel für den Angeklagten), logisch zwingend ist diese Argumentation freilich nicht. Aus dem Fehlen eines Beweises der Schädlichkeit auf die Unschädlichkeit zu schließen, ist schlicht falsch (Walton 1996).

Seine theoretische Begründung erfuhr die risikotolerante Strategie durch den Politikwissenschaftler Aaron Wildavsky. Sein Argument lautet, dass kein Risiko einzugehen das größte Risiko sei: „no risk is the highest risk of all" (Wildavsky 1979). Deshalb sei dem Prinzip des „trial and error" der Vorzug zu geben. Er argumentiert, dass ein Lernen nur durch Irrtum möglich ist, und deshalb der Versuch immer gewagt werden sollte, um gesellschaftliches Lernen zu ermöglichen. Sein Beispiel ist die aus seiner Sicht allzu risikoaverse Arzneimittelregulierung in den USA, die risikoreduzierende Innovationen verhindert (Wildavsky 1988). Die Strategie eines „trial without error" hält er außerdem für weit gefährlicher als die riskante, da zur Antizipation von Risiken Ressourcen verbraucht werden, die im Katastrophenfall dann nicht mehr zur Verfügung stehen:

„Hingegen wächst die Wahrscheinlichkeit, dass das Unerwartete, wenn es eintritt, zu katastrophalen Folgen führt; denn die zum Reagieren erforderlichen Ressourcen sind ja schon für die Antizipation verbraucht worden" (Wildavsky 1993: 228).

Resigniert stellt er für das amerikanische System der Risikoregulierung fest:

„The risk averse position – no trials without prior guarantees against error – has lately infiltrated the whole arena of public life" (Wildavsky 1988: 23).

## 2. Risikosensibel/vorsorgend

Bei der zweiten Handlungsoption entscheidet man sich dafür, risikoavers zu agieren, d.h. die Ungewissheit und das Nichtwissen werden als Begründung für eine aktive, vorsorgende Politik herangezogen. Risikovorsorge geht dabei weit über bloße Gefahrenabwehr hinaus, da sie auch hypothetische Risiken reduzieren will. In der Rechtswissenschaft wird versucht, das Problem als *vorverlagerte* Gefahrenabwehr rechtssystematisch zu erfassen, d.h. noch bevor aus dem Risiko eine Gefahr werden kann, darf der Staat eingreifen (Di Fabio 1994, Ladeur 1995).

Das hypothetische Risiko wird bei einem risikosensiblen Vorgehen bewusst wahrgenommen und in die Handlungsrationalität mit einbezogen. Die Risikokommunikation lautet dann meist: Solange wir nichts Genaueres über die potentielle Gefahr wissen, gehen wir lieber vorsichtig damit um (im Zweifel für die Sicherheit). Im Englischen treffend als „better safe than sorry"-Prinzip ausgedrückt. Die Argumentation einer risikosensiblen Strategie ist der risikofreudigen diametral entgegengesetzt: Da hypothetische Risiken möglich sind, sollten sie auch in das Risikomanagement mit einbezogen werden. Angesichts großer Schadenspotentiale darf der Gesetzgeber nicht untätig bleiben. Das Prinzip des „trial and error" kann nicht angewendet werden, da ein Fehler irreversible, gravierende Folgen hätte. Hypothetische Risiken müssen möglichst frühzeitig antizipiert werden, so dass ein Schaden erst gar nicht eintreten kann. Eine hypothesenbasierte Regulierung steht deshalb im Zentrum der risikosensiblen Strategie. Seine rechtliche Verankerung erfuhr die risikosensible Strategie in den unterschiedlichen Konzeptionen des Vorsorgeprinzips (Morris 2000b, O'Riordan/Cameron 1994). Auch wenn es hiervon unzählige Versionen und Definitionsversuche gibt, so werden doch die meisten Formulierungen des Vorsorgeprinzips von der Überzeugung getragen, dass vorsorgendes Handeln auch dann möglich sein soll, wenn die wissenschaftliche Gewissheit fehlt.

Im Einleitungskapitel wurde bereits darauf hingewiesen, dass dieser vorsorgenden Strategie in der deutschen Debatte um eine „präventive Umweltpolitik" aus strukturellen, ökonomischen und rechtlichen Gründen wenig Realisierungschancen eingeräumt wurden (Jänicke 1987, Pehle 1991, Prittwitz 1990, Simonis 1988, Zimmermann 1990). In der aktuellen politischen und internationalen Debatte findet das Vorsorgeprinzip dagegen einen ungeheuren Anklang (Adams 2002, Gollier/Treich 2003, Levidow et al. 2005, Löfstedt et al. 2002, Raffensperger/Tickner 1999, Rogers 2001). Einige sehen damit eine vorsorgeorientierte Kultur entstehen (Ewald 1998, Pieterman 2001), andere diskutieren speziell seine europäische Umsetzung (Antonopoulou/van Meurs 2003, Christoforou 2003, Dratwa 2002, Graham/Hsia 2002, Levidow/Carr 2005, Renn et al. 2003, Tait 2001). Aufgrund von Handelsstreitigkeiten zwischen der EU und den Vereinigten Staaten ist seine Anwendung und Definition selbst zum Politikum geworden (Eggers 2001, Murphy et al. 2006, Wiener/Rogers 2002, Wolf et al. 2004). Dabei findet der Kampf um die Definitionshoheit zwischen den verschiedenen politischen Verursacher- und Betroffeneninteressen statt: Während die Wirtschaft und die Vereinigten Staaten dem Prinzip als solchem eher ablehnend gegenüberstehen, versuchen Umwelt- und Verbraucherorganisationen ein möglichst umfassendes und starkes Vorsorgeprinzip durchzusetzen (vgl. die Greenpeace-Definition in: Leggett 1990), Verwaltungen und Regierungen drängen dagegen auf praktische Umsetzbarkeit und schwächere Versionen (Morris 2000a).

In der akademischen Debatte lassen sich die Gegner des Vorsorgeprinzips dem technokratisch-szientistischen Modell zuordnen. Sie beharren auf der Logik des „trial and error" (Wildavsky 1993), werfen dem Vorsorgeprinzip vor, es sei schlecht definiert (Bodansky 1991), unwissenschaftlich (Gray/Brewers 1996, Resnik 2003), führe zu inkonsistenter Politik, sei innovationsfeindlich (Pieterman 2001) oder fördere den Protektionismus (Majone 2002b).

Die Befürworter halten dagegen, dass diese Probleme mehr oder weniger bei allen allgemeinen Rechtsprinzipien auftauchen (Sandin et al. 2002), und dass es weder einen „zero-risk"-Level anstrebe noch automatisch zu einem Verbot von neuen Produkten, Technologien oder Verfahren führe (Bennet 2000).

*2.3.4 Feuer- oder Fehlalarm? Das falsch positiv/falsch negativ-Problem*

Aufgrund der prinzipiellen Ungewissheit von Risikoprognosen sind generell zwei Fehler denkbar, die für den politischen Entscheidungsträger zu einem Legitimationsproblem werden können: Fehler 1. Art und Fehler 2. Art. Was versteht man unter Fehler 1. Art (falsch positive) und Fehler 2. Art (falsch negative)? Unter „falsch negativ" sind diejenigen Fälle zu verstehen, bei denen ein Produkt, eine Technik, ein Verfahren für harmlos gehalten wurde, sich im

Nachhinein aber herausstellte, dass man das Risiko unterschätzt hatte. DDT, FCKW oder PCB sind derartige „falsch" eingeschätzte Risiken.

Es ist aber auch der umgekehrte Fall eines Fehlalarms bzw. einer Fehldiagnose denkbar, beispielsweise dass ein Produkt, eine Technik für gefährlich bzw. riskant gehalten wird, sich im Nachhinein aber herausstellt, dass dies unbegründet war. Diese Fehleinschätzungen werden „falsch positiv" oder Fehler 1. Art genannt. Die Geschichte der Risikoregulierung zeigt nun ein deutliches Ungleichgewicht zwischen beiden Fehlern. Während man zumindest bisher die Risiken oft unterschätzte und im Nachhinein dann bestimmte Produkte, Techniken oder Verfahren verbieten musste, ist der umgekehrte Fall des Fehlalarms äußerst selten. Die Europäische Umweltagentur (EEA) geht sogar soweit, keinen einzigen falsch positiven Fall anzuerkennen, und nennt lediglich als mögliche Kandidaten das Verbot Klärschlamm in der Nordsee zu verklappen und den „year 2000 millennium bug" (European Environment Agency 2001).[17] Das heißt, historisch betrachtet überwog die risikofreudige Strategie und man wurde regelmäßig von falsch negativen Fällen überrascht; vgl. dazu die 14 paradigmatischen Fälle der Europäischen Umweltagentur (European Environment Agency 2001). Die „Überraschung" führte dann meist zu einer Legitimationskrise der verantwortlichen politischen Institutionen, da man immer einen Experten vorzeigen konnte, der die Risikohypothese bereits vor Schadenseintritt formuliert hatte. Auf diese Weise konnten die „Sicherheitsversprechen" der Politiker dann in massenmedialer Popularisierung als „Lügen" oder zumindest als „skandalöse Fahrlässigkeit" angeprangert werden (vgl. Kapitel 4).

Ein Grund für dieses Ungleichgewicht bereits bei der Risikobestimmung wird in der quantitativen Methode selbst gesehen. Da es in der empirischen Forschung darum geht, Null-Hypothesen zu falsifizieren, ist die Minimierung von falsch positiven Fällen der quantitativen Methode inhärent (Buhl-Mortensen 1996). Dies führt aber zu dem unerwünschten Nebeneffekt, dass Fehler 2. Art maximiert werden (Barrett/Raffensperger 1999). Auf die Politik übertragen bedeutet dies, dass bis jetzt – „methodologisch" bedingt – weniger auf Sicherheit geachtet wurde als vielmehr darauf, sich nicht zu irren, bzw. keinen Fehlalarm auszulösen (European Environment Agency 2001).

Was bedeutet dies für die Regulierung von Risiken? Für die risikofreudige Strategie stellen vor allem die „false negative" ein Problem dar, also das Eintreten eines Schadens bei risikofreudiger Regulierung. Wohingegen falsch

---

17 Es gab zwar schon immer Warnungen bei der Einführung neuer Technologien (Formulierung von Risikohypothesen), die sich im Nachhinein als unbegründet herausstellten, diese führten jedoch nie zu einer strengen vorsorgenden Regulierung bzw. zu einem Verbot der Technologie. Zu einer „etwas" anderen Einschätzung kommt Wildavsky (1995).

positive Fälle gar nicht vorkommen dürften, da nur bekannte Risiken reguliert werden. Vereinfacht gesagt: Es kann keinen Fehlalarm geben, wenn kein Alarmsystem installiert wurde.

Wie sieht es bei der risikoaversen Strategie aus? Interessanterweise sind für eine vorsorgende Risikopolitik beide Fehler ein Problem. Im Falle eines Fehlers 1. Art hat man unnötigerweise reguliert, damit Kosten verursacht und Innovationen behindert. Die Folgen dürften ein massives Deregulierungsprogramm und ein erhebliches Legitimationsproblem des Regulierers sein. Erschwerend kommt hinzu, dass ein falsch positiver Fehler bei einer vorsorgenden Risikopolitik nur schwer erkannt werden kann, so dass der Zustand der Überregulierung nicht von kurzer Dauer sein dürfte.

Aber auch ein Fehler 2. Art kann bei vorsorgeorientierter Risikopolitik auftreten. Ähnlich wie ein Rauchmelder zwar einen Fehlalarm auslösen kann, einen Wasserschaden aber schlicht „übersieht". Eine hypothesenbasierte Regulierung kann niemals *alle* Risiken antizipieren; selbst wenn der Gesetzgeber die meisten hypothetischen Risiken unter Kontrolle bringen könnte, verblieben immer noch die unbekannten Risiken, die sich einer konkreten Regulierung entziehen. Die Gesellschaft könnte sich also in falscher Sicherheit wiegen. Das heißt, die Möglichkeit, dass ein bisher unbekanntes Risiko auftritt, ist immer gegeben oder anders formuliert: es kann kein Null-Risiko geben. Trotz einer vorsorgenden Strategie kann ein Schaden eintreten, der der Öffentlichkeit erklärt werden muss. Folgt man diesen Überlegungen, so führt die risikosensible Managementstrategie im Falle eines Schadens zu einem anders gelagerten Legitimationsproblem für den politischen Entscheidungsträger und bedarf einer anders abgestimmten Risikokommunikation.

## 2.4 Zusammenfassung: Risiko, Regulierung und Gesellschaft

Fasst man die vorangegangenen Ausführungen zusammen, so lässt sich feststellen, dass Risikopolitik von Politikfeld zu Politikfeld und von Gesetz zu Gesetz unterschiedlich ausfallen kann (Hood et al. 2001, Koch-Arzberger et al. 1997, Morone/Woodhouse 1986, Nelkin 1992). Theoretisch lässt sich diese Vielfalt auf zwei mögliche Managementstrategien reduzieren (risikotolerant versus risikosensibel), die wiederum auf einem unterschiedlichen Grundverständnis des Verhältnisses von Wissenschaft und Politik beruhen. Eine technokratisch-szientistisches Vorstellung von wissenschaftlicher Politikberatung legt eine risikoaffine Strategie nahe, eine responsiv-partizipatorische dagegen eine risikosensible. Diese Zuordnung ist allerdings nicht zwingend, da innerhalb des responsiven Modells auch risikofreudige Entscheidungen legitim sind, sofern es sich um gesellschaftlich akzeptierte Risiken handelt. Die vorsorgliche

Regulierung von hypothetischen Risiken ist im technokratisch-szientistischen Modell jedoch unzulässig, da sich bereits die Risikobestimmung nur auf positives Wissen, das nach den Regeln der exakten Naturwissenschaften erhoben wird, stützt.

Die beiden Managementstrategien sind einerseits als analytische Begriffe zu verstehen, die helfen sollen, Risikoentscheidungen zu klassifizieren, andererseits können sie insofern zeitdiagnostisch interpretiert werden, als die Regulierung von hypothetischen Risiken als neues Phänomen angesehen werden kann, das den Prozess der Risikovergesellschaftung auf eine qualitativ neue Stufe hebt.

Aus der wissenschaftlichen ebenso wie der politischen Debatte lässt sich keine Strategie als die „eindeutig Überlegene" oder „vernünftigere" ausmachen, außer dass aus einer historischen Perspektive das nachsorgende Risikomanagement bisher eindeutig überwogen hat und einer präventiven Umweltpolitik keine besonders hohen Realisierungschancen eingeräumt werden. Konträr dazu hat die Risikosoziologie vor dem Hintergrund einer gestiegenen Risikosensibilität in der Gesellschaft eine „vorsorgeorientierte Kultur" als ein Merkmal moderner Gesellschaften herausgearbeitet.

Bislang blieb allerdings eher unklar, was mit „Vorsorge" genau gemeint war und es existieren unzählige Definitionen des Vorsorgeprinzips (Morris 2000b, O'Riordan/Cameron 1994). Mit Hilfe des nunmehr erarbeiteten Begriffsrasters lässt sich dies präzisieren. Beachtet der Gesetzgeber hypothetische Risiken, so kann das als *vorsorgende Risikopolitik* bezeichnet werden. Das Vorsorgeprinzip verstanden als allgemeines Rechtsprinzip, soll eine risikosensible Managementstrategie rechtlich ermöglichen. Risikosensibel ist eine Managementstrategie, wenn sie die Regulierung von hypothetischen Risiken zum Ziel hat. Die dadurch entstehende Politik kann als *hypothesenbasierte Regulierung* bezeichnet werden.

Da hypothesenbasierte Regulierung sich auch um die Vermeidung von falsch positiven Fehlern kümmert, nimmt sie von den üblichen Kriterien einer positivistischen Wissenschaftslehre („sound science") wie dem Kausalitätsbeweis Abschied.

Eine vorsorgende Risikopolitik muss sich daher vom bisherigen technokratisch-szientistischen Leitbild der Bewertung von Risiken verabschiedet und auch eine andere Form der Risikokommunikation betreiben. Während im technokratischen Modell wissenschaftlicher Politikberatung Gewissheit, Sicherheit und Eindeutigkeit im Vordergrund stehen, thematisiert vorsorgende Risikopolitik auch die verbliebenen Ungewissheiten, Unsicherheiten und Ambivalenzen.

Durch den gewählten Ansatz einer risikosoziologisch angereicherten Policy-Analyse werden Probleme und deren Lösungsstrategien an der Schnittstelle zwischen wissenschaftlicher Politikberatung und politischem Entscheiden in das Zentrum der Analyse gerückt.

*Tabelle 5:* Idealtypen der Risikoregulierung in modernen Gesellschaften

| Modell | technokratisch-szientistisch | responsiv-partizipatorisch |
|---|---|---|
| Risikobewertung | sound science, Kausalitätsbeweis | post normal science, precautionary science |
| Risikomanagement | nachsorgend/risikotolerant | vorsorgend/risikosensibel |
| Risikokommunikation | Gewissheit, Sicherheit, Eindeutigkeit | Ungewissheit, Unsicherheit, Ambivalenz |
| Risikotypus | bekannte Risiken | hypothetische Risiken |
| Regulierungsart | evidenzbasiert | hypothesenbasiert |
| Problemanfälligkeit | false negative | false positive |
| Rechtsprinzip | Verursacherprinzip | Vorsorgeprinzip |
| Schadensregulierung | Kompensation | Vermeidung |
| Rechtsgrundsatz | im Zweifel für den Angeklagten | im Zweifel für die Sicherheit |

Quelle: eigene Darstellung

Für die nun folgenden empirischen Kapitel werden aufgrund der theoretischen Annahmen einer gestiegenen gesellschaftlichen Risikosensibilität und der postulierten Vermischungstendenzen zwischen wissenschaftlicher Expertise und politischem Entscheiden folgende Phänomene erwartet:

- auf der handlungstheoretischen Ebene: vorsorgende risikopolitische Entscheidungen
- auf der strukturellen Ebene: institutionelle Reformprozesse in Richtung des responsiv-partizipatorischen Modells

Forschungsleitende Fragen für die Analyse der beiden Fälle sind: Gibt es empirisch nachweisbar eine Politisierung der wissenschaftlichen Politikberatung und vorsorgende risikopolitische Maßnahmen? Welche Rolle wird wissenschaftlichem Wissen hierbei zugeschrieben? Wie wird mit wissenschaftlichem Dissens umgegangen? Wird eine strikte Trennung von Risikobestimmung und Risikomanagement befürwortet oder versucht man eine Verschränkung zu etablieren? Wird die Fachöffentlichkeit durch weitere Disziplinen und andere Wissensträger erweitert oder abgeschottet? Gibt es Partizipationsmöglichkeiten oder werden solche geschaffen? Wie werden die hypothetischen Risiken kommuniziert? Entstehen neue Institutionen, Prinzipien, Verfahren, die gezielt auf dem responsiv-partizipatorischen Modell aufbauen oder wird versucht mit den alten technokratischen Verfahren weiterzumachen?

# 3 Institutionen, Akteure und ihre Interessen

In diesem Kapitel sollen aus einer politiknetzwerkorientierten Perspektive die im Bereich der Lebensmittelpolitik beteiligten europäischen Institutionen, organisierten Interessen und weitere zivilgesellschaftliche Akteure vorgestellt werden. Dass dabei auf das Konzept der Netzwerkanalyse zurückgegriffen wird, ist vor allem dem Mehrebenencharakter der EU geschuldet (Jones/Clark 2001). Der Begriff „Politiknetzwerk" umfasst in seiner einfachsten Definition „die Akteure, die an der Entstehung und Durchführung einer policy beteiligt sind und deren Beziehungen" (Windhoff-Héritier 1987: 44 ). Im Unterschied zu einer rein formalen Institutionenanalyse erfasst das Policy-Netzwerk-Konzept auch die informellen Interaktionen zwischen den beteiligten Akteuren, ihre Ressourcenausstattung und ihre generellen Strategien. Insofern versucht die Netzwerkanalyse, ein möglichst ausführliches Bild der beteiligten Akteure und ihrer Beziehungen zu zeichnen.

Bezüglich der „Ausführlichkeit" gelten jedoch einige Einschränkungen, die sich aus der Fragestellung der Arbeit ergeben: Die Darstellung des Netzwerkes orientiert sich hauptsächlich an den für die beiden Fälle (BSE und gentechnisch veränderte Lebensmittel) relevanten Akteuren. Sie umfasst auch nur Akteure, die auf europäischer Ebene unmittelbar von Bedeutung sind. Da im Rahmen dieser Arbeit vor allem die Anfangsphasen des Politikzyklus im Mittelpunkt der Analyse stehen, sind insbesondere die Akteure von Interesse, die in den Phasen der Problemdefinition, des Agenda-Setting und der Programmformulierung eine Rolle spielen.

Bei der Analyse der Politikfelder gehe ich davon aus, dass Institutionen (bzw. Verfahren) und Interessen insofern in einem interdependenten Verhältnis zueinander stehen, als Handeln Strukturen erschafft, verändert oder zerstört, und umgekehrt Strukturen erst Handlungen ermöglichen, verändern oder verhindern (Giddens 1988). Zusätzlich muss beachtet werden, dass Ideen – und darunter wird meistens auch wissenschaftliches Wissen subsumiert – sowohl Handlungen als auch Strukturen beeinflussen und umgekehrt (Lepsius 1990). Die Konsequenz aus diesen Überlegungen ist, dass die Beschränkung auf nur einen Erklärungsfaktor einen unzulässigen Reduktionismus darstellen würde. Es ist vielmehr gefordert, alle Dimensionen des Politischen im Blick zu haben (Schubert 1991). Insbesondere für das europäische Policy-Making gilt es

Interessen, Ideen, Institutionen und selbst kontingente Ereignisse umfassend zu beachten (Wallace 2000). Gerade darin liegen die Vorteile des Policy-Network-Konzeptes: Es ermöglicht ohne größeren „theoretischen Überbau" sowohl die Akteure als auch die Strukturen des Policy-Netzwerkes zu analysieren und zugleich die „Policy"-Dimension nicht aus den Augen zu verlieren (Prätorius 1997).

Trotz dieser prinzipiellen Offenheit ist das Konzept nicht beliebig in seinen theoretischen Annahmen: Eine zentrale Annahme ist, dass politikfeldspezifische Netzwerke als alternative Steuerungsform zur hierarchischen Steuerung durch den Staat zu verstehen sind (Richardson 2001). Sie haben – anfangs auch als „issue networks" bezeichnet – die ehemals korporatistisch geschlossenen Strukturen abgelöst und einen dynamischen „Dritten Sektor" neben Staat und Markt geschaffen (Zimmer 2003). Das Netzwerkkonzept berücksichtigt deshalb neben den formalen Gesetzgebungsprozessen auch den Einfluss von organisierten Interessen und informelle Interaktionen der beteiligten Akteure.

Aus dieser Perspektive ergibt sich ferner, dass eine intergouvernementale bzw. staatszentrierte Perspektive, bei der allein die Nationalstaaten im Mittelpunkt stehen, abgelehnt wird. Stattdessen wird die EU als „multi level governance" System aufgefasst, das aus einer Vielzahl von Akteuren aus unterschiedlichsten Ebenen besteht (Jachtenfuchs/Kohler-Koch 1996, Scharpf 1993). So sind neben der nationalen Ebene auch zahlreiche inter-, supra-, und subnationale Akteure involviert.

Bevor im Folgenden auf die einzelnen Akteure eingegangen wird, gilt es sich ein paar grundsätzliche Eigenschaften von europäischen Politiknetzwerken bewusst zu machen. Schon allein aufgrund der Mehrebenenstruktur der EU und der Aufteilung des Rates in „Fachministerräte" sind europäische Politiknetzwerke höchst fragmentiert und segmentiert. Sie weisen eine relativ hohe Akteursfluktuation und eine geringere Institutionalisierung als nationale Politiknetzwerke auf (Peterson 1995, Richardson 2001). Zugleich gilt, dass gerade die Kommission in der Anfangsphase einer policy offener für externe Einflüsse von organisierten Interessen ist, als in nationalen Systemen üblich (Peters 1994). Dies liegt vor allem an der geringen Ressourcenausstattung der Kommission, die auf externen Sachverstand angewiesen ist (Christiansen 1997, Nugent 2000). Ein weiteres Merkmal von europäischen Politiknetzwerken ist ihre geringere hierarchische Steuerbarkeit. Ist die Konzeption als Politiknetzwerk schon auf nationaler Ebene der Einsicht geschuldet, dass der Staat als alleiniges Steuerungszentrum ausgedient hat, so verflüchtigt sich auf europäischer Ebene das Steuerungszentrum zwischen Europäischem Rat, Rat der EU, Kommission und Parlament. Diese Institutionen sind wiederum umgeben von einer Vielzahl von europäischen, nationalen und regionalen Akteuren, die sowohl öffentlicher als auch privater Natur sein können. Eine höhere Heterogenität und Informalität als in den nationalen politischen Systemen ist die Folge (Börzel 1997, Peterson/Bomberg 1999).

## 3.1 Akteure der Lebensmittelpolitik

Die zentrale Frage einer Policy-Netzwerkanalyse ist die nach den relevanten Akteuren. Wer ist in der Peripherie angesiedelt und wer gehört zum Zentrum? In erster Linie ist dabei an die Institutionen der EU zu denken, die im formellen Gesetzgebungsverfahren beteiligt sind: Rat, Kommission und Europäisches Parlament. Sie bilden das Machtdreieck der EU und gelten daher als die primären Akteure der Risikoregulierung von Lebensmitteln. Der Wirtschafts- und Sozialausschuss und der Ausschuss der Regionen können ob ihres geringen Einflusses vernachlässigt werden. Bedeutender ist dagegen schon der Europäische Gerichtshof, der sich in zahlreichen Urteilen mit der Lebensmittelregulierung befasst hat (Nentwich 1994, Ringel 1996, Röhrig 2002). Eine herausragende Bedeutung kommt ferner einzelnen Mitgliedstaaten zu: In den zu untersuchenden Fällen sind einige Mitgliedstaaten von besonderer Relevanz: So kann weder die BSE-Politik ohne die „großen drei" (Großbritannien, Deutschland und Frankreich) noch die Gentechnikregulierung ohne Österreich, Dänemark und Frankreich verstanden werden. Nicht zu vernachlässigen sind ferner die organisierten Interessen wie der Europäische Bauernverband, die Lebensmittelindustrie und die Umwelt- und Verbraucherverbände. Einen nur indirekten, aber deswegen nicht automatisch geringeren Einfluss haben die nationalen Öffentlichkeiten und Massenmedien. Sie können über ihre jeweiligen nationalen Regierungen die Entscheidungsfindung im Rat und im Europäischen Parlament beeinflussen. Gleiches gilt für die internationale Wissenschaft und die einzelnen Marktteilnehmer entlang der Wertschöpfungskette vom Futtermittel- und Saatguthersteller über die Landwirte, die Nahrungsmittel verarbeitende Industrie, den Lebensmittelhandel bis hin zum Endverbraucher. Nicht zuletzt spielt über die Codex Alimentarius Kommission und andere Standardisierungsgremien der WTO auch die internationale Ebene eine Rolle. Diese Ebene soll, soweit sie einen relevanten Einfluss auf die Regulierungsakteure Rat, Kommission und Parlament ausübt, ebenfalls berücksichtigt werden.

*3.1.1 Organisierte Interessen*

In diesem Abschnitt sollen die wesentlichen Interessenverbände auf europäischer Ebene vorgestellt werden. Wie bereits oben beschrieben, fördert die Kommission die Einbindung der organisierten Interessen in den Entscheidungsprozess. Dies konnte auch durch die Experteninterviews bestätigt werden. Anstatt sich mit jeder einzelnen nationalen Verbandsvertretung auseinander setzen zu müssen, stützt die Kommission sich dabei bevorzugt auf die europäischen Dachverbände (Pehle 2003b). Die Analyse beschränkt sich deshalb vor allem auf diese europäischen Verbandszusammenschlüsse. Für den Bereich der Lebensmittelpolitik sind vier Organisationen relevant, die im Folgenden näher behandelt werden. Daneben gibt es noch zahlreiche, spezialisierte Verbände wie z.b. EuropaBio, die nur in einem der beiden Politikfelder eine Rolle spielen. In einer ersten Annäherung lassen sich die Verbände entlang der üblichen Konfliktlinie „Produzenten versus Konsumenten" einteilen. Auf diese Weise ergeben sich zwei Interessenkoalitionen. Auf der Produzentenseite findet sich der Europäische Bauernverband (COPA) und der Europäische Verband der Lebensmittelhersteller (CIAA). Die Verbraucher- und Umweltschutzinteressen werden von den beiden Dachverbänden Europäisches Verbraucherbüro (BEUC) und Europäisches Umweltbüro (EEB) vertreten. Betrachtet man die Ressourcenausstattung der vier Verbände, so zeigt sich ähnlich wie in nationalen Kontexten, dass das Kollektivgut der Lebensmittelsicherheit schwerer zu organisieren ist als spezielle Wirtschaftsinteressen. Allein ein Vergleich der Organisationsstruktur und der Mitarbeiterzahl zeigt, dass die wirtschaftlichen Interessen über eine bessere finanzielle und personelle Ressourcenausstattung verfügen (http://www.cogeca.be/index.asp, http://www.ciaa.be/index.html, http://www.beuc.org/Content/Default.asp, http://www.eeb.org/).

Dieser Vergleich sagt aber noch nichts über die konkreten Strategien und den tatsächlichen Erfolg der einzelnen Verbände bei der Beeinflussung von politischen Programmen aus. So gelang es dem in der Literatur als einer der mächtigsten Verbände gehandelten COPA beispielsweise nicht, seine Vorstellungen bei der Reform der Agrarpolitik Anfang der 90er Jahre durchzusetzen (Jones/Clark 2001). Die Analyse von Jones und Clark zeigt, wo die Probleme lagen: Der Europäische Bauernverband stand bei der Lobbyarbeit bezüglich der Mac Sharry-Agrarreform vor zwei Problemen. Erstens musste er die unterschiedlichen Vorstellungen der nationalen Bauernverbände zu einer sinnvollen Verhandlungsstrategie bündeln, und zweitens hatte er Probleme, die nationalen Mitglieder an das Ergebnis der Verhandlungen zu binden.

Mit diesem typischen Dachverbandsdilemma sehen sich auch die anderen europäischen Dachverbände konfrontiert, die Heterogenität der Interessen trifft aber besonders den COPA. Blickt man nämlich auf die beiden Fälle „Gentechnik" und „Rinderwahnsinn", so zeigt sich, dass sich auch hier die „Mächtigkeit" des Bauernverbandes relativiert. Beim Rindfleisch standen die britischen und portugiesischen Bauern, die ihr Fleisch weiterhin auf dem Binnenmarkt verkaufen wollten, den kontinentalen Landwirten, die für ein Importverbot eintraten, gegenüber. Infolgedessen verlagerte sich die Lobbyarbeit der Produzenteninteressen im Wesentlichen auf die nationalen Landwirtschaftsministerien. Bei gentechnisch veränderten Lebensmitteln ist der Europäische Bauernverband, der für sich in Anspruch nimmt, alle Bauern zu vertreten, in eine pro und in eine contra Gentechnikfraktion aufgespalten (Interview 3). Doch auch die Gentechnikkritiker sind kein homogener Block, sondern lassen sich in eine konventionell und eine ökologisch wirtschaftende Fraktion aufteilen. Und gerade die Biobauern sehen sich in den etablierten Bauernverbänden nicht angemessen vertreten und bilden deshalb in vielen Mitgliedstaaten eine „Agraropposition" zu den Etablierten.

Für die Lebensmittelindustrie gilt eher eine abwartende und konsumentenorientierte Haltung. Auch wenn der CIAA durchwegs gentechnikfreundlich eingestellt ist, so will doch kein Hersteller, dass seine Produkte aufgrund von Sicherheitsbedenken der Konsumenten im Regal liegen bleiben (Interview 2). Da der CIAA gentechnisch erzeugte Produkte für ebenso sicher wie konventionelle hält, hätte er keine Bedenken, diese auch zu verkaufen, sollten die Verbraucher dies wünschen (Interview 2). Bei der Beurteilung der Sicherheit orientiert er sich an den Stellungnahmen der wissenschaftlichen Ausschüsse der Kommission (vgl. dazu Kapitel 5). Der Europäische Verband der Lebensmittelindustrie folgt daher konsequent einem evidenzbasierten am „sound science"-Prinzip orientierten Risikoverständnis. Hypothetische Risiken bedürfen diesem Verständnis zufolge erst eines Evidenzbeweises, bevor man sie ernst nehmen sollte.

Auch der europäische Verbraucherverband (BEUC) betrachtet die wissenschaftlichen Stellungnahmen der Kommissionsausschüsse als zentrale Bezugsgröße und sieht, sollte sich die Sicherheit der Gentechnikprodukte für den Verbraucher erweisen, keinen Handlungsbedarf. Hypothetische Umweltrisiken überlässt er den Umweltverbänden. Sein Augenmerk liegt auf dem Schutz vor gesundheitlichen Risiken und der Sicherstellung der Wahlfreiheit des Konsumenten zwischen konventionellem, gentechnischem und organischem Landbau (Interview 1).

Anders ist dagegen die Position des Europäischen Umweltbüros. Das EEB ist durchweg gentechnischkritisch eingestellt und sorgt sich sowohl um hypothetische Risiken für die Verbraucher als auch um Umweltrisiken. Es koordiniert sich bei seiner Anti-Gentechnikarbeit mit „Friends of the Earth Europe" (FoEE) und anderen Umweltverbänden (Interview 4). Gentechnik wird hier als verfehlte

Art und Weise der landwirtschaftlichen Produktion angesehen und dem ökologischen Landbau gegenübergestellt. Umwelt und Gesundheitsrisiken werden, auch wenn sie nur hypothetisch sind, ernst genommen. BSE spielte, anders als beispielsweise in Deutschland (dort war die Rinderseuche der Anlass für eine ökologisch motivierte Agrarwende), keine dominante Rolle in der Verbandsarbeit. Interessanterweise hatte auch das BEUC es anfangs versäumt, sich um das BSE-Thema zu kümmern. Es richtete seine Strategie dann allerdings auf eine umfassende Reform des europäischen Lebensmittelrechts aus.

Auch wenn der BSE-Diskurs auf EU-Ebene nicht mit einer grundsätzlichen „Agrarwende" verknüpft wurde, so wurde die BSE-Krise von allen Verbänden als der Auslöser für eine Wende in der europäischen Lebensmittelpolitik eingestuft (Interview: 2, 3, 4, 1). Die Regulierung von BSE, gentechnisch veränderten Lebensmitteln und die Reform der europäischen Lebensmittelpolitik gehören insofern eng zusammen und haben sich wechselseitig beeinflusst.

### 3.1.2 Regulierungsakteure

Das Institutionensystem der EU ist ständig in Entwicklung begriffen (Wallace 2003). Allein im Zeitraum der hier durchgeführten Untersuchung liegen drei große Vertragsreformen und zwei Beitrittsrunden, so dass sich die Anzahl der Mitgliedstaaten und das interinstitutionelle Machtgleichgewicht mehrmals geändert haben. Die an der Gesetzgebung maßgeblich beteiligten Institutionen – Kommission, Rat und Europäisches Parlament – werden deshalb je nach Zeitpunkt gesondert betrachtet werden müssen. Bezüglich der Fragestellung nach der Organisation des Verhältnisses von Wissenschaft und Politik auf europäischer Ebene verdienen die wissenschaftlichen Ausschüsse der Kommission und die mit der Durchführung der europäischen Lebensmittelpolitik betrauten Komitologieausschüsse besondere Berücksichtigung. Aufgrund der formalen Entscheidungsverfahren sind die beiden letztgenannten Ausschussformen die maßgeblichen Institutionen bei der Analyse von Risiken und der Durchführung von politischen Maßnahmen in diesem Politikfeld.

Das Europäische Parlament

Das Europäische Parlament ist die einzig direkt gewählte Institution der EU. Es besteht – wie es im EG-Vertrag heißt – aus den Vertretern der Völker der in der Gemeinschaft zusammengeschlossenen Staaten (Art. 189 EGV). Eigentlich müsste ihm daher eine hohe Legitimation zukommen. Die sinkende und noch dazu niedrige Wahlbeteiligung bei den vergangenen Europawahlen relativiert diesen „Legitimationsbonus" allerdings wieder erheblich. Dennoch – entgegen dem Trend der sinkenden Wahlbeteiligung – ist gerade das Parlament durch die zahlreichen Vertragsrevisionen in den 90er Jahren deutlich aufgewertet worden: Durch das im Maastrichter Vertrag eingeführte Mitentscheidungsverfahren (Art. 251 EGV) und seine Anwendung auch im Bereich des Umwelt- und Verbraucherschutzes hat es in diesem Bereich deutlich an Einfluss gegenüber dem Rat gewonnen. Aber auch gegenüber der Kommission hat es sich durch das angedrohte Misstrauensvotum und den Rücktritt der in Korruptionsfälle verwickelten Santer-Kommission Respekt verschafft.

Bedingt durch Anreize seiner Geschäftsordnung setzt es sich aus multinationalen Fraktionen zusammen (Maurer 2006). Da die Parlamentsmehrheit aber nicht zur Regierungsbildung benötigt wird, spielen die einzelnen Fraktionen nicht die gewohnt entgegengesetzte Rolle von Regierungsmehrheit und Opposition wie in nationalen parlamentarischen Systemen. Das stärkste Kontrollrecht des Europäischen Parlaments ist die Möglichkeit, die gesamte Kommission durch einen Misstrauensantrag zur Amtsniederlegung zu zwingen. Für das Einbringen eines Misstrauensantrages gegen die Kommission benötigt das Parlament eine Mehrheit von zwei Dritteln der abgegebenen Stimmen und zusätzlich die Mehrheit der Mitglieder des Europäischen Parlaments (Art. 201 EGV). Wie sich bei der BSE-Regulierung noch zeigen wird, ist diese Zweidrittelmehrheit faktisch nur schwer zu erreichen, da das Parlament die Kommission tendenziell als „supranationalen Verbündeten" im Kampf um mehr Integration sieht.

Aufgrund der benötigten Mehrheiten im Mitentscheidungsverfahren existierte in den 90er Jahren faktisch eine große Koalition aus Konservativen (EVP-CD) und Sozialdemokraten (SPE). Die multinationalen Fraktionen und der Zwang zu großen Koalitionen schwächen die Möglichkeit zur parteipolitischen Profilierung gegenüber den jeweiligen nationalen Öffentlichkeiten erheblich – mit ein Grund für die geringe Wahlbeteiligung bei Europawahlen.

Wie bei einem klassischen Arbeitsparlament üblich, findet die Beratung zu Gesetzesvorhaben in verschiedenen Ausschüssen und Unterausschüssen statt. Die Berichte der Ausschüsse werden anschließend dem Plenum vorgelegt. Für die Lebensmittelpolitik sind vor allem zwei ständige Ausschüsse relevant: der Ausschuss für Umweltfragen, Volksgesundheit und Verbraucherpolitik und der Ausschuss für Landwirtschaft und Ländliche Entwicklung. Im Allgemeinen zeigte sich, dass das Europäische Parlament Umwelt- und Verbraucherfragen gegenüber offen ist und sich maßgeblich dafür einsetzte (Pehle 2003a). Dies gilt auch für die BSE- und Gentechnikregulierung, bei der das Parlament stets strengere Vorschriften forderte als Rat und Kommission. Wichtig ist in diesem Zusammenhang darauf hinzuweisen, dass dem Parlament im Rahmen der Durchführung des Gemeinschaftsrechts keine Funktion zukommt. Es versucht lediglich über interinstitutionelle Vereinbarungen (z.B. Modus Vivendi und Komitologiebeschlüsse) zu erreichen, dass es wenigstens über Durchführungsmaßnahmen der Kommission unterrichtet wird.

Neben diesen ständigen Ausschüssen, in denen die tagtägliche Arbeit geleistet wird, sind auch nichtständige Ausschüsse möglich, die zu besonderen Themen auf begrenzte Zeit eingerichtet werden. Zwei dieser nichtständigen Ausschüsse (bisher gab es lediglich acht) sind für die Lebensmittelpolitik als besonders wichtig einzustufen. Der „Untersuchungsausschuss für BSE" und sein Nachfolger der „nichtständige Ausschuss für die Weiterbehandlung der Empfehlungen zu BSE" haben die Lebensmittelpolitik der EU ganz entscheiden geprägt (vgl. Kapitel 4).

Die Kommission

Nach Artikel 211 EGV ist die Kommission sowohl für die Initiierung als auch für die Durchführung und Kontrolle des Gemeinschaftsrechts zuständig. Gerade wegen dieses Initiativmonopols ist die Kommission bereits in der Phase der Problemdefinition, des Agenda-Setting und an der Entstehung neuer politischer Maßnahmen maßgeblich beteiligt. Zu Beginn des Untersuchungszeitraumes bestand die Kommission aus 17 Mitgliedern, die sich 1995 durch den Beitritt von Österreich, Schweden und Finnland auf 20 erhöhte. Die Kommission wird in ihrer Arbeit durch sogenannte Dienststellen und Generaldirektionen (GD) unterstützt, die wiederum in Direktionen und Referate unterteilt sind. Zuständig für den Bereich Lebensmittelregulierung waren bzw. sind: die Dienststelle für Verbraucherschutz XXIV (jetzt GD Gesundheit und Verbraucherschutz) GD VI (jetzt GD Landwirtschaft), die GD III (jetzt GD Industrie bzw. Binnenmarkt), die GD V (jetzt GD Gesundheit und Verbraucherschutz) und die GD XI (jetzt GD Umwelt). Allein an dieser Aufsplittung der Kompetenzen zwischen Verbraucherschutz, Binnenmarkt, Agrarpolitik, Umwelt und Gesundheitsschutz zeigt sich, dass eine klare und eindeutige Abgrenzung des Politikfeldes nur schwer möglich ist.

Die einzelnen Generaldirektionen lassen sich ihrerseits von zahlreichen Ausschüssen beraten. Dabei können grundsätzlich zweierlei Typen unterschieden werden: die „Beratenden Ausschüsse" und die „Wissenschaftlichen Ausschüsse". Über diese Ausschüsse findet ein wesentlicher Teil des Informationsaustausches über Lebensmittelrisiken statt. Sie sollen deshalb im Folgenden genauer betrachtet werden.

Beratende Ausschüsse

Die Beratenden Ausschüsse setzen sich aus Vertretern von beteiligten organisierten Interessen zusammen. Sie werden von der Kommission auf Vorschlag von europäischen Interessenverbänden ernannt. Die Beratenden Ausschüsse wählen ihren Vorsitz aus den eigenen Reihen (Europäische Kommission 2000b). Ihre Anhörung ist fakultativ und unverbindlich. Die Kommission kann sie nach Belieben einberufen oder wieder auflösen. Es finden keine Abstimmungen statt, es wird lediglich versucht eine gemeinsame Stellungnahme anzufertigen, die der Kommission vorgelegt wird. Die Kommission unterrichtet die Ausschüsse anschließend über die Berücksichtigung ihrer Stellungnahmen, berücksichtigt die Kommission sie nicht, hat dies keinerlei Konsequenzen. Die Ausschüsse können sich also allein durch ihren Sachverstand einbringen. Die in den Beratenden Ausschüssen vertretenen Interessenverbände kommen aus der Landwirtschaft, der Lebensmittel- und Agrarindustrie, dem Lebensmittel- und Agrarhandel, den Gewerkschaften und den Verbraucherverbänden (98/235/EG).

Für das Politikfeld der Lebensmittelsicherheit ist vor allem der „Beratende Lebensmittelausschuss" relevant. Er wurde bereits 1975 durch einen Kommissionsbeschluss eingerichtet. 1980 wurde ihm eine neue Satzung gegeben, seitdem setzt er sich aus zehn ständigen Mitgliedern und zwanzig Sachverständigen zusammen, die aus den Bereichen Landwirtschaft, Industrie, Handel, Arbeitnehmer und Verbraucherschutz kommen (80/1073/EWG). Jeder Verband entsendet zwei ständige Mitglieder und vier jederzeit austauschbare Experten in den Ausschuss. Interessanterweise werden weder Tierschutz- noch Umweltverbände in dem Beschluss genannt.

Empirische Untersuchungen zeigen, dass die Bedeutung des Ausschusses für die BSE- und Gentechnikregulierung als äußerst gering einzustufen ist. Zu Durchführungsmaßnahmen wurde er bisher nicht gehört und seit 1994 wurde er nicht mehr einberufen (Schlacke 1998). Dies war jedoch nicht immer so: im Zuge des Binnenmarktprogramms wurde er häufig an geplanten Rechtssetzungsentwürfen beteiligt. Allerdings wurden seine Stellungnahmen von der Kommission kaum berücksichtigt. Sein Erfolg war vielmehr ein indirekter. Er diente der Kommission zum Aufbau eines Politiknetzwerkes, innerhalb dessen der Austausch von Informationen und Wissen im Vordergrund stand. Denn trotz seiner faktischen Machtlosigkeit versuchte die Kommission weiterhin, die Einbindung der „stakeholder" im Agrar- und Lebensmittelsektor aufrechtzuerhalten. Das zeigt sich schon allein daran, dass die Beratenden Ausschüsse in den 90er Jahren immer wieder reformiert wurden.

Durch einen Beschluss von 1998 führte die Kommission die zahlreichen im Agrarbereich vorhandenen Beratenden Ausschüsse zusammen, so dass es seit 1998 folgende Beratende Ausschüsse gibt (98/235/EG):

- Beratender Ausschuß „Gemeinsame Agrarpolitik"
- Beratender Ausschuß „Ackerkulturen"
- Beratender Ausschuß „Non-food Kulturen und Faserpflanzen"
- Beratender Ausschuß „Tierische Erzeugnisse"
- Beratender Ausschuß „Obst, Gemüse und Blumen"
- Beratender Ausschuß „Erzeugnisse der Sonderkulturen"
- Beratender Ausschuß „Forst- und Korkwirtschaft"
- Beratender Ausschuß „Qualität und Gesundheit der landwirtschaftlichen Erzeugung"
- Beratender Ausschuß „Ländliche Entwicklung"
- Beratender Ausschuß „Landwirtschaft und Umwelt"

Für die zu behandelnden Politikfelder sind vor allem der Beratende Ausschuss „Qualität und Gesundheit der landwirtschaftlichen Erzeugung" und der Ausschuss „Landwirtschaft und Umwelt" bedeutsam. Bemerkenswerterweise sind im Ausschuss „Landwirtschaft und Umwelt" keine Umweltverbände vertreten (vgl. Art. 2, 98/235/EG). Dieser Missstand änderte sich erst mit der Reform der Beratenden Ausschüsse von 2004. Der Beratende Ausschuss für Lebensmittel heißt nun „Beratende Gruppe", was zugegebenermaßen nicht besonders aussagekräftig ist, betrachtet man aber den vollen Titel, dann zeigt sich hierbei doch eine deutliche Ausweitung des Problemhorizontes: „Beratende Gruppe für die Lebensmittelkette sowie für Tier- und Pflanzengesundheit". Das Aufgabenspektrum wurde erheblich erweitert: so ist die „Gruppe" neben der Lebensmittelsicherheit z.B. auch für Futtermittelsicherheit, Tierschutz, Rückstände von Pflanzenschutzmitteln, den Verkehr mit Saatgut und nicht zuletzt die biologische Vielfalt zuständig (Art. 2 2004/613/EG). Ferner nimmt die Kommission nun alle Interessen der Lebensmittelkette sowie der Tier- und Pflanzengesundheit in die Beratende Gruppe mit auf. Erstaunlicherweise erwähnt die Kommission in ihrem offiziellen Beschluss sogar die in Brüssel vertretenen nationalen Verbraucherverbände der Mitgliedstaaten als Konsultationspartner (12. Erw. 2004/613/EG).

Ob die Reformen den erwünschten Effekt bewirken, ist indes fraglich, letztendlich stecken die Beratenden Ausschüsse bzw. Gruppen strukturell in dem gleichen Dilemma wie ihr „großer Bruder" der Wirtschafts- und Sozialausschuss (WSA): Da eine Vielzahl von konfligierenden Interessen beteiligt ist (hauptsächlich die Konfliktlinie Produzenten versus Umwelt- und Verbraucherinteressen), sind die Stellungnahmen oftmals von nichtssagenden Allgemeinplätzen durchdrungen und für die Kommission wenig brauchbar. Als Reaktion darauf hat sich das Lobbying der Interessenverbände ähnlich wie beim WSA auf informellere Einflussnahmen der jeweiligen Verbände verlagert, die versuchen, direkten Einfluss auf die Kommission zu gewinnen. Man muss jedoch der Kommission zugute halten, dass sie mit den Reformen versucht hat, den Prozess der Politikberatung durch organisierte Interessen verbraucherfreundlicher, transparenter und offener zu gestalten. Außerdem wurde – wenn auch erst 2004 – die Asymmetrie zwischen Produzenten- und Umweltinteressen bei der Zusammensetzung der Ausschüsse zumindest formal beseitigt.

Wissenschaftliche Ausschüsse

Die „Beratenden Ausschüsse" sind jedoch nicht die einzigen Akteure, die externen Sachverstand für politische Entscheidungsprozesse bereitstellen. Viel bedeutsamer ist der fest institutionalisierte Einfluss verschiedener naturwissenschaftlicher Disziplinen wie z.B. Lebensmittelchemie, Toxikologie, Veterinärmedizin, Humanmedizin, Agrar- und Umweltwissenschaften, Chemie und Biologie über so genannte „Wissenschaftliche Ausschüsse". Die in diese Ausschüsse delegierten Experten haben die Aufgabe naturwissenschaftliche Politikberatung in Form von Risikobewertungen zu leisten. Generell stützt sich die Kommission bei der Erarbeitung von Legislativvorschlägen auf die Stellungnahmen dieser Wissenschaftlichen Ausschüsse. Sie ist hingegen rechtlich nicht dazu verpflichtet, den Gutachten der Wissenschaftler zu folgen. Rein formal sind diese Ausschüsse damit auch nicht mächtiger als die zuvor vorgestellten Beratenden Ausschüsse. Allerdings existiert in einigen Fällen eine Anhörungspflicht, die nach der Rechtsprechung des EuGH bei Nichtbeachtung zur Ungültigkeit der erlassenen Maßnahme führen kann (Knipschild 2000). Schon allein dieser Umstand zeigt, dass diesen Ausschüssen eine besondere Rolle bei der Gesetzgebung zuerkannt wird.

Die Tätigkeiten der Wissenschaftlichen Ausschüsse lassen sich in drei Bereiche einteilen: Erstens arbeiten sie beim Erlass von Rechtsakten mit. Dies umfasst sowohl regulative Vorschläge, die von Rat oder von Rat und Parlament anschließend verabschiedet werden, als auch Durchführungsvorschriften, die von der Kommission erlassen werden. Zweitens werden sie, wenn es um das ungestörte Funktionieren des Binnenmarktes geht (Art 30 EGV), in die Kontrolle von mitgliedstaatlichen Maßnahmen einbezogen. Artikel 30 erlaubt es den Mitgliedstaaten, in bereits harmonisierten Bereichen strengere Vorschriften einzuführen oder beizubehalten, wenn es um den Schutz der Gesundheit und des Lebens von Menschen, Tieren oder Pflanzen geht. Die Kommission kann allerdings die eingeführten Vorschriften dahin gehend prüfen, ob sie eine willkürliche Diskriminierung darstellen oder das Funktionieren des Binnenmarktes beeinträchtigen (Art. 95 Abs. 6 EGV). Kommt es daraufhin zu einem Vertragsverletzungsverfahren, so hat der EuGH in seiner Rechtsprechung mehrfach die Bedeutung der Wissenschaftlichen Ausschüsse bei der Risikobewertung betont (Knipschild 2000). So weist der EuGH beispielsweise in seinem so genannten „Bierurteil" ausdrücklich darauf hin, dass bei der Bewertung von Lebensmittelrisiken im Rahmen der Anwendung von Artikel 30 die Mitgliedstaaten insbesondere die Stellungnahmen des Wissenschaftlichen Lebensmittelausschusses berücksichtigen müssen (Europäischer Gerichtshof 1987). Faktisch bedeutet das, dass, falls ein Produkt von den Wissenschaftlichen Ausschüssen für „sicher" erklärt wird, ein Mitgliedstaat Einfuhrverbote nicht mit Gesundheits- oder Umweltrisiken rechtfertigen kann. Drittens werden die Wissenschaftlichen Ausschüsse von der Kommission bei internationalen Handelsstreitigkeiten nach dem Abkommen über die Anwendung gesundheitspolitischer und pflanzenschutzrechtlicher Maßnahmen (SPS-Abkommen) beteiligt, so z.B. in dem von der US-Regierung eingeleiteten WTO-Verfahren gegen die EU bezüglich des Zulassungsstopps von gentechnisch veränderten Organismen (vgl. Kapitel 5).

Den Schwerpunkt ihrer Arbeit bildet jedoch die Gutachtertätigkeit beim Erstellen von Rechtsakten. Dies gilt sowohl für die von Rat und Parlament verabschiedeten Verordnungen und Richtlinien als auch für Durchführungsvorschriften. Da die Kommission in beiden Fällen das Initiativmonopol besitzt, arbeiten die Ausschüsse direkt der Kommission zu. Die Kommission hat daher die Kontrolle über den Informationsfluss. Die Zuarbeit der Ausschüsse beschränkt sich jedoch nur auf die Bewertung von Risiken, das Risikomanagement und die Risikokommunikation verbleiben bei der Kommission.

Die Organisation und Zusammensetzung der Ausschüsse hat sich während des Untersuchungszeitraumes mehrmals geändert. Die folgenden Ausführungen beziehen sich hauptsächlich auf den Zustand Anfang der 90er Jahre (für das Ergebnis des Reformprozesses vgl. Kapitel 7). Bis 1997 waren sechs Wissenschaftliche Ausschüsse im Bereich der Lebensmittelpolitik zuständig:

- Wissenschaftlicher Ausschuss für Lebensmittel
- Wissenschaftlicher Veterinärausschuss
- Wissenschaftlicher Ausschuss für Futtermittel
- Wissenschaftlicher Ausschuss für Kosmetologie
- Wissenschaftlicher Ausschuss für Schädlingsbekämpfungsmittel
- Wissenschaftlicher Ausschuss für Toxizität/Ökotoxizität

In dieser Auflistung sind noch nicht die zahlreichen Unterausschüsse aufgeführt – allein der Wissenschaftliche Lebensmittelausschuss unterteilte sich in acht

Arbeitsgruppen. Dennoch wird hier bereits deutlich, dass es sich um hochgradig spezialisierte Expertengremien handelte. Ein Ausschuss setzte sich aus bis zu 20 Wissenschaftlern zusammen, die zumeist aus semistaatlichen oder staatlichen Forschungseinrichtungen oder Fachbehörden kamen. Generell überwogen die Experten, die in der staatlichen Ressortforschung verankert waren (Gray 1998). So kamen beispielsweise die deutschen Wissenschaftler des Wissenschaftlichen Lebensmittelausschusses aus dem Bundesinstitut für gesundheitlichen Verbraucherschutz und Veterinärmedizin und aus dem Institut für Lebensmitteltechnologie der Universität Hohenheim. Die hohe Anzahl von Wissenschaftlern aus staatlichen oder semistaatlichen Einrichtungen liegt nicht nur an machtpolitischen Erwägungen der einzelnen Mitgliedstaaten, sondern auch daran, dass Anfang der 90er Jahre die Gutachtertätigkeiten nicht vergütet wurden. Lediglich Reise- und Aufenthaltskosten wurden von der Kommission übernommen. Die Kommission kam durch diese Vergütungspraxis äußerst günstig zu wissenschaftlichem Sachverstand, insbesondere wenn man bedenkt, dass die Ausschussmitglieder zusätzlich durch den Mitarbeiterstab und die materiellen Ressourcen ihrer jeweiligen Institutionen unterstützt werden (Gray 1998).

Betrachtet man die faktische Arbeitsweise des Wissenschaftlichen Lebensmittelausschusses (WLeA), so zeigte sich, dass mindestens die Hälfte der Sitzungszeit dem wissenschaftlichen Informationsaustausch diente (Schlacke 1998). Die restliche Zeit wurde für die eigentliche Arbeit, das Annehmen und Abgeben von Stellungnahmen, verwendet. Die Stellungnahmen wurden von kleineren Arbeitsgruppen verfasst, die sich auch mit den Arbeitsgruppen der anderen wissenschaftlichen Ausschüsse austauschen konnten. So wurde z.B. im Falle von BSE das Multi-Disciplinary Scientific Committee (MDSC) gegründet, in dem Mitglieder des Wissenschaftlichen Veterinär-, Lebensmittel- und Kosmetikausschusses beteiligt waren. Die wissenschaftlichen Ausschüsse konnten selbst keine Forschungsvorhaben durchführen oder vergeben, sondern lediglich auswerten. Auch besaßen sie Anfang der 90er Jahre kein Initiativrecht, sondern konnten nur auf Anfrage der Kommission tätig werden.

Die Stellungnahmen, die diese Ausschüsse erarbeiteten, gingen direkt den jeweiligen zuständigen Generaldirektionen zu. Sie mussten bis 1997 nicht veröffentlicht werden. Wenn sie veröffentlicht wurden, dann oftmals nur mit jahrlanger Verspätung (Gray 1998). Andererseits wurden sie jedoch dem interessierten Fachpublikum meist informell zugänglich gemacht. So wurde beispielsweise der beratende Lebensmittelausschuss vom wissenschaftlichen Lebensmittelausschuss regelmäßig über seine Stellungnahmen informiert. Die Risikobewertungen, die in diesen Ausschüssen vorgenommen werden, dürfen jedoch nicht als von der übrigen Fachwelt isoliert, sondern müssen vor dem Kontext der wissenschaftlichen Verflechtungen auf nationaler und internationaler Ebene betrachtet werden. So gibt es entsprechende für Risikobewertungen zuständige Institutionen auf nationaler Ebene, wie z.B. das damalige Bundesinstitut für gesundheitlichen Verbraucherschutz und Veterinärmedizin, auf europäischer Ebene, wie z.b. den beim Europarat angesiedelten Ausschuss für öffentliche Gesundheit und auf internationaler Ebene, wie z.b. die seit 1962 bestehende Codex Alimentarius Kommission – eine gemeinsame Unterorganisation der FAO und WHO. Es kann daher davon ausgegangen werden, dass es immer wieder dieselben Experten sind, die sich auf den verschiedensten politischen Ebenen und internationalen Konferenzen begegnen (Interview 16). Die von den wissenschaftlichen Ausschüssen getroffenen Stellungnahmen sind Teil eines professionellen, internationalen Publikationsverbunds von Risikobewertungsexpertisen. So finden sich bereits in den bis 1993 verabschiedeten 108 Stellungnahmen des Wissenschaftlichen Lebensmittelausschusses 102 bibliographische Verweise zu Publikationen der Codex Alimentarius Kommission (Gray 1998). Schlacke weist zu Recht darauf hin, dass dadurch ein effizienter Informationsaustausch an wissenschaftlichem Wissen gewährleistet war, der durch zahlreiche externe Kontakte gepflegt wurde. So unterhielt der Wissenschaftliche Lebensmittelausschuss selbst enge Kontakte zur WHO/FAO und anderen internationalen Organisationen, die teilweise sogar an den Sitzungen als sogenannte Expertenbeobachter teilnahmen. Auch gab es vereinzelt Beobachter aus „nicht-EU-Staaten" und den Status als „Consultor Emeritus" für ehemalige Ausschussmitglieder. Prinzipiell hatten die Ausschüsse das Recht, für spezielle Fragen, die von den vorhandenen Experten nicht abgedeckt wurden, externen Sachverstand hinzuzuziehen.

Dennoch sind bei diesen wissenschaftlichen Gutachten stets auch Interessen mit im Spiel, so dass es aus politikwissenschaftlicher Sicht relevant erscheint, der Frage nachzugehen, auf welche Weise die Experten in die Wissenschaftlichen Ausschüsse gelangen. Wie funktioniert das Berufungsverfahren? Hierbei zeigt sich, dass die Einrichtung und auch Einberufung dieser Ausschüsse bis Mitte der 90er Jahre durch die Kommission erfolgte. So wurde beispielsweise der Wissenschaftliche Lebensmittelausschuss durch einen Kommissionsbeschluss bereits 1974 eingesetzt (74/234/EWG). Er hatte den klaren Auftrag, die Kommission mit wissenschaftlichen Informationen im Bereich Verbrauchergesundheit und Lebensmittelsicherheit zu versorgen. Die Einberufung bzw. Anhörung der Ausschüsse lag also in den Händen der Kommission. Was die Kommission jedoch nur formal in der Hand hatte, war die Besetzung der Ausschüsse. Zwar war sie für die Ernennung der Mitglieder zuständig, betrachtet man allerdings deren Herkunft, so zeigt sich ein versteckter (teilweise auch offiziell eingeführter) Nationalitätenschlüssel, der bei jeder Erweiterungsrunde zudem entsprechend ausgeweitet wurde (Knipschild 2000). Dies lässt darauf schließen, dass den Mitgliedstaaten ein informelles Vorschlagsrecht eingeräumt wurde (vgl. Kapitel 4). In der Praxis zeigte sich, dass die Mitglieder der wissenschaftlichen Ausschüsse meist aus den staatlichen Einrichtungen, die für Risikobewertungen zuständig waren, kamen und dass es sich dabei meist um dieselben Personen handelte, die auch in den Ständigen Ausschüssen vertreten waren (Interview 17, 13). Generell haben sich dadurch die Mitgliedstaaten einen starken politischen Einfluss gesichert und damit faktisch die offizielle Trennung von Expertise und Politik unterlaufen.

Der Rat der Europäischen Union

Verabschieden die Wissenschaftlichen Ausschüsse eine Stellungnahme, so ist damit die Phase der Risikobewertung abgeschlossen, die Kommission hat nun die Aufgabe, auf dieser Grundlage einen „Gesetzesentwurf" zu formulieren. Anschließend muss dieser Entwurf je nach Verfahren und Politikfeld nur dem Rat oder dem Rat und dem Europäischen Parlament vorgelegt werden. Je nachdem ob es sich um Richtlinien, Verordnungen oder Entscheidungen handelt, gelten unterschiedliche Verfahrensarten (Art. 249 EGV). An der letztendlichen Vetomacht des Rates kommt jedoch kein Gesetzentwurf vorbei. Dies gilt selbst für die Bereiche, in denen der Rat der Kommission die Durchführungsbefugnisse übertragen hat. Der Rat kann daher als zentrales Rechtssetzungsorgan für das sekundäre Gemeinschaftsrecht angesehen werden. Es wäre jedoch falsch, ihn deshalb als supranationales Organ der EU aufzufassen, denn seine Funktion ist hauptsächlich die, die nationalen Interessen der Mitgliedstaaten in das europäische Entscheidungssystem einzuspeisen.

Ausschuss der Ständigen Vertreter und Ratsarbeitsgruppen

Nach Artikel 203 EGV besteht der Rat aus je einem Vertreter jedes Mitgliedstaates auf Ministerebene. Die Zusammensetzung einer Ratstagung wird durch das zu behandelnde Politikfeld bestimmt. Für das Politikfeld Lebensmittelsicherheit sind daher folgende Fachministerräte relevant: Landwirtschaft, Umwelt, Gesundheit und Verbraucherschutz. Der Vorsitz bei den Ratstagungen wird von den Mitgliedstaaten im Halbjahreswechsel wahrgenommen. Vorbereitet werden die Sitzungen von dem wöchentlich tagenden Ausschuss der Ständigen Vertreter (AStV), der sich in zwei Gremien aufteilt: dem AStV II in dem sich die Ständigen Vertreter (Botschafter) und dem AStV I in dem sich die stellvertretenden Botschafter treffen (207 EGV). Für Verbraucherschutz, Gesundheit und Umwelt sind „nur" die stellvertretenden Botschafter zuständig. Der Sonderrolle der gemeinsamen Agrarpolitik entsprechend, werden die Sitzungen des

Landwirtschaftsrates nicht von dem Ausschuss der Ständigen Vertreter vorbereitet, sondern von dem „Sonderausschuss Landwirtschaft" (Burkhardt-Reich/Schumann 1983). Der Sonderausschuss ist für alle Landwirtschaftsfragen zuständig, jedoch nicht für die eher technisch-wissenschaftlichen Bereiche Veterinär- und Pflanzenschutz, diese fallen in den Kompetenzbereich des Ausschusses der Ständigen Vertreter I.

Dem AStV sind wiederum zahlreiche Arbeitsgruppen vorgelagert, die sich aus nationalen Fachbeamten zusammensetzen. Diese Ratsarbeitsgruppen haben die Funktion den Rat bzw. den AStV mit dem notwendigen Expertenwissen zu versorgen. Nach groben Schätzungen existieren ca. 350 Ratsarbeitsgruppen (Wessels 2003).

Komitologieverfahren und Ständige Ausschüsse

Die Ratsarbeitsgruppen sind jedoch nicht die einzigen Expertengremien des Rates. In den Bereichen, in denen der Rat der Kommission die Durchführungsbefugnisse übertragen hat (202 EGV), kontrolliert er über sogenannte „Komitologieausschüsse" die Entscheidungen der Kommission. Das Ausschusswesen ist zu Beginn der 60er Jahre in der Agrarpolitik entstanden und hat seitdem eine immense Ausdehnung in alle Politikbereiche der EG erfahren (Töller 2002). Das Arbeitspensum allein der Ausschüsse im Agrarbereich ist enorm, so werden derzeit von ihnen jährlich rund 2000 Rechtstexte bearbeitet (Europäische Kommission 2000b). Es ist jedoch kein Zufall, dass die Komitologie gerade im Bereich der Agrarpolitik entstanden ist. Aufgrund der frühen Vergemeinschaftung dieses Politikfeldes stand in der Agrarpolitik das Delegationsproblem früher auf der Tagesordnung als in anderen Politikbereichen. Der Rat war damit zunehmend überfordert, sich mit den Detailfragen der Gemeinsamen Agrarpolitik zu befassen, so dass die Mitgliedstaaten bereit waren, ihre Kompetenzen an die Kommission zu delegieren. Um jedoch nicht völlig die Kontrolle über die inhaltlichen Entscheidungen zu verlieren, stellten sie der Kommission die Komitologieausschüsse zur Seite.

In den Komitologieausschüssen sitzen nationale Fachbeamte, die aus den jeweiligen nationalen Ministerien oder untergeordneten Fachbehörden kommen. Da die Durchführung von Gesetzen in noch größerem Ausmaß technische Detailkenntnisse erfordert als die durch Rat und Parlament verabschiedeten Richtlinien und Verordnungen, ist der in den Komitologieausschüssen versammelte Sachverstand auch für die Kommission von immenser Bedeutung. Insbesondere bei der vorsorglichen Vermeidung von Implementationsproblemen ist der administrative Hintergrund der Experten von Vorteil.

Das inzwischen ungeheuer ausdifferenzierte europäische Ausschusswesen umfasst über 400 Ausschüsse und ist damit der Anzahl der Arbeitsgruppen des Rates durchaus ebenbürtig (Töller 2002). Da es sich in beiden Fällen um nationale Delegierte aus den jeweiligen Fachministerien handelt, kann von starken personellen Überschneidungen ausgegangen werden. Dass die Ratsarbeitsgruppen legislativ, die Komitologieausschüsse dagegen exekutiv tätig sind, ist formal juristisch zwar richtig, betrachtet man allerdings das konkrete Policy-Making, so wird der Unterschied zunehmend unwichtiger. In beiden Fällen werden kollektiv verbindliche Entscheidungen auf europäischer Ebene durch Expertengremien getroffen. Beide Male fungieren diese Gremien als Bindeglieder zwischen der nationalen und supranationalen Ebene. Beide Male geht es darum, Expertenwissen aus den nationalen Fachbürokratien in das europäische Entscheidungssystem einzubringen. Die nationalen Experten aus den Fachbürokratien sind aber oftmals in beiden Gremienformen dieselben (Interview 16). Bei diesem Wissenstransfer geht es nicht nur um das Wissen über Verwaltungsverfahren, nationale Besonderheiten und Rechtstraditionen, sondern auch um naturwissenschaftliches Wissen über Umwelt- und Gesundheitsrisiken. Das benötigte naturwissenschaftliche Wissen kommt einerseits aus der nationalen Ressortforschung, andererseits verfügen die delegierten Beamten meist über einen für die Lebensmittelsicherheit einschlägigen Hochschulabschluss als Toxikologen, Agrarwissenschaftler, Humanmediziner, Veterinärmediziner, Lebensmittelchemiker oder Molekularbiologen.

Andererseits, und das ist der entscheidende Unterschied zwischen den Ratsarbeitsgruppen und den Komitologieausschüssen, sind die Komitologieausschüsse rein rechtlich als Teil der Kommission anzusehen. Sie dienen aber dem Rat als Kontrollinstrument. Mithilfe dieser Ausschüsse soll ausgeschlossen werden, dass die Kommission alleine für die Durchführung von Gesetzen zuständig ist. Die Mitgliedstaaten sichern sich auf diese Weise eine Vetoposition, so dass sie im „Notfall" eine konkrete Kommissionsentscheidung verhindern können. Das klingt auf den ersten Blick paradox, da der Rat sich durch die Delegation von Kompetenzen an die Kommission ja die Arbeit erleichtern wollte, wird aber verständlicher, wenn man die einzelnen Komitologieverfahren genauer analysiert.

Für den in dieser Arbeit behandelten Untersuchungszeitraum ist vor allem der erste Komitologiebeschluss des Rates von 1987 relevant. Er versuchte, die vorher lediglich informellen Verfahren zu systematisieren und auf eine einheitliche Rechtsgrundlage zu stellen (87/373/EWG). Für die nach 1999 verabschiedeten Gesetze gilt der zweite Komitologiebeschluss von 1999, der eine nochmalige Vereinfachung der Verfahren und eine stärkere Rolle des Europäischen Parlaments intendierte (1999/468/EG). So müssen z.B. nach dem neuen

Komitologiebeschluss von 1999 dem Parlament die Stellungnahmen der Ausschüsse zur Kenntnis gebracht werden, bei denen nach dem Mitentscheidungsverfahren entschieden wird. Im alten Komitologieverfahren dagegen war das Europäische Parlament praktisch ausgeschlossen. Dies erklärt, warum das Europäische Parlament an den Entscheidungen zur BSE-Regulierung und bei den Genehmigungsverfahren bezüglich transgener Pflanzen quasi nicht beteiligt war. Dieser Missstand, der vor allem durch die BSE-Krise deutlich wurde, war unter anderem auch der Anlass für die Reform des Komitologiebeschlusses und die stärkere Einbeziehung des Parlaments in das Verfahren.

Laut dem ersten Komitologiebeschluss gibt es drei Ausschussvarianten und ein Sonderverfahren bei Schutzmaßnahmen (Art. 2 u. 3). Die drei Ausschussvarianten sind Beratender Ausschuss (Verfahren I), Verwaltungsausschuss (Verfahren II) und Regelungsausschuss (Verfahren III). Wie im normalen Gesetzgebungsverfahren besitzt auch hier die Kommission das Initiativmonopol. Im Unterschied zu den Ratsarbeitsgruppen, in denen die jeweilige Ratspräsidentschaft den Vorsitz innehat, leitet die Kommission die Sitzungen, legt die vorläufige Tagesordnung fest und bestimmt den Zeitpunkt der Treffen. Es kann auch vorkommen, dass die Kommission dem Komitologieausschuss eine Frist für die Abgabe einer Stellungnahme setzt (Schlacke 1998). Trotz dieser starken „Agenda Setting Power" der Kommission hängt es wesentlich vom Verfahrenstyp ab, wie mächtig sie letztlich ist, so dass eine genauere Analyse der einzelnen Verfahren notwendig wird. Es gibt jedoch noch einen weiteren Grund für eine detaillierte Analyse der Komitologieverfahren: Sowohl die Zulassung einer gentechnisch veränderten Maissorte als auch die Aufhebung des Exportverbots von britischem Rindfleisch erfolgte aufgrund einer Eigenart des komplizierten IIIa-Verfahrens.

1. Beratende Ausschüsse:

Die größte Macht besitzt die Kommission im Verfahren I, da hier der Ausschuss lediglich beratende Funktion hat. Die Kommission ist an die Stellungnahmen nicht gebunden, sie muss lediglich den Ausschuss darüber informieren, inwieweit sie seine Stellungnahme berücksichtigt hat. Die Beratenden Komitologieausschüsse dürfen allerdings nicht mit den oben vorgestellten Beratenden Kommissionsausschüssen, in denen die Verbandsvertreter sitzen, verwechselt werden. In den Beratenden Komitologieausschüssen sitzen nationale Delegierte der mitgliedstaatlichen Regierungen. Jeder Mitgliedstaat kann verlangen, dass sein Standpunkt im Protokoll festgehalten wird.

2. Verwaltungsausschüsse:

Die beiden anderen im Komitologiebeschluss genannten Verfahren sind dagegen wesentlich bedeutender: anders als die nur Beratenden Ausschüsse verfügen hier sowohl Verwaltungs- als auch Regelungsausschüsse faktisch über Regelsetzungsbefugnisse. Ihre Anhörung ist für die Kommission obligatorisch.
   Das Verwaltungsverfahren II beschneidet den Einfluss der Kommission bereits erheblich. Die Verwaltungsausschüsse sind mit Vertretern der Mitgliedstaaten besetzt. Der Ausschuss kann mit qualifizierter Mehrheit, die Stimmengewichtung erfolgt nach Art. 205 EGV, den Kommissionsvorschlag ablehnen, d.h. der Ausschuss benötigt für einen ablehnenden Beschluss mindestens 62 von 87 Stimmen. Der Vorschlag wird anschließend an den Rat weitergeleitet, der letztendlich darüber zu befinden hat. Stimmt der Ausschuss hingegen zu bzw. findet keine Abstimmung statt, kann die Kommission die Maßnahme erlassen. Leider verkompliziert sich das Verfahren des alten Komitologiebeschlusses nochmals, da die Abstimmung im Rat auf zweierlei Arten erfolgen kann. Welches Verfahren jeweils angewandt wird, ist in der zugrundeliegenden Richtlinie festgelegt, die die Durchführungsbefugnis der Kommission übertragen hat. Bei der Variante a des Verwaltungsverfahrens kann die Kommission (d.h. sie muss nicht) die Durchführung der Maßnahme um maximal einen Monat verschieben, der Rat entscheidet dann innerhalb dieses Zeitraumes mit qualifizierter Mehrheit. Bei Variante b muss die Kommission ihren Vorschlag verschieben (maximal drei Monate), der Rat entscheidet wiederum mit qualifizierter Mehrheit. Nach dieser Variante muss die Kommission also das Fristende abwarten, bevor sie tätig werden kann. Die Variante a ermöglicht demgegenüber der Kommission, den Zeitpunkt selber zu bestimmen (Schlacke 1998). Gerade im Bereich der Agrarpolitik wird dieses Verwaltungsverfahren oft angewandt, so bereits 1962 bei der gemeinsamen Marktordung für Getreide (Europäische Kommission 2000b). Für jede Erzeugniskategorie gibt es einen Verwaltungsausschuss, der für die Verwaltung der gemeinsamen Marktorganisationen zuständig ist, so z.B. für Rindfleisch, Milch, Getreide oder Saatgut.

3. Regelungsausschüsse:

Am bedeutendsten für das Lebensmittelrecht ist das Regelungsausschussverfahren. Es wird für verschiedene Regulierungsaufgaben eingesetzt, so unter anderem für die Anpassung von Rechtsakten an den technischen oder wissenschaftlichen Fortschritt, für die Konkretisierung von Regulierungen, für die Generierung und Evaluation von steuerungsrelevantem Wissen oder für die Zulassung von Produkten beziehungsweise Verfahren (Töller 2002). Im Agrar- und

Lebensmittelbereich gibt es folgende Regelungsausschüsse (Europäische Kommission 2000b):[18]

- Ausschuss für die Erhaltung, Beschreibung, Sammlung und Nutzung der genetischen Ressourcen der Landwirtschaft
- Ausschuss für Bescheinigungen besonderer Merkmale von Agrarerzeugnissen und Lebensmitteln
- Ständiger Ausschuss für den ökologischen Landbau
- Ständiger Forstausschuss
- Ständiger Agrarforschungsausschuss
- Ausschuss für geographische Angaben und Ursprungsbezeichnungen für landwirtschaftliche Erzeugnisse und Lebensmittel
- Ständiger Veterinärausschuss*
- Ständiger Tierzuchtausschuss*
- Ständiger Ausschuss für Vermehrungsmaterial und Pflanzen von Obstgattungen und -arten*
- Ständiger Ausschuss für das landwirtschaftliche, gartenbauliche und forstliche Saat- und Pflanzgutwesen*
- Ständiger Ausschuss für Vermehrungsmaterial von Zierpflanzen*
- Ständiger Ausschuss für Pflanzenschutz*
- Ständiger Lebensmittelausschuss*
- Ständiger Futtermittelausschuss*
- Ständiger Ausschuss für den Schutz von Pflanzenzüchtungen*

Das Regelungsausschussverfahren unterscheidet sich von dem vorangehenden dadurch, dass die Kommission für die Annahme ihres Vorschlags die qualifizierte Mehrheit des Ausschusses benötigt. Liegt keine Stellungnahme des Ausschusses vor oder stimmt er dagegen (dazu bedarf es lediglich 26 Stimmen, was ungefähr den Stimmen von drei großen Mitgliedstaaten entspricht), wird der Vorschlag an den Rat weitergeleitet (Schlacke 1998). Auch bei diesem Verfahren existieren nach dem alten Komitologiebeschluss zwei Varianten. Bei Variante a (auch „Filet-Verfahren" genannt) setzt die Kommission die von ihr vorgeschlagene Maßnahme in Kraft, wenn der Rat keine Entscheidung trifft. Bei Variante b (auch „Contrefilet-Verfahren" genannt) kann der Rat sich mit einfacher Mehrheit gegen die Maßnahme aussprechen (Töller 2002).

---

18  Die mit einem (*) gekennzeichneten Ausschüsse sind der Generaldirektion Gesundheit und Verbraucherschutz zugeordnet, die übrigen der GD Landwirtschaft. Die Bezeichnung „Ständiger" Ausschuss weist darauf hin, dass sich der Ausschuss regelmäßig, meist mehrmals im Monat, trifft.

Genau an diesem Regelungsausschussverfahren entzündete sich nun ein politischer Konflikt, der letztendlich weit über den konkreten Anlass sogar zu einer Revision des Komitologiebeschlusses führte. Während die Variante IIIb völlig unproblematisch ist, da sie explizit festlegt, dass der Rat mit einfacher Mehrheit einen Kommissionsbeschluss ablehnen kann, birgt das IIIa-Verfahren einige Interpretationsschwierigkeiten. Diese Schwierigkeiten führten im Bereich der Gentechnik zu einem Konflikt zwischen Rat und Kommission, als über die Zulassung einer gentechnisch veränderten Maispflanze via Regelungsverfahren IIIa zu entscheiden war. Da der Abstimmungsmodus im Komitologiebeschluss nicht festgelegt ist, ging man bis dahin davon aus, dass der Rat mit qualifizierter Mehrheit den Kommissionsvorschlag verändern kann. Sowohl die beteiligten Akteure als auch ein Großteil der einschlägigen Literatur zum Thema Komitologie folgte dieser Interpretation. Die überwiegende Mehrheit der Mitgliedstaaten glaubte daher, die Zulassung der transgenen Maispflanze durch einen Beschluss mit qualifizierter Mehrheit verhindern zu können. Dies war jedoch ein Irrtum, denn da die Regelung hier ein Lücke lässt, gilt Art. 250 EGV (Töller 2002). Das hat zur Folge, dass der Rat nur einstimmig eine Änderung des Kommissionsvorschlages beschließen kann. Dadurch ist es theoretisch möglich, dass die Kommission eine regulatorische Maßnahme erlässt, die nur von einem einzigen Mitgliedstaat unterstützt wird. Dies wurde bereits 1975 durch eine parlamentarische Anfrage geklärt und 1991 durch ein Gutachten des Juristischen Dienstes nochmals bestätigt. Überraschenderweise änderte die Kommission während des Gentechnikfalles ihre bisherige Meinung und schloss sich der Interpretation des Juristischen Dienstes an. Ganz entgegengesetzt dem ursprünglichen Sinn des Komitologieverfahrens als Kontrollinstrument erfolgte die Zulassung des gentechnisch veränderten Maises trotz überwiegender Mehrheit der Mitgliedstaaten, die gegen eine Zulassung waren (vgl. Kapitel 5). Dies ist insofern überraschend, als das Verfahren IIIa ja bereits seit Ende der 60er Jahre eingeführt wurde und seitdem nie Probleme damit auftraten.

An diesem Befund sind drei Dinge besonders erstaunlich. Erstens fragt man sich, wie es passieren konnte, dass die Eigenwilligkeiten des IIIa-Verfahrens selbst von den beteiligten Akteuren bisher nicht beachtet wurden. Zweitens wundert man sich, dass das Rechtsgutachten offenbar in Vergessenheit geraten war. Und drittens erscheinen die Kontrollmöglichkeiten des Rates, der eigentliche Zweck dieses Verfahrens, als äußerst eingeschränkt, ja sogar gegen die ursprüngliche Intention des Komitologieverfahrens gerichtet zu sein. Töller erklärt diese Ungereimtheit mit einer informellen Absprache zwischen Kommission und Rat, in der vereinbart wurde, dass sich im Konfliktfalle die Kommission nicht gegen eine Mehrheit der Mitgliedstaaten stellen solle (2002). Erleichtert wurde dies durch die missverständlichen Formulierungen im

Komitologiebeschluss und die Tatsache, dass es nur sehr selten überhaupt zu einer Delegation an den Rat kommt. Als es um die Genehmigung des Genmaises ging, fühlte sich die Kommission an die interinstitutionelle Vereinbarung offenbar nicht mehr gebunden. Was wiederum den Rat dazu veranlasste, das IIIa-Verfahren durch den neuen Komitologiebeschluss von 1999 schlichtweg ganz abzuschaffen. Der Rat kann nunmehr einen Kommissionsvorschlag mit qualifizierter Mehrheit ablehnen (1999/468/EG). Der Komitologiebeschluss von 1999 ist insofern auch als Reaktion auf diese Interpretationsprobleme zu verstehen.

Nachdem die einzelnen Verfahrensarten dargelegt wurden, kann nun auch die oben gestellte Frage nach der Art der Kontrolle, die die Mitgliedstaaten ausüben, beantwortet werden. Sieht man von dem „IIIa-Irrtum" ab, so ist nach allgemeiner Einschätzung der einschlägigen Literatur die Kontrolle der Mitgliedstaaten im Regelungsausschussverfahren am größten, bei den Beratenden Ausschüssen am schwächsten, während die Verwaltungsausschüsse eine mittlere Position einnehmen. Wie Töller jedoch überzeugend dargelegt hat, gibt es eine bisher in der Literatur nicht beachtete Verschiebung der „Agenda Setting Power" je nach Phase, in der sich ein Gesetzesvorschlag gerade befindet. In der Ausschussphase ist das Regelungsverfahren dasjenige, das den Mitgliedstaaten die größte Macht zuteilt. Wird ein Kommissionsvorschlag jedoch abgelehnt und wandert deshalb zum Rat, so gewährt das Verwaltungsverfahren IIb dem Rat einen noch größeren prozeduralen Vorteil als das Regelungsausschussverfahren. Dies liegt daran, dass der Rat bei diesem Verfahren nicht nur zustimmen oder ablehnen, sondern auch einen anderslautenden Beschluss fassen kann. Das heißt aber nichts anderes, als dass die Kommission an diesem Punkt ihr Initiativmonopol verliert (Töller 2002).

Die Betrachtung der Komitologieausschüsse allein unter dem Gesichtspunkt der interinstitutionellen Machtbalance greift jedoch zu kurz. Es ist zwar zweifelsohne richtig, dass die in die Komitologieausschüsse delegierten Beamten die Aufgabe haben, nationale Interessen zu vertreten. Eine Reduktion auf diese Aufgabe ist jedoch unzulässig, sie übersieht eine wesentliche Funktion der Komitologie im Bereich der Risikoregulierung: der Austausch und die Produktion von Wissen und Informationen. Entgegen den Interpretationen, die die Komitologie nur als verlängerten Arm des Rates sehen, zeigt die Empirie, zumindest für den Umwelt- und Lebensmittelbereich, dass dies nicht unbedingt so sein muss. Nur in seltenen Fällen wird ein Kommissionsvorschlag zurück an den Rat überwiesen, so fiel im Jahre 2000 zu 99,8 % die Entscheidung bereits in den Komitologieausschüssen (Wessels 2003). Und meistens folgen die Komitologieausschüsse den Kommissionsvorschlägen. Insofern ist das Verfahren durchaus effizient im Sinne des Rates, der sich dieser Aufgaben ja entledigen wollte.

Empirische Untersuchungen zeigen ferner, dass sich die mitgliedstaatlichen Delegierten nicht nur als nationale Interessenvertreter sehen, sondern auch als Experten mit einer fachlich begründeten Meinung (Joerges/Neyer 1997a, b). Diese kann durchaus anders als die herrschende Regierungsmeinung sein. So sind beispielsweise die aus dem Robert Koch Institut entsandten deutschen Vertreter im Bereich der Gentechnikregulierung wesentlich gentechnikfreundlicher eingestellt, als das dem von den Grünen geführten Umweltministerium lieb war (Interview 16). Die Komitologieausschüsse dürfen also nicht nur als Kontrollgremien, sondern können auch als Fachausschüsse verstanden werden. Dieser Befund gilt zumindest für den hier untersuchten Lebensmittelbereich (Neyer 1998, Schlacke 1998).

Die Autoren Joerges und Neyer kommen aufgrund dieser empirischen Untersuchungen zu einer anderen Einschätzung des Komitologieverfahrens und sehen darin sogar die Möglichkeit, auf deliberative Art Probleme zu lösen (Joerges/Neyer 1998). Da die rationalen Fachdiskurse auf europäischer Ebene stattfinden, bezeichnen sie ihren Ansatz als „deliberativen Supranationalismus" (Joerges 2001a). Das europäische Ausschusswesen arbeitet gerade deshalb so effizient, weil ein problemlösender Argumentationsmodus (anstelle des intergouvernementalen bargainings im Rat) vorherrschend ist. Auf diese Weise ist effizientes und legitimes Regieren auf europäischer Ebene möglich (Neyer 2004).

### 3.1.3 Das Zusammenspiel von Wissenschaft und Politik im Komitologieverfahren

Nachdem nun die Entscheidungsverfahren vorgestellt wurden, soll es in diesem Kapitel darum gehen, das Zusammenspiel der verschiedenen Ausschüsse zu beleuchten. Dazu ist es notwendig, den gesamten Arbeitsprozess einer Kommissionsmaßnahme zu analysieren. Die interessanten Fragen dabei sind: Wie funktioniert die Zusammenarbeit der verschiedenen Ausschüsse, wie wird wissenschaftliches Wissen in die Politik eingespeist und was folgt daraus für die theoretische Debatte um das Ausschusswesen der Kommission?

Wie bereits erwähnt, ist die Kommission aufgrund der primärrechtlichen Vorgaben des EG-Vertrages, der formale Agenda-Setter. In Bereichen allerdings, bei denen sie auf naturwissenschaftliche Expertise angewiesen ist, verlagert sich ein Großteil dieser Gestaltungsmacht faktisch auf die wissenschaftlichen Ausschüsse. Da die Kommission nicht in der Lage ist, dieses Wissen intern zu erzeugen, ist sie auf die Zuarbeit der wissenschaftlichen Ausschüsse angewiesen. Insofern beginnt die Problemdefinition in den wissenschaftlichen Ausschüssen.

Hier wird entschieden, welche Risiken bereits als bekannt gelten oder hypothetisch sind und welche Maßnahmen zu ihrer Reduzierung zu treffen sind.

Die verschiedenen Aufgaben der Risikoanalyse sind institutionell klar voneinander getrennt: Die externen Experten sind für die Risikobestimmung zuständig, die Kommission und die Komitologieausschüsse für das Risikomanagement. Geht man – wie im Theorieteil beschrieben – von einer linearen Abfolge der Risikoanalyse aus, so stehen die wissenschaftlichen Ausschüsse am Anfang des Politikprozesses. Ihre Risikobestimmungen prägen dementsprechend die Definition des Policy-Problems. Die erarbeiteten Stellungnahmen gehen direkt der zuständigen Generaldirektion zu, die daraus einen Gesetzesvorschlag formuliert. Ob der Gesetzesvorschlag dann angenommen wird oder nicht, hängt anschließend von der Entscheidung des zuständigen Komitologieausschusses ab. Stimmt er nach den oben beschriebenen Verfahren dem Gesetzesvorschlag zu, so tritt er in Kraft, lehnt er ihn ab, wird die Entscheidung an den Rat überwiesen, der endgültig darüber zu befinden hat. Die Frage, inwiefern hierbei wissenschaftliches Wissen berücksichtigt wird, hängt daher wesentlich davon ab, inwieweit die Kommission die wissenschaftlichen Stellungnahmen der Ausschüsse berücksichtigt. Empirische Studien haben in diesem Zusammenhang gezeigt, dass die Kommission fast immer dem Urteil der wissenschaftlichen Experten folgt (Baule 2003, Gray 1998, Joerges et al. 1997, Schlacke 1998).

Trotz der starken Rolle der Ausschüsse bei der Problemdefinition bleibt die Kommission aber insofern Agenda-Setter als sie (zumindest bis 1997) darüber entscheiden konnte, ob und wann welcher Ausschuss zu beteiligen ist. Bis zu der Reform des Ausschusswesens war die Kommission also in der Lage, unliebsame Themen von der Tagesordnung fernzuhalten. Verstärkt wurde diese Agenda-Setting-Power durch die Ansiedlung der wissenschaftlichen Ausschüsse bei der Kommission: So konnten die Ausschüsse nur direkt der Kommission und nicht den Komitologieausschüssen oder anderen EU-Organen zuarbeiten. Inwieweit die Stellungnahmen tatsächlich berücksichtigt wurden, darüber konnte in erster Linie die Kommission befinden. Dabei muss in die Analyse einbezogen werden, dass die Kommission das Abstimmungsverhalten in den Ständigen Ausschüssen antizipiert hat. Um Abstimmungsniederlagen zu vermeiden, brachte sie vor allem Entwürfe ein, die Aussicht auf Erfolg hatten. Dies erklärt zum großen Teil die geringen Rekurse an den Rat. Das Angewiesensein auf Expertise verbunden mit dem Interesse an positiven Abstimmungsergebnissen in den Komitologieausschüssen, führt funktional betrachtet zu einem reibungslosen Ablauf des komplizierten Ausschussverfahrens.

Da der Rekurs an den Rat die seltene Ausnahme darstellt, sind mit den wissenschaftlichen Ausschüssen, der zuständigen Generaldirektion und den Ständigen Ausschüssen durchwegs Experten und Fachleute mit den Durchführungsvorschriften betraut. Das Ausschusswesen der Kommission ist deshalb zu Recht als technokratisches System par excellence eingestuft worden und folgt auch in der Außendarstellung seiner Experten als „elite scientists" diesem Selbstverständnis (König/Jasanoff 2002). Auf dieser Herrschaft der Experten baut der deliberative Supranationalismus seine Argumentation des effizienten und legitimen Regierens auf. Danach reicht es in den Komitologieausschüssen nicht aus, strategisch zu verhandeln, sondern man muss auch wissenschaftlich abgesicherte Argumente für oder gegen eine bestimmte Risikokalkulation haben. Die Argumente werden maßgeblich durch die wissenschaftlichen Ausschüsse, die sich an den innerhalb der „scientific community" geltenden methodischen Standards und Regeln orientieren, generiert. Insofern kann man sagen, dass die wissenschaftlichen Ausschüsse den weiteren Diskurs auf einen dem „sound science"-Prinzip verpflichteten Umgang und eine evidenzbasierte Regulierung festlegen (vgl. Kapitel 2). Durch diese Orientierung an naturwissenschaftlichen, positivistischen Standards sehen die Autoren Joerges und Neyer gewährleistet, dass fachfremde Argumente eher unzulässig sind und sich gegenüber der Expertenrationalität auch nicht durchsetzen werden. Dieser an die Habermassche Diskurstheorie angelehnte Glaube an den „zwanglosen Zwang des besseren Argumentes" ermöglicht denn auch effizientes und legitimes Regieren: Effizient, da das Ausschusswesen Rekurse an den Rat vermeidet und legitim, da im Sinne von Outputlegitimität die „richtigen" Entscheidungen getroffen werden. Aus dieser Orientierung an wissenschaftlichen Standards ergibt sich ein Trend zur Verwissenschaftlichung der Ständigen Ausschüsse.

Verstärkt wird dieser Trend durch die Mitgliedstaaten selbst. Das hohe technisch-naturwissenschaftliche Niveau und die Detailliertheit der Kommissionsvorschläge erfordern von den Mitgliedern der Ständigen Ausschüsse einen ebenbürtigen wissenschaftlichen Sachverstand. Um eine Informationsasymmetrie gegenüber der Kommission zu vermeiden, müssen die Mitgliedstaaten ebenfalls Experten in die Ständigen Ausschüsse delegieren. Je weniger die Mitgliedstaaten in der Lage sind, den notwendigen wissenschaftlichen Sachverstand herbeizuschaffen, desto weniger können sie ihren Kontrollpflichten nachkommen. Umgekehrt kann sich die Kommission mithilfe der Verwissenschaftlichung tendenziell von der politischen Kontrolle der Mitgliedstaaten befreien, begibt sich aber verstärkt in eine Abhängigkeit von ihren eigenen wissenschaftlichen Ausschüssen. Zusätzlich gibt es noch ganz pragmatische Gründe, die dazu führen, dass strategisches (Ver-)Handeln erschwert wird: Durch die kurze Zeitspanne – oft nur wenige Wochen –, um auf einen Kommissionsvorschlag zu reagieren und durch die überfrachteten Tagesordnungen und engen Terminpläne haben die nationalen Delegierten oft nicht die Zeit, um sich mit allen Interessen abstimmen zu können (Joerges/Neyer 1997b).

Angesichts der Komplexität von Risikoregulierungsproblemen ist dann schnell ungewiss, wie Nutzen und Risiken verteilt sind, so dass eine sinnvolle Strategie erst gar nicht formuliert werden kann.

### 3.2 Theoretische Analyse und Schlussfolgerungen: Eine Zwischenbilanz

Bereits der Blick auf die Institutionen und Akteure im Politikfeld der Lebensmittelsicherheit hat gezeigt, dass den Expertenausschüssen jedweder Art und dem von ihnen produzierten wissenschaftlichen Wissen beachtliche Bedeutung zukommt. Im Zentrum der Risikoregulierungspolitik stehen zusammengefasst drei Akteure, die zusammen ein technokratisch-szientistisches Netzwerk bilden: Die wissenschaftlichen Ausschüsse, die zuständigen Dienststellen der Kommission und die delegierten Experten aus den Mitgliedstaaten. Unberücksichtigt bleiben die „Laien": in erster Linie das Europäische Parlament, aber auch zivilgesellschaftliche Akteure insbesondere die Öffentlichkeit und ressourcenschwache Dachverbände. Mit Ausnahme von multinationalen Großkonzernen, die über eigene Forschungs- und Entwicklungsabteilungen verfügen, stehen die Produzenten- und Verbraucherinteressen vor dem Problem, dass sie nicht über einen institutionalisierten direkten Zugriff auf aktuellen wissenschaftlichen Sachverstand verfügen können. Wissen bzw. Informationen sind aber die wichtigsten Ressourcen in derartigen Expertennetzwerken. Dadurch lassen sie sich auch von anderen Policy-Netzwerken unterscheiden, in denen hauptsächlich die Umverteilung von Macht- oder Geldressourcen verhandelt wird (Majone 1989). Es greift deshalb zu kurz, diese transnationalen Expertennetzwerke, wie in der klassischen Policy-Analyse üblich, als bloße Verhandlungssysteme oder „advocacy coalitions" zu charakterisieren (so z.B. Rücker 2000, Sabatier 1998).

Was folgt daraus für die theoretische Debatte über das Verhältnis von Wissenschaft und Politik in Risikogesellschaften? Nach welchen Leitprinzipien ist die wissenschaftliche Politikberatung organisiert? Welche institutionellen Regelungen sprechen für responsiv-partizipatorische Vorstellungen, welche dagegen? Gibt es Vermischungstendenzen bzw. kontextuelle Grenzziehungen zwischen Wissenschaft und Politik? Gibt es Institutionen zur Früherkennung von hypothetischen Risiken?

Gegen Vermischungstendenzen von Politik und Wissenschaft spricht die klare Arbeitsteilung, die zwischen den verschiedenen Ausschussarten eingeführt wurde. Die Komitologieausschüsse wurden aus einem Kontrollbedürfnis der Mitgliedstaaten gegründet, die Wissenschaftlichen Ausschüsse deshalb, weil die Kommission nicht in der Lage war, den notwendigen wissenschaftlichen Sachverstand intern bereitzustellen. Hierbei wird deutlich, dass naturwissenschaftliches Wissen von den beteiligten Akteuren als ein anderen Wissensformen überlegenes Wissen betrachtet wird. Wie durch die Experteninterviews gezeigt werden konnte, werden sie von allen Akteuren respektiert, auch wenn einzelne Verbände bei bestimmten Politikfeldern zu anderen Risikoeinschätzungen kamen bzw. kommen. Die herausragende Bedeutung von wissenschaftlichem Wissen bei der Regulierung von Lebensmitteln billigt jedoch jeder Akteur. Die wissenschaftlichen Ausschüsse heben sich durch diese Zuweisung deutlich von den unzähligen anderen in diesem Kapitel vorgestellten Ausschüssen hervor. Während die Beratenden Ausschüsse in der Bedeutungslosigkeit verharren, die Ständigen Ausschüsse nur durch die Mitgliedstaaten am Leben gehalten werden, rechtfertigen sich die wissenschaftlichen Ausschüsse durch ihre Wissensproduktion.

Auf die Phasen des Risikoanalyseprozesses bezogen ergibt sich daraus folgende Arbeitsteilung: Die Ermittlung von Risiken ist vor allem Sache der wissenschaftlichen Ausschüsse. Das Risikomanagement liegt in den Händen der Kommission und der Komitologieausschüsse oder, wenn es um generelle Entscheidungen geht, bei Rat und Parlament. Diese Trennung von Wissen und Werten bzw. von Wissenschaft und Politik bei gleichzeitiger Bevorzugung wissenschaftlichen Wissens entspricht also ganz den Prinzipien des technokratisch-szientistischen Modells.

Aus diesem Zusammenhang heraus versteht man ferner die Geringschätzung des dritten Bereichs der Risikoanalyse: der Risikokommunikation. Eine explizite Institutionalisierung von risikokommunikativen Aufgaben gibt es nicht. Transparenz oder Veröffentlichungspflichten für die geleistete Expertise existieren nicht. Die Gutachten werden, wenn überhaupt, über informelle Kanäle verbreitet. Anderes scheint aus zwei Gründen auch nicht notwendig zu sein. Erstens ist es aus dieser Perspektive unwahrscheinlich, dass der laienhafte europäische Verbraucher (wenn er sich überhaupt dafür interessiert), die in ihrer jeweiligen wissenschaftlichen Fachsprache formulierten Expertisen versteht. Und zweitens gehört es nicht zu den Aufgaben der wissenschaftlichen Ausschüsse allgemeinverständliche Aufklärungsarbeit zu leisten. Dafür ist die Kommission zuständig.

Doch auch auf Seiten der Kommission herrscht eine typische technokratische Herangehensweise vor – was insofern auch nicht verwunderlich ist, als die Kommission ihrerseits seit ihrer Gründung als „wohlwollende Technokratie" konzipiert war (Wallace 2003). So verträgt sich der szientistische Charakter der Ausschüsse wunderbar mit den technokratischen Auffassungen der Kommission. Aus der Sicht der „Eurokraten" handelt es sich, vereinfacht gesagt, nicht um ein Kommunikationsproblem, sondern um ein Aufklärungsproblem. Mit dem Verbraucher muss nicht kommuniziert werden, sondern er muss über die objektiv feststellbaren Eintrittswahrscheinlichkeiten und Schadensmöglichkeiten von Risiken informiert werden. Hat er die Risikokalkulationen verstanden, so müsste er aufgrund der wissenschaftlich hergestellten Objektivität zum selben Ergebnis wie die Experten kommen. Kommt er zu einer anderen Einschätzung, so hat er entweder etwas nicht verstanden, muss also weiter aufgeklärt werden oder er verhält sich schlicht irrational und darf deshalb patriarchalisch bevormundet werden. Die Aufgabe der Kommission besteht demnach darin, die wissenschaftlichen Gutachten allgemeinverständlich aufzubereiten und dem Verbraucher zur Verfügung zu stellen (vgl. dazu die Publikationsreihe „Health and Consumer Voice" der Kommission).

In engem Zusammenhang mit der Trennung von Risikobewertung und Risikomanagement steht der Rekurs auf die Prinzipien wissenschaftlicher Exzellenz und Unabhängigkeit. Die Beachtung der beiden Prinzipien ergibt sich zwangsläufig aus der besonderen Rolle, die den wissenschaftlichen Ausschüssen zugeschrieben wird. Geht man von der trivialen Annahme aus, dass exzellente Wissenschaftler „lausigen Stümpern" überlegen sein müssten, so ist auch das von ihnen produzierte Wissen dem anderen überlegen. Soll dieses Wissen später als Legitimationsquelle für politische Entscheidungen taugen, so sollte schon aus politischen Klugheitsüberlegungen heraus immer das „exzellenteste" Wissen gewählt werden. Es liegt daher im langfristigen Interesse der Kommission keine unseriösen, einseitigen oder veralteten wissenschaftlichen Gutachten zu bekommen.

Auch das zweite Prinzip, die Unabhängigkeit, hängt insofern mit der Exzellenz zusammen, als mangelnde Unabhängigkeit wissenschaftlicher Exzellenz abträglich ist. Da davon ausgegangen werden kann, dass objektives Wissen nicht durch parteiische Abhängigkeiten gefördert wird, ist die Unabhängigkeit eine der notwendigen Voraussetzungen, um das produzierte Wissen als objektiv erscheinen zu lassen. Mangelnde Unabhängigkeit der Wissenschaftler würde außerdem dem Grundprinzip der Trennung von Wissenschaft und Politik widersprechen. Insofern sind die beiden Prinzipien eine Selbstverständlichkeit und entsprechen den Vorstellungen, wie das Verhältnis Wissenschaft und Politik innerhalb des technokratischen Modells zu institutionalisieren ist.

Ein weiterer Aspekt, der auf typisch technokratischen Vorstellungen beruht, ist die Ausrichtung der Ausschüsse an den Prinzipien von „sound science". Es existieren keine institutionalisierten Verfahren dafür, wie mit hypothetischen Risiken umzugehen sei. Dies zeigt sich bereits in den fehlenden Regeln über das Prozedere mit Minderheitenmeinungen und der weitgehend disziplinären Ausrichtung der einzelnen Ausschüsse. Das Festhalten an dem evidenzbasierten Ansatz des „sound science"-Prinzips schließt vorsorgeorientierte Empfehlungen quasi aus, führt andererseits aber zu eindeutigeren Empfehlungen, die es anschließend der Kommission erleichtern damit umzugehen. Der Szientismus der Experten und das Interesse der Verwaltung an Effizienz verstärken sich so gegenseitig.

Zusammengefasst basiert das Ausschusswesen Anfang der 90er Jahre auf einer klaren Arbeitsteilung bei gleichzeitiger Betonung der Unabhängigkeit der wissenschaftlichen Expertise von der Politik, der Bevorzugung von exzellentem wissenschaftlichem Wissen und der Konzentration auf nach dem Evidenz-Prinzip bewerteten Risiken. Insofern kann dieses System als „szientistisch-technokratisch" bezeichnet werden.

Doch bei genauerer Betrachtung fällt auf, dass sich vereinzelt Elemente finden lassen, die zwar noch schwach ausgeprägt sind, aber dennoch für eine Öffnung zu responsiveren und partizipativeren Strukturen sprechen. Nimmt man das Ausschusswesen, so ergibt sich eine Mischung aus internen/externen, mitgliedstaatlichen/supranationalen und wissenschaftlichen/politischen Merkmalen. Es handelt sich um Hybridformen in mehrfacher Hinsicht: Die wissenschaftlichen Ausschüsse sind weder rein interne, mit Kommissionsbeamten besetzte Gremien, noch völlig externe, mit internationalen Experten besetzte Gremien. Sie sind einerseits stark an die Kommission angebunden, ihr aber dennoch nicht hierarchisch untergeordnet. Einerseits sollen sie wissenschaftliche Stellungnahmen anfertigen, äußern sich damit aber andererseits zu konkreten Policy-Problemen. Sie liefern insofern direkt verwendbares Wissen für politische Entscheidungsprozesse. Dementsprechend sind sie als effizient zu beurteilen. Die Frage ist aber: wie ist es möglich, dass das wissenschaftliche Wissen sich derart reibungslos in den Policy-Making-Prozess einpassen lässt?

Das von den wissenschaftlichen Ausschüssen produzierte Wissen ist im Theoriekapitel als „problemorientierte Forschung" bzw. „regulatory science" beschrieben worden (vgl. Kapitel 2). Folgt man dieser Zuschreibung, so wird in den Ausschüssen eine eigene Form von wissenschaftlichem Wissen produziert, das nicht als entpolitisiert bzw. wertfrei bezeichnet werden kann. Die Bewertung von Risiken ist kein rein deskriptives oder theoretisches Handeln, sondern immer schon normativ durchdrungen und an konkrete politische Fragestellungen anschlussfähig (vgl. Kapitel 2). Es kann insofern auch nicht unabhängig von seinem politischen Kontext gedacht werden. Saretzki hat zu Recht darauf hingewiesen, dass in derartigen Ausschüssen keine Wissenschaftler, sondern Experten sitzen und dass sich die Expertenrolle deutlich von der Rolle des Wissenschaftlers unterscheiden lässt (1997a). Das Anfertigen von Expertisen unterliegt anderen Regeln, als die innerwissenschaftliche akademische Diskussion. Um für die Politik direkt anschlussfähig zu sein, muss das Wissen bestimmten politischen Rationalitäts- und Praktikabilitätsüberlegungen genügen und möglichst zu eindeutigen Ergebnissen führen. Die von der Kommission erwarteten Ergebnisse induzieren einen Anpassungsdruck für die Experten, der sie dazu zwingt, Überlegungen in ihre Stellungnahmen mit einfließen zu lassen, die nicht durch den positivistischen Methodenkanon naturwissenschaftlicher Forschungspraxis legitimiert werden können.

Diese Politisierungstendenz findet ihr Pendant bei der Verwissenschaftlichung der Komitologieausschüsse. Sie nur als verlängerten Arm der Mitgliedstaaten zu bezeichnen, ist, wie der deliberative Supranationalismus herausgearbeitet hat, unzureichend. Wollen sie der Expertise der wissenschaftlichen Ausschüsse gewachsen sein, so müssen sie auf gleicher Augenhöhe argumentieren und unterwerfen sich damit teilweise den Standards rationaler wissenschaftlicher Argumentation. Sie kontrollieren nicht nur die Kommission, sondern indirekt auch die Risikobewertungen der wissenschaftlichen Ausschüsse. Baule leitet daraus sogar die rechtliche Pflicht der Ständigen Ausschüsse ab, den Risikoeinschätzungen der wissenschaftlichen Ausschüsse zu widersprechen falls sie zu einer anderen Auffassung gelangt sind (2003). Die Ausschüsse haben dementsprechend einen gewissen fachlich begründeten Freiraum gegenüber der Kommission aber auch gegenüber ihren Regierungen. Diesen Ermessensspielraum können sie aber nur ausnützen, wenn sie den Trend zur Verwissenschaftlichung mitmachen. Während sich die wissenschaftlichen Ausschüsse politisieren, entpolitisieren sich die Komitologieausschüsse, um sich von mitgliedstaatlichen politischen Vorgaben zu emanzipieren. Die Folge beider Trends ist das Entstehen einer gemischten Mehrebenenverwaltung, die sowohl technokratisch als auch politisch gesteuert ist (Wessels 2003).

Resümierend zeigt sich, dass es innerhalb des Regulierungsnetzwerkes zwar einige responsiv-partizipatorische Anzeichen gibt, wie etwa die klaren Vermischungstendenzen innerhalb des europäischen Ausschusswesens, die an dem Prinzip der Trennung von Politik und Wissenschaft rütteln, dass aber insgesamt die Vorgaben des technokratisch-szientistischen Modells überwiegen: Das Festhalten am „sound science"-Ideal verhindert die Möglichkeit vorsorgeorientierten Handelns. Auf diese Weise dürften hypothetische Risiken – wenn überhaupt – viel zu spät in den Blick kommen. Die Regulierungsakteure kümmern sich nicht um risikokommunikative Elemente, die über eine Einbahnstraßenaufklärung hinausweisen. Demokratisierungs-, Öffnungs- und Partizipationsbemühungen, wie sie für das responsiv-partizipatorische Modell typisch wären, sind nicht zu erkennen. An der Trennung von Wissen und Werten wird zumindest als normativer Anspruch festgehalten, und es ließ sich eine deutliche Tendenz zu technokratischem Handeln feststellen, die an der Überlegenheit wissenschaftlicher Rationalität festhält.

# 4 Die europäische BSE-Politik: Normalfall im Umgang mit Risiken?

Im folgenden Kapitel soll der Verlauf der europäischen BSE-Regulierung rekonstruiert werden. Besonderes Augenmerk wird dabei auf die Rolle von wissenschaftlichem Wissen und Nichtwissen im Zusammenhang mit politischen Entscheidungsprozessen gelegt. Die These ist, dass die europäische BSE-Politik – zumindest in ihrer Anfangsphase – als ein typisches Beispiel eines evidenzbasierten Risikomanagements interpretiert werden kann, das auf hypothetische Risiken mit einer nachsorgenden Risikoregulierung reagierte. Inwieweit trifft dies tatsächlich zu? Warum wurde gerade so und nicht anders reguliert?

## 4.1 Hypothetische Risiken im Kontext von BSE: Die Entdeckung einer neuen Rinderkrankheit

Wie verlaufen politische Entscheidungsprozesse unter den Bedingungen von Risiko, Ungewissheit und Nichtwissen beim Auftreten der neuen Rinderkrankheit? Um diese Frage zu beantworten, soll zunächst einmal der Stand des Wissens bzw. Nichtwissens, der Grad an Ungewissheit und das Risikopotential von BSE dargestellt werden.

Nachdem bereits fünf Kühe unter ungeklärten Umständen auf einer Farm in Sussex gestorben waren, wurde der hinzugezogene Tierarzt misstrauisch und schickte Proben der verendeten Tiere zur Untersuchung an das Central Veterinary Laboratory (CVL) – eine dem britischen Agrarministerium unterstellte Wissenschaftsbehörde. Im September 1985 wurden diese Gehirnproben von einer Pathologin am CVL analysiert und als „scrapie in a cow" beschrieben (Phillips 2000: Vol. 3, § 1.8). Es dauerte jedoch über ein Jahr, bis die Krankheit vom britischen CVL im Dezember 1986 als Bovine Spongiforme Enzephalopathie (BSE) klassifiziert wurde (DEFRA 2003). Die Europäische Kommission und die Mitgliedstaaten wurden im selben Jahr im Ständigen Veterinärausschuss über das Auftreten der neuen Krankheit informiert (Europäisches Parlament 1997a: 131).

Als 1987 einige Tierärzte des CVL in der veterinärmedizinischen Fachzeitschrift Veterinary Record eine Beschreibung der neuen Rinderkrankheit veröffentlichten (Wells et al. 1987), waren bereits sieben Rinderherden in Großbritannien befallen. Das staatliche Central Veterinary Office benachrichtigte am 5. Juni 1987 das zuständige britische Landwirtschaftsministerium (MAFF) über die rapide Ausbreitung der neuen Rinderkrankheit (DEFRA 2003). Bereits 1987 wurden offiziell 442 Fälle registriert (Europäischer Rechnungshof 2001). Das Ministerium behielt die brisanten Informationen allerdings weitgehend für sich, so dass 1987 weder die Europäische Kommission noch die anderen Mitgliedstaaten, ja nicht einmal das britische Gesundheitsministerium (DoH), über die aktuellen Entwicklungen der neuen Tierseuche umfassend informiert wurden. Der Grund für die Informationspolitik des Ministeriums war das primäre Interesse, den britischen Rindfleischmarkt und die Exporte an Rindfleisch nicht zu gefährden (Phillips 2000: Vol. 1). Insbesondere hatte man Angst vor „überzogenen" Verbraucheraktionen, wie sie in einem vorangegangenen Lebensmittelskandal stattfanden.[19]

Das Landwirtschaftsministerium hatte Ende 1987 aufgrund einer ersten epidemiologischen Studie, die innerhalb des CVL angefertigt wurde, die Vermutung, dass mit Scrapie verseuchtes Tiermehl für die Ausbreitung der Seuche verantwortlich sei, und dass sich die neue Krankheit ebenfalls durch das Tiermehl ausbreite. Durch die Arbeit des CVL waren (bei aller verbleibenden Ungewissheit) zwei wesentliche Hypothesen bestätigt: Erstens, dass es eine neue übertragbare Rinderkrankheit gibt und zweitens, dass eine Ursache für die Verbreitung der Krankheit das Tiermehl ist. Mit der Identifikation der Krankheit als transmissible spongiforme Enzephalopathie (TSE) und der Tiermehlhypothese ergaben sich eine Reihe weiterer Fragen, die als typisch „trans-science" bezeichnet werden können; also als Fragen, die an die Wissenschaft gestellt, aber (noch) nicht von ihr beantwortet werden können (Weinberg 1972). So war ungewiss, um was für einen Erreger es sich handelt und wie er bekämpft werden kann, ob er nur Rinder befällt oder auch andere Tierarten, ob es weitere Übertragungswege gibt und – wenn ja – welche, wie lange die Inkubationszeit dauert und ob die Tiere bereits während dieser Zeit ansteckend sind, und nicht zuletzt die politisch brisante Frage, ob der Erreger auch auf den Menschen übertragbar ist.

---

19   Der Grund für das Misstrauen des MAFF gegenüber dem DoH lag in einem vorangegangenen Lebensmittelskandal begründet, bei dem das Gesundheitsministerium die Verbraucher vor einem hohen Anteil von Salmonellen in Eiern gewarnt hatte. Die Verbraucher kauften daraufhin weniger Eier, so dass der Eiermarkt kurzfristig zusammenbrach. Das MAFF gab dem DoH die Schuld an der Krise und die zuständige Ministerin musste zurücktreten (Dressel 2002).

Durch die Zuordnung der neuen Krankheit zu den transmissiblen spongiformen Enzephalopathien konnte man jedoch bereits in dieser Anfangsphase Analogieschlüsse zu anderen schwammartigen Gehirnerweichungen ziehen. Die Analogie deutete allerdings darauf hin, dass weder mit schnellen Antworten noch mit einer harmlosen Erkrankung zu rechnen war. So war es bisher nicht gelungen, die seit über 200 Jahren bekannte Schafskrankheit Scrapie auszurotten, geschweige denn ihren Erreger zu bestimmen oder gar Therapiemöglichkeiten zu entwickeln (Phillips 2000: Vol. 2). Da man den Erreger nicht bestimmen konnte, gab es auch keine Testverfahren, um Scrapie am lebenden Schaf zu identifizieren.[20] Bei all den Ungewissheiten und verbleibenden Forschungslücken trafen zwei Sachverhalte bisher für alle TSE-Krankheiten zu: Die bisherigen Krankheitsverläufe hatten Inkubationszeiten von mehreren Jahren bis Jahrzehnten und führten nach Ausbruch der Krankheit unabwendbar zum Tod. Das BSE-Risikopotential war insofern durch Irreversibilität, Persistenz und Latenz gekennzeichnet (vgl. Kapitel 2).

Lässt man die Analogie zu Scrapie gelten, so waren eine Reihe von Sachverhalten bereits bekannt: beispielsweise die extreme Beständigkeit des Scrapie-Erregers gegen Hitze, Chemikalien und radioaktive Bestrahlung. Auch nahm man ein Überleben des Erregers im Boden über mehrere Jahre an, da Scrapie immer wieder bei denjenigen Schafzüchtern auftrat, die vor Jahren bereits Scrapiefälle hatten, auch wenn die ganze Herde vernichtet wurde.[21] Man wusste, dass Scrapie vom Muttertier auf das Jungtier und auch innerhalb einer Herde übertragen werden kann. Beruhigenderweise war seit bekannt werden der Krankheit vor 200 Jahren kein einziger Fall einer Übertragung auf den Menschen aufgetreten. Im Laborversuch gelang allerdings schon in den 60er Jahren eine Übertragung auf Ziegen und 1987 auch auf Mäuse (Weissenbacher 2001). Diese Analogiebildungen konnten die brisante Frage nach der Ansteckungsgefahr für den Menschen allerdings nicht beantworten, sondern blieben im Hypothetischen. Ging man von der Hypothese aus, dass der neue Erreger sich wie Scrapie verhält, so konnte man vermuten, dass BSE nicht ansteckend sein würde. Andererseits konnte argumentiert werden, dass, wenn es sich um einen Scrapieerreger handelte, er dann bereits den Sprung vom Schaf zum Rind geschafft hat. Warum sollte er dann nicht auf andere Spezies übertragbar sein? Ferner gab es bereits außer Scrapie auch bei anderen Tierarten TSE, z.B. die seit den 40er Jahren be-

---

20  Die herrschende Theorie ging davon aus, dass es sich um einen langsamen Virus handelt, der allerdings bislang noch nicht nachgewiesen werden konnte. Daneben existierten die Prionen-Theorie von Prusiner und die Virino-Theorie. Bei BSE wurde auch die Auffassung vertreten, dass es sich um eine chemische Vergiftung durch den Einsatz von Düngemitteln handelt.
21  Eine relevante Risikohypothese, da Rinderprodukte auch als Düngemittel verwendet werden.

richteten TSE-Ausbrüche in Nerzfarmen, die vermutlich ebenfalls durch verseuchtes Tiermehl hervorgerufen wurden (Phillips 2000: Vol. 2). Aber auch beim Menschen waren TSE-Krankheiten nicht völlig unbekannt, wie z.B. die 1920 beim Menschen entdeckte Creutzfeldt-Jakob-Krankheit und die auf Papua-Neuginea auftretende Kuru-Epidemie, deren Verbindung zu Scrapie bereits 1959 erkannt wurde (Weissenbacher 2001).[22]

Vor diesem Hintergrund des damaligen wissenschaftlichen Wissens ließ sich bereits Ende der 80er Jahre die Risikohypothese aufstellen, dass BSE auf den Menschen übertragbar sein könnte. Als Beispiel für eine frühe Warnung mag ein Zitat aus dem Sunday Telegraph aus dem Jahr 1988 von Prof. Dr. Andrews vom Royal Veterinary College gelten:

„We simply don't know if it is a danger to humans. I don't want to over-exaggerate the seriousness of this disease and I don't want to do anything to harm the industry, but I am deeply uneasy about it." (zitiert nach Rampton/Stauber 1997: 94).

Doch auch andere Experten wie der Mikrobiologe Prof. Richard Lacey oder sein Kollege Stephen Dealler wiesen früh auf das hypothetische Risiko einer Übertragung hin und wurden dafür als „bogus professors" diffamiert (Lacey 1994).

An dieses hypothetische Übertragungsrisiko ließen sich eine Reihe weiterer Fragen anschließen: Gibt es bestimmte Risikogruppen, wie beispielsweise Schwangere, Kleinkinder, Arbeiter in der Fleischindustrie, Landwirte? Sind alle Bestandteile des Rindes gleich infektiös? Was ist beispielsweise mit Milchprodukten? Wie riskant sind Medizinprodukte, die Rinderbestandteile enthalten, wie beispielsweise Impfstoffe? Wie ist das Risiko geographisch verteilt? Gibt es besonders betroffene Gebiete? Die verschiedenen Risiken in Zusammenhang mit BSE werden in Tabelle 6 zusammengefasst. Der der Tabelle zugrundegelegte Wissensstand bezieht sich auf den Zeitraum Ende der 80er Jahre, vor 1986 kann das Risiko als „unbekannt" bezeichnet werden.

---

22 Die Kuru-Epidemie entstand, nebenbei bemerkt, durch ein Bestattungsritual, bei dem unter anderem auch die Gehirne der Verstorbenen verspeist wurden. Offenbar hatten einige der Verstorbenen den Erreger im Gehirn, der sich dann durch den Kannibalismus schnell verbreitete und zu einer Epidemie führte. Nach Entdeckung dieses Zusammenhangs durch den amerikanischen Arzt Carleton Gadjusek wurde ein Rückgang der Epidemie durch ein striktes Kannibalismusverbot erreicht.

*Tabelle 6:* Bekannte und hypothetische Risiken der BSE-Krankheit

| | bekannte Risiken | hypothetische Risiken |
|---|---|---|
| Übertragbarkeit innerhalb der Art | nicht therapierbare übertragbare Rinderkrankheit | |
| Übertragbarkeit über Artgrenzen hinweg | bereits bekannte TSE-Krankheiten bei Tieren: Scrapie, Zuchtnerzenzephalopathie, Chronische Schwundkrankheit bei Hirschen bereits bekannte TSE-Krankheiten bei Menschen: Creutzfeldt-Jakob-Krankheit, Kuru, Gerstmann-Sträussler-Scheinecker-Syndrom Übertragung von Scrapie auf Ziegen und Mäuse im Labor gelungen | auf Menschen; auf andere Tiere insbesondere Nutztiere wie Schweine, Ziegen, Schafe |
| Übertragungsweg | Tiermehl | vertikal und horizontal innerhalb der Herde, kontaminierte Böden |
| Geographische Verteilung des Risikos | Süden Englands | global |
| SRM | Gehirn | Fleisch, Milch, Impfstoffe |
| Risikogruppen | keine | Schwangere, Kleinkinder, Arbeiter in der Rindfleischbranche, Landwirte |
| Inkubationszeit | mehrere Jahre bei bisherigen TSE, keine Testmöglichkeiten da Erreger unbekannt | Ansteckungsrisiko während der Inkubationszeit |

Quelle: eigene Darstellung

## 4.2 Die Leugnung von hypothetischen Risiken und die unzureichende Regulierung bekannter Risiken: British beef is perfectly safe to eat

Aufgrund des hohen Grades an wissenschaftlicher Ungewissheit und Nichtwissen über die neue Rinderkrankheit wurde von der britischen Regierung eine Expertenkommission unter Leitung des Zoologieprofessors Sir Richard Southwood zur Bewertung des BSE-Risikos eingerichtet (Phillips 2000). Der Southwood-Bericht ist für die europäische BSE-Regulierung von zentraler Bedeutung, da er sowohl die Haltung der britischen Regierung als auch der europäischen Expertengremien bzw. der Europäischen Kommission bis Mitte der 90er Jahre maßgeblich beeinflusste (Zwanenberg/Millstone 2005).

Seine Einschätzung der Risiken im Zusammenhang mit BSE war durchwegs optimistisch und damit zugleich äußerst wirtschaftsfreundlich.[23] So übernahm die Expertenkommission die Einschätzung des CVL, dass sich der neue Erreger wie Scrapie verhalten würde und daher nicht ansteckend sei.[24] Die genaue Formulierung der Southwood Kommission zum hypothetischen Übertragungsrisiko lautete: „The risk of transmission of BSE to humans appears remote" (Southwood 1989).

Die Reaktionen des MAFF auf dieses hypothetische Risiko waren allerdings äußerst zurückhaltend. 1988 wurden nacheinander eine Meldepflicht, Entschädigungszahlungen und ein Verbot, Tiermehl an Wiederkäuer zu verfüttern, eingeführt (DEFRA 2003). Die Kommission und die anderen Mitgliedstaaten wurden am 26.-27. Juli 1988 auf einem Treffen des Ständigen Veterinärausschusses (SVA) über die von der britischen Regierung getroffenen Maßnahmen informiert (Phillips 2000: Vol. 3 § 6.26). Da von der Kommission keine Maßnahmen initiiert wurden, kann davon ausgegangen werden, dass sie die britischen Regulierungen für ausreichend hielt und der britischen Expertise vertraute.

Betrachtet man die einzelnen Maßnahmen etwas genauer, so zeigt sich, dass von der britischen Regierung eine äußerst risikofreudige Strategie eingeschlagen wurde, die hauptsächlich darin bestand, das bekannte Risiko der Übertragung des Erregers auf Rinder zu minimieren. Eine konsequente Ausrottungspolitik, wie sie bei anderen Tierseuchen (beispielsweise der Maul- und Klauenseuche) üblich ist, wurde nicht vorgenommen. Dies hätte vermutlich zu viel Aufsehen in der Öffentlichkeit erregt.

---

23 Eine Ausnahme stellte die Empfehlung dar, bestimmte Innereien aus der Babynahrung auszuschließen.
24 Paradoxerweise nahm man bezüglich der horizontalen und vertikalen Übertragbarkeit an, dass er sich nicht wie Scrapie verhalten würde und sich also nicht innerhalb einer Herde ausbreiten würde.

Nachdem das MAFF im Februar 1988 vom CVL über den Zusammenhang von kontaminiertem Tiermehl und der Verbreitung der Rinderseuche informiert wurde, führte die Regierung ein am 18. Juli 1988 in Kraft tretendes Tiermehlverfütterungsverbot für Rinder (ruminant feed ban) ein (Phillips 2000: Vol. 3 § 3.33). Das Tiermehlverbot galt aber nur für Tiermehl, das aus Wiederkäuern hergestellt wurde und an Wiederkäuer verfüttert wurde, d.h. nicht für die Verfütterung an Schweine und Geflügel und nicht für die Verfütterung von anderen Tiermehlen an Rinder. Es beinhaltete auch kein Herstellungs-, Lagerungs- oder Exportverbot in den EU-Binnenmarkt oder an Drittstaaten. Ein Exportverbot wurde erst zwei Jahre später eingeführt. Die britische Regierung war bis dato der Auffassung, dass die Importländer frei entscheiden können sollten, ob sie möglicherweise kontaminiertes britisches Tiermehl kaufen wollen oder nicht (Phillips 2000: Vol 10 § 7.16). Der Export an britischem Tiermehl stieg dadurch in den folgenden Jahren sprunghaft an: von 12.543 t im Jahr 1988 auf 25.005 t im Jahr 1989 (Europäisches Parlament 1997a: 11). Diese Ausfuhren an verseuchtem Tiermehl führten dazu, dass sich die Seuche sowohl innerhalb als auch außerhalb des Binnenmarktes verbreiten konnte.

Da es auf europäischer Ebene nicht zu einem Exportverbot kam, beschloss Deutschland 1989 im nationalen Alleingang ein Importverbot für britisches Tiermehl (Phillips 2000: Vol 10 § 7). Frankreich und die Niederlande führten auf nationaler Ebene ein Tiermehlverfütterungsverbot ein. Die Kommission, die den gemeinsamen Markt durch die nationalen Alleingänge gefährdet sah, versuchte im September 1989 ein EU-weites Verbot der Verfütterung von Tiermehl an Wiederkäuer durchzusetzen, scheiterte aber am Widerstand der Mitgliedstaaten. Insbesondere Deutschland und Dänemark waren der Ansicht, dass sie als BSE-freie Länder derartige Maßnahmen nicht benötigten (Phillips 2000: 10 § 7).

Bereits hier lässt sich ein im Folgenden immer wiederkehrendes Muster der europäischen BSE-Politik erkennen: Die Kommission ist vor allem an einem Funktionieren des Binnenmarktes interessiert, das Vereinigte Königreich ist darauf ausgerichtet, seine strengeren Vorschriften auch EU-weit durchzusetzen, um seine Wettbewerbsnachteile zu verringern. Die anderen Mitgliedstaaten wollen sich vor allem vor britischen Importen schützen, sind aber gegen BSE-Regulierungen, die sie selbst beträfen.

Als weitere Maßnahme führte die britische Regierung 1988 eine BSE-Meldepflicht und ein Gesetz zur Zwangsschlachtung von Tieren ein, bei denen die Krankheit bereits ausgebrochen war. Das Problem der langen Inkubationszeiten wurde nicht beachtet. Die Landwirte bekamen für erkrankte Kühe 50% des Marktwertes ausgezahlt – ein Preis, der nicht gerade zum gewissenhaften

Melden anreizte.[25] Beachtenswert sind auch die Probleme, die von der britischen Regierung nicht behandelt wurden. So wurde das Nächstliegende angesichts der immensen wissenschaftlichen Ungewissheit nicht unternommen: eine systematische Investition in weitere Forschung, die sich z.B. mit dem Problem der Übertragung auf andere Spezies befasst hätte oder die die Entwicklung von Testverfahren für BSE gefördert hätte.

Auf europäischer Ebene wurden 1988 noch keine Regulierungen vorgenommen, obwohl die Kommission aufgrund einiger Richtlinien über Tierseuchen (64/432/EWG, 72/461/EWG, 77/99/EWG) und über Futtermittel (77/101/EWG, 79/373/EWG) rein rechtlich gesehen bereits hätte handeln können. Auch wurde in der Einheitlichen Europäischen Akte 1987 erstmals das Ziel eines hohen Gesundheitsschutzniveaus erwähnt. Faktisch bestand jedoch eine ungeheure Informationsasymmetrie zwischen der britischen Regierung auf der einen und der Europäischen Kommission und den Mitgliedstaaten auf der anderen Seite, die dazu führte, dass man die Angelegenheit – ganz subsidiär – für ein britisches Problem hielt, das die Briten besser alleine lösen können. Da bisher alle BSE-Fälle ausschließlich in Großbritannien aufgetreten waren, waren die Briten die Einzigen, die über positive Stichproben und damit über potenzielles Forschungsmaterial verfügten. Ausländischen bzw. regierungskritischen Wissenschaftlern wurde schlicht der Zugang zu BSE-Proben und Daten des MAFF verweigert.[26] Prominentestes Beispiel ist die Ablehnung eines Forschungsantrages des amerikanischen TSE-Experten Stanley Prusiner (Phillips 2000: Vol 16). Selbst der Southwood Working Party, die ja die Regierung wissenschaftlich beraten sollte, wurden nicht alle Daten des MAFF vermittelt (Zwanenberg/ Millstone 2005). Durch diese Geheimhaltungstaktik des MAFF waren die anderen Teilnehmer des Binnenmarktes darauf angewiesen, den britischen Experten und dem Risikomanagement des MAFF blind zu vertrauen. Angesichts der günstigen Prognosen der Southwood Working Party fiel das insbesondere der Europäischen Kommission nicht schwer.

Aber nicht nur die Kommission, sondern auch die Diskussionen innerhalb des SVA wurden von den Briten beeinflusst. Dabei wurde deutlich, dass die verantwortlichen Akteure in der Öffentlichkeit einen entscheidenden Einflussfaktor sahen. So meinte der Leiter des britischen Veterinärdienstes Keith Meldrum 1989 vor dem SVA, dass das eigentliche Problem nicht die Krankheit selbst, sondern die besorgte Öffentlichkeit sei:

---

25 Portugal bot seinen Bauern das Dreifache des Marktpreises an (Europäische Kommission/Europäisches Parlament 1998).
26 Aus seuchenrechtlichen Gründen war das MAFF im Besitz sämtlicher BSE-Fälle und damit auch der Proben für Forschungszwecke (Dressel 2002).

> „Da für den Menschen keine Gefahr besteht, müssen wir bei unseren Vorschlägen extreme Vorsicht walten lassen. Denn die Öffentlichkeit ist beunruhigt. Sie ist besorgt wegen dieser neuen Krankheit und eigentlich handelt es sich eher um ein Vertrauensproblem als um ein Verbraucherschutzproblem" (Europäisches Parlament 1997a: 12).

Die Risikobewertungen der Southwood Kommission waren allerdings nicht so eindeutig und valide, wie das die britische Regierung immer wieder gegenüber dem SVA, der Kommission und der Öffentlichkeit vermittelte. Die Aussagen von Keith Meldrum und von Landwirtschaftsminister John Gummer, dass britisches Rindfleisch völlig sicher sei, entsprachen nicht ganz den getroffenen Aussagen der Southwood Working Party. Denn in dem Bericht wurde das Risiko ja nicht völlig ausgeschlossen, sondern nur als sehr unwahrscheinlich eingestuft. An anderer Stelle des Berichts heißt es kritisch gegenüber den eigenen Risikobewertungen: „Nevertheless, if our assessment of these likelihoods are incorrect, the implications would be extremely serious" (Southwood 1989).

Die Expertenkommission war sich der Ungewissheit ihrer Einschätzungen sehr wohl bewusst.[27] So teilte Sir Southwood in einer schriftlichen Stellungnahme dem Phillips Inquiry mit:

> „We were also conscious that there were uncertainties in virtually every aspect and that all we had to go on were analogies with scrapie in sheep and goats, and kuru and CJD in humans. We accepted that the agent seemed to be what was termed a 'slow virus' and therefore it could be a long time before the many necessary experiments would give results. Therefore these should be started as soon as possible, for until there was more knowledge, policy would have to be based on probabilities rather than scientific certainty" (Phillips 2000: Vol. 4 § 1.2).

Dieses Eingeständnis des wissenschaftlichen Nichtwissens und der verbleibenden Ungewissheit kam allerdings in der Risikokommunikation des britischen Landwirtschaftministeriums nicht vor. Dort hieß es in einer Pressemitteilung vom 15. Mai 1990, die als Reaktion auf Warnungen von kritischen Wissenschaftlern verfasst wurde und deutlich einer typisch technokratisch-szientistischen Gewissheits- und Sicherheitsrhetorik entspricht:

---

27 Im August 1988 schrieb Southwood in einem privaten Brief: "... my colleagues and I have made various recommendations based, I have to admit, largely on guesswork and drawing parallels from the existing knowledge of scrapie and CJ disease" (Phillips 2000 Vol. 4, § 10.33).

„British beef is perfectly safe to eat. This is the view not only of our top scientists but also European Community experts" (zitiert nach Zwanenberg/Millstone 2005: 149).

Die Experten der Europäischen Kommission, d.h. der Wissenschaftliche und der Ständige Veterinärausschuss, hatten inzwischen tatsächlich eigene Risikobewertungen vorgenommen und beschäftigten sich mit zwei europäischen Regulierungsvorhaben: Erstens dem – bereits oben erwähnten – abgelehnten Rechtsakt ein europäisches Tiermehlverbot für Wiederkäuer einzuführen. Dessen Scheitern zeigte deutlich, dass die anderen Mitgliedstaaten sich vor BSE sicher wähnten und zu vorsorgenden Maßnahmen nicht bereit waren; zweitens der Kommissionsentscheidung ein Exportverbot für britische Rinder einzuführen (89/469/EWG).[28] Das Verbot bezog sich jedoch nur auf lebende Rinder, nicht auch auf Rindfleisch oder andere Rindererzeugnisse, und war ausschließlich Tierseuchenhygienisch motiviert. Die anderen Mitgliedstaaten, allen voran Deutschland, wollten durch diese Kommissionsentscheidung verhindern, dass sie die Krankheit in ihre heimischen Bestände einschleppen. In den Erwägungsgründen zu der Entscheidung heißt es wörtlich:

„Diese Krankheit kann als eine neue, schwere und ansteckende Krankheit, welche Rinderbestände der anderen Mitgliedstaaten möglicherweise bedroht, angesehen werden" (89/469/EWG).

Die Kommission stützte sich dabei auf die Richtlinie des Rates zur Regelung viehseuchenrechtlicher Fragen (64/432/EWG) aus dem Jahre 1964. Die Entscheidung wurde vom Ständigen Veterinärausschuss verabschiedet. Bereits ein halbes Jahr später im Februar 1990 wurde wegen der nach wie vor steigenden Fallzahlen das Exportverbot auf alle Rinder, die älter als 6 Monate sind, ausgedehnt (90/59/EWG).
Doch es blieb 1990 nicht bei dieser Kommissionsentscheidung, es kam vielmehr zu einer Revision der BSE-Regulierung und einer ersten politischen Eskalation. Konkreter Anlass für die Revision waren eine Reihe von neuen wissenschaftlichen Erkenntnissen, die im Laufe des Jahres 1990 veröffentlicht wurden. Sie sprachen vor allem gegen die These des britischen Landwirtschaftsministeriums, dass BSE nicht auf andere Spezies übertragbar sei bzw. sich wie Scrapie verhalten würde. So fand man in Antilopen eine spongiforme

---

28 Diese Entscheidung galt nur für Rinder, die vor dem 18. Juli 1988 (dem Tag der Einführung des britischen Futtermittelverbotes für Wiederkäuer) geboren wurden oder für Rinder, die aus BSE-Herden stammten.

Enzephalopathie, im Labor gelang die orale Übertragung des BSE-Erregers auf Mäuse und Ende des Jahres auch auf Schweine, und die erste Hauskatze mit BSE wurde identifiziert (Phillips 2000: Vol. 16 § 1). Eine zusätzliche Motivation für strengere Regulierungen boten auch die ersten importierten BSE-Fälle in Irland und Portugal. In Großbritannien waren die Fallzahlen inzwischen auf 14.294 Rinder gestiegen, so dass von einer Entwarnung keine Rede sein konnte (Europäischer Rechnungshof 2001: 7).

Im März wurde eine EU-weite Meldepflicht für BSE-Erkrankungen eingeführt (90/134/EWG) und im April verbot die Kommission aufgrund einer Stellungnahme des WVA, besonders mit BSE-Erregern belastetes Material, wie Gehirn und Rückenmark, aus Großbritannien zu exportieren (90/200/EWG). Dieser Exportbann des spezifizierten Risikomaterials kann bisher als einzige Maßnahme in einem schwachen Sinne als vorsorgende Regulierung eingeschätzt werden, da es sich nicht nur auf Futter-, sondern auch auf Nahrungsmittel bezog. Es wurde vom WVA in einer Stellungnahme vom 8. Januar 1990 auch prompt als „vorsorgende Maßnahme" bezeichnet:

> „Meat derived from animals in countries in which BSE is widespread is not considered to be a significant danger to public health. As a precautionary measure every attempt should be made to prevent the inclusion of large quantities of lymphatic and nervous tissue from products intended for human consumption" (Phillips 2000: Vol. 6 § 4.431).

Hintergrund für die Kommissionsentscheidung war der Druck, der von der deutschen Bundesregierung – insbesondere dem Gesundheitsministerium – ausgeübt wurde. Deutschland hatte bereits ein nationales Importverbot für britisches Rindfleisch verhängt und forderte eine Entfernung des Gehirns, Rückenmarks und anderer Organe vor dem Export sowie ein Exportverbot für Rindfleisch, das nicht aus BSE-freien Herden stammt. Durch diesen Alleingang, den man durchaus als hypothesenbasierte Regulierung bezeichnen könnte, gelangte erstmals das für den menschlichen Verzehr gedachte Rindfleisch in die europäische politische Diskussion. Die britische Regierung schaffte es allerdings, den Ständigen Veterinärausschuss davon zu überzeugen, dass die deutschen Maßnahmen unverhältnismäßig und unwissenschaftlich seien, so dass aufgrund der Entscheidung 90/200/EWG nur diejenigen Bestandteile vor dem Export entfernt werden mussten, die in Großbritannien ohnehin schon verboten waren (Zwanenberg/Millstone 2005). Die Briten stützten sich dabei auf die Empfehlungen des Wissenschaftlichen Veterinärausschusses, dessen Risikobewertung lautete:

„In the light of present knowledge, meat from bovine animals in countries in with BSE occurs is not considered to be a danger to public health" (Phillips 2000: Vol. 6 § 4.470 Fn. 10).

Auch die Kommission schloss sich dieser Einschätzung des Wissenschaftlichen Ausschusses an und erachtete weitergehende Regelungen für unnötig. Die Kommissionsentscheidung hielt jedoch nicht lange. Bereits knappe zwei Monate später wurde sie auf einer Ratstagung revidiert, denn nun folgten auch andere Länder dem deutschen Vorgehen. Frankreich und Italien fühlten sich angesichts der neuen wissenschaftlichen Erkenntnisse – insbesondere der festgestellten spongiformen Enzephalopathie bei Hauskatzen – nicht mehr ausreichend geschützt und führten ebenfalls nationale Importbeschränkungen für britisches Rindfleisch ein. Da im SVA keine Einigung erzielt werden konnte, musste sich der Rat der Agrarminister im Juni 1990 damit befassen. Der auf der Ratstagung erzielte Kompromiss sah vor, dass Rindfleisch mit Knochen nur dann aus Großbritannien exportiert werden durfte, wenn die Herde seit zwei Jahren BSE-frei war, Fleisch ohne Knochen durfte dann exportiert werden, wenn vorher sichtbares Nerven- und Lymphgewebe entfernt worden war (90/261/EWG). Daraufhin zogen die jeweiligen Mitgliedstaaten – nachdem ihnen die Kommission mit einem Vertragsverletzungsverfahren drohte – ihre nationalen Importverbote wieder zurück. Der Binnenmarkt war gerettet.

Bemerkenswerterweise führten die neuen wissenschaftlichen Erkenntnisse nicht zu einem Umdenken der europäischen oder britischen Expertengremien. Zwar konnte weiterhin behauptet werden, dass es bisher keinen Beweis für die Übertragbarkeit auf den Menschen gibt – es wurden selbstverständlich auch keine dementsprechenden Laborexperimente mit Menschen gemacht – aber die These, dass sich BSE wie Scrapie verhalten würde, war zumindest insofern widerlegt, als sich Scrapie bisher nicht auf Katzen oder Schweine übertragen ließ. Dessen ungeachtet wurde in der Öffentlichkeit weiterhin behauptet, dass britisches Rindfleisch sicher sei, und dass es sich um gesicherte wissenschaftliche Erkenntnisse handele. Andere Risikobewertungen wurden als unwissenschaftlich diffamiert.

Die Kommission übernahm 1990 nicht nur die Risikobewertungen der britischen Experten, sondern verfolgte auch eine ähnliche Strategie der Risikokommunikation. Sie ging von der Überzeugung aus, dass es besser sei, die europäischen Verbraucher nicht durch Informationen über BSE zu verunsichern und versuchte, das Thema von der europäischen Tagesordnung fernzuhalten. So hieß es in einem Memo an die Abteilung Verbraucherschutz der Kommission über ein Treffen des Wissenschaftlichen Veterinärausschusses:

> „We must take a cold attitude towards BSE so as not to provoke unfavourable market reactions. No longer should BSE be spoken of. This point should no longer come up as an item on the agenda. [...] We are going to ask the United Kingdom, through official channels, to stop publishing any more research results [...] In a general context, this BSE affair must be minimized through disinformation" (zitiert nach Rampton/Stauber 1997: 202f).

Im Bericht des Untersuchungsausschusses des Europäischen Parlaments finden sich eine Reihe weiterer Belege, die diese Desinformationspolitik der Kommission eindrucksvoll bestätigen. 1993 schrieb der damalige Generaldirektor der GD Landwirtschaft Guy Legras an einen italienischen Beamten:

> „In my experience, all discussion of BSE inevitably causes problems in the meat market [...] We have already had an alarm last January after a program on German television, and it is only by dint of prudence and discretion that we have been able, for the moment, to avoid a panic. [...] In order to keep the public reassured, it is essential that we ourselves do not provoke a reopening of the debate. If you can help me, we need to be prudent and avoid the discussion getting into the scientific committees" (zitiert nach Rampton/Stauber 1997: 203).

Besondere Prominenz erlangte der Versuch des Kommissionsbeamten Guy Legras im Oktober 1994 via deutsches Gesundheitsministerium dem Präsidenten des Bundesamtes für gesundheitlichen Verbraucherschutz und Veterinärmedizin (BgVV) verbieten zu lassen, sich auf internationalen Konferenzen zum Übertragungsrisiko von BSE auf den Menschen zu äußern:

> „I find it quite unacceptable that officials of a national government should seek to undermine Community law in this way, particularly on such a sensitive subject. The persons concerned have had their opportunity in the Community committees to debate their opinions. These have been rejected by the vast majority of EU experts. I would ask you, therefore, to ensure that this debate is not continued, particularly in an international forum" (zitiert nach European Parliament 1997: 26).

Angesichts der Kommissionsstrategie, BSE von der Tagesordnung fern zu halten, die Öffentlichkeit nicht zu verunsichern und der Risikobewertung, dass BSE nicht auf den Menschen übertragbar sei, ist es nicht verwunderlich, dass zwischen 1991 und 1993 (trotz rapide steigender Fallzahlen) weder nennenswerte neue Regulierungen auf europäischer Ebene verabschiedet wurden, noch die Einhaltung der bestehenden Gesetze überwacht wurde. Gerade von 1990 bis 1994 (der Zeitraum in dem der Höchststand an BSE erkrankten Tieren erreicht wurde) fand – trotz mehrmaligen Drängens der deutschen Regierung – keine Debatte im Rat der Landwirtschaftsminister über BSE statt. Es wurde ausschließlich im Rahmen der Komitologie mit Kommissionsentscheidungen nach dem Contrefilet-Verfahren regiert (vgl. Kapitel 3). Dies hatte den Vorteil, dass das Thema weitgehend aus den Schlagzeilen gehalten und technokratisch abgearbeitet werden konnte.

Selbst bereits vorhandene Kontrolltätigkeiten, die zur Informationsbeschaffung über BSE hätten dienen können, wurden nicht genutzt. So fanden – auf britischen Druck – zwischen 1990 und 1994 keine veterinärmedizinischen Inspektionen zu BSE seitens der EU in Großbritannien statt, obwohl frühere Inspektionen bereits Vollzugsdefizite in Schlachthäusern festgestellt hatten (Europäisches Parlament 1997a). Nicht einmal naheliegende risikopolitische Maßnahmen (wie vermehrte Forschungsanstrengungen auf dem Gebiet der TSE-Krankheiten oder ein Exportverbot für britisches Tiermehl) wurden unternommen. Es gab lediglich einen kleinen Betrag von 1 Mio. ECU für Forschungsprojekte, weitere Anträge wurden aufgrund fehlender Mittel abgelehnt (Europäisches Parlament 1997a).

Nach dieser regulativen Pause wurden erst 1994 wieder zwei wichtige Kommissionsentscheidungen gefällt. Endlich konnten sich die Mitgliedstaaten auf das bereits 1989 von der Kommission vorgeschlagene EU-weite Verfütterungsverbot für Wiederkäuer einigen.[29] Die Kommission folgte in ihrem Vorschlag einer Stellungnahme der BSE-Untergruppe des WVA, die „aufgrund jüngster Studien" zu dem Schluss gekommen war,

> „dass es derzeit nicht möglich sei, Verfahren festzulegen, durch die eine völlige Inaktivierung der Erreger im Rahmen der gewerblichen Verwertungsindustrie gewährleistet werden könne" (94/381/EG).

Zusätzlicher Anreiz für die Ausdehnung der BSE-Maßnahmen über Großbritannien hinaus entstand durch die zahlreichen BSE-Fälle, die in anderen Mitgliedstaaten auftauchten. So waren in sechs Mitgliedstaaten (darunter auch Deutschland) eingeführte BSE-Fälle zu vermelden. In Frankreich, Irland und Portugal gab erste heimische BSE-Fälle, und auch die Schweiz hatte 64 eigene BSE-Fälle registriert (Europäischer Rechnungshof 2001: 7). Bei näherer Betrachtung erwies sich die Maßnahme als nicht eben vorsorgend, denn bereits 1990 hatte der europäische Tiermehlherstellerverband EURA den WVA darauf aufmerksam gemacht, dass es in der Praxis „fast unmöglich ist, das Rohmaterial verschiedener Tierarten effektiv zu trennen", um dann selbstkritisch anzumerken, dass es durchaus die Möglichkeit gebe, „dass in der Futtermittelindustrie Fehler

---

29 Das Verbot galt allerdings nur für aus Säugetiergewebe gewonnenen Futtermitteln und nur für Wiederkäuer.

begangen werden" (Europäisches Parlament 1997a: Anlage 1).[30] Außerdem gab es zu diesem Zeitpunkt kein Testverfahren, das es ermöglicht hätte, Rinderbestandteile im Tiermehl nachzuweisen.

Völlig unberücksichtigt blieb bei diesem Verfütterungsverbot, dass bereits 1990 im Labor nachgewiesen wurde, dass auch Schweine mit BSE infiziert werden können (DEFRA 2003). Dieses Experiment veranlasste die Kommission (unterstützt von der niederländischen Delegation) 1994 zu dem Versuch, ein Tiermehlverfütterungsverbot auch für Schweine durchzusetzen. Bemerkenswerterweise lehnte der SVA diese vorsorgende Regulierung mit dem Verweis auf ein fehlendes zustimmendes Gutachten des WVA ab (Europäisches Parlament 1997a, Anlage: 139).

Durch die zweite Kommissionsentscheidung wurden Mindeststandards für die Herstellung von aus Wiederkäuern hergestelltem Tiermehl festgelegt (94/382/EG). Die generelle Herstellung von Tiermehl sollte im Rahmen des Binnenmarktprojektes '92 durch die Richtlinie 90/667/EWG harmonisiert werden. Diese Richtlinie enthielt zwar eindeutige Sterilisationsvorschriften (Erhitzung auf 133 Grad bei 3 bar und mind. 20 Minuten), sie wurde allerdings in den folgenden Jahren durch zahlreiche Ausnahmen und alternative Verfahren derart aufgeweicht, dass faktisch weder eine harmonisierende Wirkung noch eine effektive Bekämpfung des Erregers von dieser Richtlinie ausging (92/562/EWG).

Doch es finden sich noch weitere deutliche Hinweise für eine Deregulierung des ohnehin schon niedrigen Verbraucherschutzniveaus. Beispielsweise wurde im Dezember 1994 beschlossen, das Fleisch von Rindern, die nach dem 1. Januar 1992 geboren wurden, von der Kennzeichnungspflicht auszunehmen (94/794/EG). Dass dadurch die Wahlfreiheit der Verbraucher eingeschränkt wurde, fand keine Erwähnung. Zur Begründung dieser Maßnahme heißt es lediglich:

„Nach Auffassung des Wissenschaftlichen Veterinärausschusses zeigt das Verfütterungsverbot jedoch zunehmend Wirkung. Zudem gibt es kaum Hinweise auf eine natürliche horizontale Übertragung. Die Gefahr für den Menschen, durch Fleisch von nach dem 1. Januar 1992 im Vereinigten Königreich geborenen Rindern mit dem BSE-Erreger in Berührung zu kommen, ist demnach sehr gering. Der Wissenschaftliche Veterinärausschuß hat empfohlen, die für dieses Fleisch in bezug auf BSE geltenden Beschränkungen aufzuheben" (94/794/EG).

---

30 Abgesehen von den technischen Problemen bei der Futtermittelherstellung ist natürlich auch der einzelne Landwirt nicht vor dem Fehler gefeit, – aus Versehen – die Futtermittel zu vertauschen.

Da der 1993 erreichte Höchststand von 34.829 erkrankten Rindern in Großbritannien 1994 und 1995 (14.475 BSE-Fälle) unterschritten wurde, glaubte man offenbar, die Krise überstanden zu haben (Europäischer Rechnungshof 2001). Dass die neuen BSE-Fälle aufgrund des seit 1988 in Großbritannien geltenden Futtermittelverbotes eigentlich gar nicht hätten auftreten dürfen, blieb unberücksichtigt. Dabei hätten die nach dem Verfütterungsverbot geborenen Rinder zumindest zum Erforschen von alternativen Übertragungswegen oder zur Annahme von Vollzugsdefiziten führen müssen. Doch bis zum März 1996 wurden, außer einigen weniger bedeutsamen Novellierungen, keine neuen Rechtsakte erlassen.

### 4.3 Warum entschied sich die Europäische Kommission für eine nachsorgende Strategie?

Vergleicht man die Problemwahrnehmung der innerhalb der Kommission für Tierseuchen zuständigen Generaldirektion Landwirtschaft mit dem britischen MAFF, so zeigt sich eine verblüffende Ähnlichkeit. Beide vertraten in der Öffentlichkeit jahrelang die Auffassung, dass BSE nicht auf den Menschen übertragbar sei, versuchten durch massiven politischen Druck gegenteilige Hypothesen zu unterbinden und bemühten sich, das Thema von der Öffentlichkeit und der politischen Agenda fern zu halten. Diese auffallende Parallelität in Risikobewertung, -regulierung und -kommunikation kann nicht allein durch das ähnlich gelagerte Interesse an der Stabilisierung des jeweiligen Rindfleischmarktes erklärt werden. Insbesondere das laxe Vorgehen gegen Großbritannien und die Tolerierung von Vollzugsdefiziten in britischen Schlachthäusern sind schon allein aus der Binnenmarktperspektive, die die Kommission ansonsten immer vehement vertrat, nicht nachvollziehbar.

Die Ergebnisse des BSE-Untersuchungsausschusses haben denn auch gezeigt, dass es sich nicht um zufällige Konvergenz, sondern um eine von Großbritannien beeinflusste Kommissionsstrategie handelte, bzw. um eine Kommission, die sich von Großbritannien unter Druck setzen ließ. Dies begann bei der Besetzung des WVA und seiner Untergruppe BSE. Der BSE-Unterausschuss war überwiegend mit Experten und Beamten aus dem britischen Landwirtschaftsministerium besetzt. Der Vorsitz wurde fast immer von Briten geführt, die ebenfalls dem Landwirtschaftministerium nahestanden. Zusätzlich wurden die Protokolle des Ausschusses von einem Kommissionsbediensteten auf Zeit verfasst, der – ebenfalls Brite – vorher Beamter des MAFF gewesen war

(Europäisches Parlament 1997a).[31] Es kann jedenfalls davon ausgegangen werden, dass keine Kritiker des britischen Landwirtschaftsministeriums und seiner BSE-Politik in die Ausschüsse berufen wurden (Interview 12, 14, 6). Der Einfluss der britischen Risikoregulierungsphilosophie auf den Ausschuss ist deshalb naheliegend. Dieser Ausschuss arbeitete direkt der Generaldirektion Landwirtschaft der Europäischen Kommission zu, die nicht nur die Protokolle führte, sondern auch über die Einberufung und Tagesordnungen bestimmen konnte. Erstaunlicherweise hatte der WVA nur wenig Kontakt zum SVA, obwohl beide Ausschüsse von mitgliedstaatlichen Delegierten besetzt waren, so dass allein die Kommission die Verbreitung der Informationen in der Hand hatte (Europäisches Parlament 1997a).

Bedenklich daran ist vor allem der Umgang der Kommission und des WVA mit Minderheitsmeinungen einzelner Wissenschafter, wie das obige Zitat des Generaldirektors Legras zeigt. So vertrat die Kommission die Ansicht, dass der in den wissenschaftlichen Ausschüssen erreichte „Konsens" dazu verpflichte, andere Risikobewertungen nicht mehr öffentlich zu vertreten. Konsens hieß in diesem Zusammenhang nicht, dass die im BSE-Untersuchungsausschuss versammelten Wissenschafter einer Meinung waren, sondern dass die abweichenden Meinungen schlicht nicht dokumentiert wurden (Europäisches Parlament 1997a: 28).[32] Sowohl Berufung als auch Arbeitsweise der wissenschaftlichen Ausschüsse lassen deshalb erhebliche Zweifel an der Unabhängigkeit der Risikobewertungen aufkommen.

Nichtsdestoweniger folgte die Kommission bei ihren Entscheidungen den Empfehlungen des WVA. Dabei gilt es zu bedenken, dass die wissenschaftlichen Stellungnahmen keine reinen „naturwissenschaftlichen" Risikobewertungen enthielten, sondern meist auch die zu treffende Risikomanagemententscheidung vorschlagen, so dass es bereits hier zu einer Vermischung von Fakten und Werten kommt. Die wissenschaftlichen Ungewissheiten, die sich typischerweise in Minderheitsvoten und Expertendissensen zeigen, wurden gar nicht kommuniziert. Eine Veränderung dieser typisch „technokratischen" Risikokommunikation hin zu einer responsiv-partizipatorischen Risikopolitik ist denn auch eine der zentralen Lehren, die nach Meinung der Beteiligten aus der BSE-Krise gezogen werden sollte:

---

31   Bei der Besetzung der wissenschaftlichen Ausschüsse darf jedoch nicht vergessen werden, dass durch die Konzentration der Seuche auf Großbritannien dort auch die meisten BSE-Experten waren, so dass das Ungleichgewicht nicht automatisch als britische Vorteilsnahme verstanden werden kann.
32   Frau Berge aus der GD-Landwirtschaft meinte zu den Stellungnahmen des WVA: „„... Hier handelt es sich um ein im Wege des Konsens verabschiedetes Dokument. Und es ist unmöglich, über sämtliche Punkte eine Einigung zu erzielen, da die Meinungen oftmals voneinander abweichen" (Europäisches Parlament 1997).

„Wir Wissenschaftler müssen uns immer wieder eines klarmachen: wir müssen öfter zugeben, daß wir die Antwort nicht wissen. Wir müssen das laut und deutlich sagen, und dann mit Entscheidungsträgern und Politikern in die Debatte über das Vorsorgeprinzip und die Definition eines akzeptablen Risikos einsteigen" (Anderson, Roy: Europäische Kommission/Europäisches Parlament 1998: 19).

Interessanterweise wurden die wissenschaftlichen Ungewissheiten aber auch nicht dazu verwendet, um von den Vorschlägen des WVA abzuweichen. Im Gegenteil die Beamten der GD Landwirtschaft wiesen in ihren Zeugenaussagen vor dem BSE-Untersuchungsausschuss darauf hin, dass ein Abweichen (im Sinne einer vorsorgenden Regulierung) von den Empfehlungen nicht möglich gewesen wäre, da sie ansonsten im SVA damit gescheitert wären (Europäisches Parlament 1997a: 26). Der am SVA gescheiterte Versuch der Kommission, ein Tiermehlverbot für Schweine einzuführen, belegt diese Einschätzung und zeigt die dominante Rolle der wissenschaftlichen Ausschüsse bei der Regulierung von Risiken.

Stimmt man also der Sichtweise zu, dass der WVA stark von der britischen Denkweise geprägt wurde, so ist es angesichts der dominanten Rolle dieses Ausschusses nicht verwunderlich, dass das Endprodukt, die vom SVA verabschiedeten Kommissionsentscheidungen ebenfalls davon geprägt waren. Eine eigene Handschrift der Kommission lässt sich allenfalls in den Bereichen finden, in denen die Funktionsfähigkeit des Binnenmarktes berührt wurde. Sah die Kommission eine Gefährdung des Binnenmarktes durch nationale Alleingänge der Mitgliedstaaten, dann wurde sie aktiv. Weniger genau nahm sie es mit den Vollzugsdefiziten in Großbritannien. Hier blieben entsprechende Meldungen der europäischen Kontrollstellen im Dickicht der Brüsseler Bürokratie hängen. Auch der Untersuchungsausschuss konnte nicht klären, warum gerade diese Informationen nicht an der Verwaltungsspitze ankamen (Europäisches Parlament 1997a).

Prima facie ist es erstaunlich, dass es der Kommission gelungen ist, diese Politik der Desinformation und Verharmlosung entgegen neuer wissenschaftlicher Erkenntnisse und trotz immens hoher Fallzahlen an BSE-Kühen bis 1996 – also ungefähr 10 Jahre lang – durchzuhalten. Dabei muss natürlich bedacht werden, dass diese Strategie höchst erfolgreich war und ihr eigentliches Ziel, „den Rindfleischmarkt nicht zu gefährden" bzw. „die Verbraucher nicht zu verunsichern", durchaus erreichte. Betrachtet man nämlich den Pro-Kopf-Verbrauch in der EU, so zeigt sich, dass der Rindfleischkonsum von 1986 bis 1996 annähernd konstant geblieben ist (Europäischer Rechnungshof 1998: 21).

Im BSE-Fall zeigte sich in besonderer Weise, dass das Komitologiesystem geradezu prädestiniert ist, Informationen vor der Öffentlichkeit zu verbergen und Verantwortlichkeiten abzuschieben. Allein schon das Fehlen einer europäischen

Öffentlichkeit sorgte dafür, dass weniger mediale Beobachtung als auf nationaler Ebene stattfand. Ferner war das Europäische Parlament als „Teilöffentlichkeit" durch das Komitologieverfahren weitgehend ausgeschaltet. Die Tagungen des Rates und des SVA fanden sowieso hinter verschlossenen Türen statt. Verstärkt wurde dies noch durch die Intransparenz der wissenschaftlichen Ausschüsse, die allein der Kommission zuarbeiteten und deren Stellungnahmen nicht veröffentlicht werden mussten. Der WVA nahm in diesem System eine dominierende Rolle ein, da letztlich nahezu keine Regulierung ohne seine befürwortende Stellungnahme verabschiedet wurde. Dabei hätten rein rechtlich sowohl die Kommission als auch der SVA von seinen Risikomanagementvorschlägen abweichen können. Man hätte sich allerdings dann der Rechtfertigungsmöglichkeit beraubt, im Prinzip nur die Empfehlungen von unabhängigen Wissenschaftlern umzusetzen. Dass die Empfehlungen immer zu Lasten der Verbraucher ausfielen, konnte leicht damit begründet werden, dass wissenschaftlich gesehen kein Beweis für die Übertragung von BSE auf den Menschen existierte. Weitergehende Maßnahmen konnten deshalb als „unverhältnismäßig" und „unwissenschaftlich" bezeichnet werden. So behauptete John Major noch 1995 – dem Jahr, als die ersten Jugendlichen an der neuen Variante der CJK starben –:

> „Es gibt keine wissenschaftlichen Indizien, dass BSE auf Menschen übertragen werden kann oder dass der Verzehr von Beef diese Erkrankungen bei Menschen hervorruft" (Die Welt 2001).

### 4.4 Die Hypothetizität schwindet, die Glaubwürdigkeit auch: Exportverbot für britisches Rindfleisch

Nachdem BSE jahrelang als Tierseuche definiert und dem Verbraucherschutz kaum eine Bedeutung beigemessen wurde, stellt das Jahr 1996 den Wendepunkt in der BSE-Politik auf der europäischen Ebene dar. Vorausgegangen waren zwei Publikationen in der Fachzeitschrift *The Lancet* im Oktober 1995, die eine neue Variante der Creutzfeldt-Jakob-Krankheit bei zwei verstorbenen Jugendlichen diagnostizierten (DEFRA 2003). Ende des Jahres erhöhte sich die Zahl bereits auf drei Tote, ohne dass nennenswerte politische Konsequenzen gezogen wurden. Erst nachdem einige Berichte darüber in den Medien auftauchten – die Fälle also vor einer breiteren Öffentlichkeit diskutiert wurden –, informierte der britische Landwirtschaftsminister Dorell am 20. März 1996 das Parlament über das Auftreten der neuen Krankheit und die Einschätzung der britischen Experten, dass diese neue Variante durch den BSE-Erreger verursacht wurde. Die Einschätzung der von der Regierung beauftragten Experten – dem Spongiform Encephalopathy Advisory Committee (SEAC) – lautete:

„The Spongiform Encephalopathy Advisory Committee have considered 10 cases of CJD which have occurred in people aged under 42 as recently identified by the CJD Surveillance Unit, Edinburgh. The Committee have concluded that the Unit has identified a previously unrecognised and consistent disease pattern. A review of patients' medical histories, genetic analysis to date and consideration of other possible causes, such as increased ascertainment have failed to explain these cases adequately. This is cause for great concern. On current data and in the absence of any credible alternative the most likely explanation at present is that these cases are linked to exposure to BSE before the introduction of the SBO ban in 1989" (Phillips 2000 Vol. 6, § 7.353).

Damit war zwar immer noch kein Kausalitätsbeweis erbracht, dass BSE durch den Konsum von Rindfleisch auf den Menschen übertragbar ist, aber es war die wahrscheinlichste Erklärung für das Auftreten der neuen Krankheit. Diese für die Öffentlichkeit überraschende Änderung der Risikobewertung von „höchst unwahrscheinlich" (wie es von der Southwood Kommission verwendet wurde) in „wahrscheinlich auf den Menschen übertragbar" (durch das SEAC) stürzte sowohl die britische Regierung als auch die Europäische Kommission in eine massive Vertrauenskrise. Nachdem beide Institutionen über 10 Jahre auf die Sicherheit des Rindfleisches und die Gewissheit der wissenschaftlichen Expertisen hingewiesen hatten, war ihre Glaubwürdigkeit nun verspielt. Das Thema dominierte die Titelseiten der europäischen Zeitungen und der europäische Rindfleischmarkt musste massive Einbußen hinnehmen. Mithin trat also genau das ein, was man unbedingt vermeiden wollte: Die europäischen Verbraucher zeigten sich besorgt und änderten ihr Konsumverhalten.

Dessen ungeachtet wollten die EU-Institutionen anfangs ihre ursprüngliche Politik weiterverfolgen. So kam der WVA zwei Tage später (am 22. März 1996) auf einer extra einberufenen Sondersitzung zu dem Ergebnis, dass die beschlossenen und von der britischen Regierung angekündigten Maßnahmen ausreichend seien bzw. sein würden, und empfahl daher keine darüber hinausgehenden Regulierungen. Diesmal wurde der wissenschaftlichen Empfehlung allerdings nicht gefolgt. Die Mitgliedstaaten (bis auf Dänemark und Irland) verhängten aufgrund des großen öffentlichen Drucks nationale Importverbote gegen Großbritannien und auch die Europäische Kommission verhängte daraufhin am 27. März 1996 ein generelles Exportverbot für britisches Rindfleisch, Rinder und Rinderprodukte einschließlich dem seit 1988 überfälligen Exportverbot für Tiermehl, das aus Säugetieren gewonnen wurde (96/239/EG).

Großbritannien blieb insofern bei seiner bisherigen Sichtweise, als es die europäischen Maßnahmen zur BSE-Bekämpfung als ausschließlich (handels-)-politisch motiviert bezeichnete und als wissenschaftlich unbegründet abtat (Zwanenberg/Millstone 2005: 201). Die anderen Mitgliedsländer blieben jedoch bei ihrer Meinung und bestätigten auf einer Ministerratstagung im April 1996 nochmals das von der Kommission verhängte Embargo.

Die britischen Reaktionen auf das Exportverbot waren drastisch und ließen den vorher jahrelang in abgeschotteten Expertenzirkeln ausgetragenen Konflikt endgültig eskalieren. Vermutlich versuchten die britischen Konservativen daraus für die kommenden Wahlen Kapital zu schlagen. John Major kündigte im House of Commons am 21.05.1996 sein weiteres Vorgehen an:

> "without progress towards lifting the ban, we cannot be expected to co-operate normally on other Community business [...] Progress will not be possible in the intergovernmental conference or elsewhere until we have agreement on lifting the ban on beef derivatives and a clear framework in place leading to lifting of the wider ban" (zitiert nach: Westlake 1997: 16).

Ähnlich wie bei Frankreichs „Politik des leeren Stuhls" unter Charles de Gaulle entschloss sich John Major für eine Blockade der Abstimmungsprozesse in der EU. Seit dem 21. Mai 1996 blockierten die britischen Vertreter alle Entscheidungen im Ministerrat, die mit Einstimmigkeit getroffen werden mussten. Zusätzlich reichte die britische Regierung eine Klage vor dem Europäischen Gerichtshof wegen des überzogenen und unwissenschaftlichen Exportverbots ein. Das Vereinigte Königreich begründete die Klage unter anderem mit der fehlenden wissenschaftlichen Grundlage des Embargos.

> „Insbesondere gebe es für das Ausfuhrverbot keine wissenschaftliche Grundlage; es sei ausschließlich oder in erster Linie zur Beruhigung der Verbraucher verhängt worden und um den Rindfleischmarkt zu stützen" (Europäischer Gerichtshof 1996: Nr. 47).

Die Blockade der Entscheidungsprozesse sollte, falls die EU ihren Exportbann nicht aufheben würde, auch für das kommende Gipfeltreffen des Europäischen Rates in Florenz gelten. Bis dahin blockierten die Briten rund 80 Entscheidungen in den europäischen Institutionen (Joffe 1996: 4). Der britischen Regierung gelang es mit dieser Blockadepolitik, an die vorhandene anti-europäische Stimmung im eigenen Land anzuknüpfen. Der Verzehr von britischem Rindfleisch wurde so zur patriotischen Heldentat erhöht. Die britischen Medien und auch die Opposition unter Führung von Tony Blair stellten sich hinter Major und kritisierten das EU-Embargo. Die europaskeptische Stimmung in den Zeitungen, aber auch die Äußerungen von einzelnen Politikern, signalisierten keine Kompromissbereitschaft. So titelte der linksliberale Guardian „Major erklärt Europa den Krieg", das Boulevardblatt Sun rief zum Boykott deutscher Waren auf und der Abgeordnete Graham Riddick meinte „Es wird Zeit, dass wir mit harten Bandagen kämpfen" (Merck et al. 1996: 226). Der BSE-Untersuchungsausschuss bemängelte zu Recht, dass diese von der britischen Regierung geschürte Empörung im „krassen Gegensatz zur gedämpften Reaktion des Vereinigten Königreichs auf frühere Verbote" durch die Vereinigten Staaten und andere Länder stehe (Europäisches Parlament 1997a: 16).[33]

In einem Punkt, der später heftig kritisiert wurde, kam die Kommission der britischen Regierung bereits vor der Ratstagung entgegen. So legte die Kommission eine Entscheidung vor, das Ausfuhrverbot für Gelatine, Samen und Talg aufzuheben (96/362/EG). Die wissenschaftlichen Stellungnahmen waren dazu nicht einheitlich. Der WVA sprach sich dafür aus, wenn vorher das spezifische Risikomaterial entfernt und bestimmte Inaktivierungsverfahren beachtet würden. Die Wissenschaftlichen Ausschüsse für Kosmetik und Lebensmittel und die Europäische Arzneimittelagentur sprachen sich – wenn auch mit unterschiedlichen Regulierungsvorschlägen – gegen eine Lockerung aus (Europäisches Parlament 1997a: 139). Der Aufhebungsvorschlag fand im Mai keine Mehrheit im SVA. Auch auf der Ratstagung im Juni wurde die erforderliche Mehrheit verfehlt. Da es aber auch nicht gelang, eine ablehnende Mehrheit zu Stande zu bringen, erließ die Kommission die Entscheidung (96/362/EG). Nur zwei Tage nach dem Beschluss wurde durch ein wissenschaftliches Gutachten (Inveresk-Studie) der europäischen Gelatinehersteller bekannt, dass die Inaktivierungsmaßnahmen nicht ausreichen, um den BSE-Erreger zu zerstören (Europäisches Parlament 1997a, Anlagen: 196ff). Im Untersuchungsausschuss konnte nicht endgültig geklärt werden, ob die Gelatineindustrie dieses Wissen absichtlich zurückgehalten hatte (wie die Kommission behauptete) oder ob die Kommission trotz dieses Wissens das Exportverbot gelockert hatte, um dem britischen Druck nachzugeben (wie einige interne Dokumente nahe legen: Europäisches Parlament 1997a: 35).

Die von der Kommission als „Erpressung" bezeichnete Politik Großbritanniens war dennoch erfolgreich und gerade die inhärente Logik des Binnenmarktes kam den europakritischen Briten zugute. Auf dem Gipfeltreffen in Florenz – bei dem es eigentlich um Beschäftigungspolitik und Kompetenzen für Europol gehen sollte – konnte schließlich ein Kompromiss gefunden werden. Großbritannien versprach seine Blockadepolitik der EU-Institutionen zu beenden

---

33 Die USA hatten bereits 1987 den Import gestoppt. Zu einem Zeitpunkt also, zu dem das Risiko der Übertragbarkeit auf den Menschen noch wesentlich „hypothetischer" war.

und die anderen Mitgliedstaaten stimmten im Gegenzug einer schrittweisen Aufhebung des Exportverbotes zu. Zusätzlich wurden Finanzhilfen in Höhe von 650 Millionen ECU sowie einen Reservebetrag von 200 Millionen ECU für die vom Rückgang des Rindfleischverbrauchs betroffenen Erzeuger bewilligt (Europäischer Rat 1996). Großbritannien verpflichtete sich, sich einem von der Kommission überwachten Programm zur Ausmerzung von BSE zu unterwerfen. Dieses Programm sah unter anderem vor, sämtliche Rinder über 30 Monaten nicht mehr für den menschlichen Verzehr zu verwenden (96/385/EG).

Die 30-Monatsgrenze wurde von der britischen Regierung abermals als objektiv und wissenschaftlich begründet dargestellt, obwohl es nach wie vor kein Testverfahren für den Nachweis von BSE gab und es sicher auch infizierte Rinder unter 30 Monaten gab (Zwanenberg/Millstone 2005: 201). Davon abgesehen handelte es sich um einen auf der Ratstagung erzielten politischen Kompromiss und nicht um eine „Naturkonstante". Doch auch der Wortlaut des auf der Tagung erzielten Kompromisses verweist darauf, dass angeblich objektive, wissenschaftliche Kriterien ausschlaggebend waren:

„Die entsprechenden Beschlüsse werden ausschließlich anhand von für den Schutz der öffentlichen Gesundheit relevanten Kriterien und anhand objektiver wissenschaftlicher Kriterien sowie auf der Grundlage des von der Kommission gemäß den bestehenden Verfahren zu treffenden Urteils, daß diese Kriterien erfüllt sind, gefaßt" (Europäischer Rat 1996).

Weniger konfliktträchtig war die Festlegung einheitlicher europäischer Standards für die Verarbeitung von Säugetierabfällen bei der Herstellung von Tiermehl, die ebenfalls noch in dem Krisenjahr 1996 verabschiedet wurde. Hier einigte man sich endlich auf das bereits seit Anfang der 90er Jahre diskutierte Erhitzungsverfahren, wie es in der Richtlinie 90/667/EWG festgelegt, anschließend aber wieder völlig aufgeweicht worden war. Dieses Verfahren sollte sowohl Scrapie- als auch BSE-Erreger weitgehend zerstören (96/449/EG). Bis zum Juli 1996 konnte eventuell mit BSE-Erregern kontaminiertes Tiermehl ungehindert hergestellt und beispielsweise an Schweine und Geflügel verfüttert werden. Ermöglicht wurde die Einigung auf europäischer Ebene durch drei Faktoren: Erstens brachte das offizielle Eingeständnis eines Übertragungsrisikos für den Menschen die Risikohypothese auf die Titelseiten der Zeitungen auch außerhalb Großbritanniens. Zweitens war längst aus dem britischen ein europäisches BSE-Problem geworden: In Frankreich, Irland, Portugal und der Schweiz waren heimische Fälle gemeldet worden und auch in Deutschland, Dänemark und Italien waren eingeführte Rinder mit BSE entdeckt worden (European Commission 2003). Drittens war nunmehr völlig unstritig, dass das Tiermehl einer der Übertragungswege für BSE ist, und dass aufgrund der immer wieder neuen BSE-Fälle die bisherigen Regulierungen nicht effektiv waren.

Die Kommission reagierte auf diese „Europäisierung" des Problems lediglich mit nationalen Programmen zur BSE-Bekämpfung: So wurden – neben dem bereits erwähnten Austilgungsprogramm für das Vereinigte Königreich – für Portugal, Frankreich und Irland entsprechende Kommissions-Entscheidungen erlassen (96/381/EG, 97/18/EG, 97/312/EG). Kernpunkte der Programme waren Vorschriften zur Zwangsschlachtung, Kennzeichnung, Überwachung und zum Verbot von spezifischem Risikomaterial (SRM) in der Nahrungs- und Futtermittelkette.

Diese auf einzelne Nationalstaaten zugeschnittenen Maßnahmen zeigen, dass man von genuin europaweiten Regelungen noch weit entfernt war. Gerade die Mitgliedstaaten, die sich 1997 noch BSE-frei wähnten, votierten gegen einschneidende Maßnahmen auf ihren Hoheitsgebieten, so dass in den folgenden Jahren bis 2000 keine nennenswerte europäische Harmonisierung mehr stattfand.[34] Die Länder konnten sich bei ihrer Untätigkeit auf eine in der Zeitschrift *Nature* publizierte Studie berufen, die ein Aussterben der Krankheit um 2001 prognostizierte, ohne dass weitere Bekämpfungsmaßnahmen unternommen werden müssten (DEFRA 2003).

Eine vorsorgende Regulierung ist nicht feststellbar. Einerseits war nun zumindest das Übertragungsrisiko auf den Menschen nur noch in einem schwachen Sinne hypothetisch, andererseits bemühte man sich schon bald wieder um eine Deregulierung der verabschiedeten Maßnahmen. Nachdem sich der Markt wieder beruhigt hatte, beugte man sich dem britischen Druck, das Embargo schrittweise aufzuheben. Mit der Ratsentscheidung vom März 1998 wurden einerseits die Exportbeschränkungen für Großbritannien im Lichte sich erhärtender Beweise für eine Übertragbarkeit von BSE auf den Menschen nochmals bestätigt:

„Im Vereinigten Königreich sind neue Informationen veröffentlicht worden, die die Theorie, wonach der Kontakt mit dem Erreger der spongiformen Rinderenzephalopathie (BSE) mit der neuen Variante der Creutzfeldt-Jakob-Krankheit (CJK) des Menschen in unmittelbarem Zusammenhang steht, weiter untermauern" (98/256/EG).

Andererseits wurden die Beschränkungen für das Gebiet Nordirland aufgehoben, da dort das „Data-Based-Export Scheme" (DBES) und die Veterinärkontroll-

---

34 Eine Ausnahme stellt die Entscheidung 98/272/EG dar, in der die bisherige BSE-Meldepflicht auf eine generelle Überwachung aller TSE-Krankheiten bei Tieren ausgeweitet wurde.

regelungen effizienter seien (98/256/EG).[35] Obwohl der Europäische Gerichtshof inzwischen die Rechtmäßigkeit des Exportverbotes bestätigt hatte (Europäischer Gerichtshof 1998, Rs. C-180/96), wurde der nächste Schritt einer Aufweichung des Exportverbots Ende 1998 beschlossen und als Datum für die Aufhebung des Embargos der 1. August 1999 festgesetzt (98/692/EG, 1999/514/EG).

Für eine zukünftige Risikopolitik ist das EuGH-Urteil dennoch von großer Bedeutung. Erstmals bestätigte der Gerichtshof der Kommission, dass es rechtmäßig war, trotz der verbleibenden Ungewissheiten vorsorgend gehandelt zu haben. Die Klage des Vereinigten Königreichs auf Nichtigkeit des Exportverbotes wurde abgewiesen. In seinen Leitsätzen führt der Gerichtshof weiter aus, dass dieses Handeln nicht gegen den Grundsatz der Verhältnismäßigkeit, der Rechtssicherheit oder das Diskriminierungsverbot verstoße. Interessanterweise sieht der EuGH gerade den Grundsatz der Verhältnismäßigkeit, der bisher einer der Hauptgründe für ein Nichthandeln unter Ungewissheit war, nicht als Hindernis für das Ergreifen von Schutzmaßnahmen:

„Angesichts der völligen Ungewißheit, welche Gefahren von den lebenden Tieren oder den Folgeerzeugnissen ausgehen *könnten* [Herv. d. Verf.] verbot der Grundsatz der Verhältnismäßigkeit der Kommission nicht, die besagten Schutzmaßnahmen zu ergreifen, ohne abzuwarten, bis das Vorliegen und die Größe dieser Gefahren klar dargelegt sind" (Europäischer Gerichtshof 1998, Rs. C-180/96 Nr. 7).

Der Europäische Gerichtshof bestätigte jedoch nicht nur die Rechtmäßigkeit des Exportverbots, sondern in einem späteren Urteil indirekt auch dessen Aufhebung. Zu der Rechtsstreitigkeit kam es, weil Frankreich sich weigerte, der Kommissionsentscheidung 1999/514/EG nachzukommen und seine Grenzen für britisches Rindfleisch, das unter die DBES-Regelung fiel, wieder zu öffnen. Die Kommission sah darin einen Verstoß gegen ihre Entscheidungen (98/692/EG, 1999/514/EG) und befürchtete eine Beeinträchtigung des freien Warenverkehrs. Da Frankreich der Aufforderung sein Importverbot aufzuheben nicht nachkam, leitete die Kommission ein Vertragsverletzungsverfahren ein und wurde darin

---

35 Die durch diese Entscheidung eingeführte datumsgestützte Ausfuhrregelung (DBES) legte fünf Kriterien fest, unter denen Rinder wieder ausgeführt werden durften:
a) Zur Herkunftssicherung sind alle sachdienlichen Angaben zu Geburt, Identität und Bewegungen des Tieres in einer amtlichen Datenbank elektronisch erfasst;
b) es ist mindestens 6 jedoch weniger als 30 Monate alt, was anhand der elektronischen Erfassung seines Geburtsdatums durch die zuständige Behörde ermittelt wird;
c) seine Mutter hat nach seiner Geburt noch mindestens 6 Monate gelebt;
d) seine Mutter ist weder an BSE erkrankt noch ist sie BSE-verdächtig;
e) die Geburtsherde des Tieres und alle Herden, in die es umgesetzt wurde, sind für die Ausfuhr freigegeben.

vom Vereinigten Königreich unterstützt. Der EuGH urteilte zugunsten der Kommission, dass Frankreich durch seine Weigerung das Embargo zu beenden gegen die Kommissionsentscheidungen verstoßen habe, und Frankreich musste seinen nationalen Alleingang aufgeben (Europäischer Gerichtshof 2001: Rs. C-1/00). Dieser Rechtsstreit zeigt erneut, dass sich die Kommission vor allem um das Funktionieren des Binnenmarkts bemühte und sich mit Unterstützung des EuGH damit durchsetzen konnte.

Die Rechtssache C-1/00 zeigt aber – wenn auch etwas versteckt, da es in der Urteilsbegründung keine Rolle mehr spielte –, wie sich die Kommission den Umgang mit Expertendissens zwischen europäischen und nationalen Wissenschaftsinstitutionen vorstellt, und wie mit dem „Restrisiko" von möglicherweise BSE-verseuchtem Rindfleisch aus dem Vereinigten Königreich umgegangen wurde. Die französische Regierung begründete ihre Weigerung, das Embargo zu beenden, mit einem Gutachten der französischen Agentur für die gesundheitliche Unbedenklichkeit von Nahrungsmitteln (AFSSA), dem zufolge nach dem gegenwärtigen Stand der wissenschaftlichen Erkenntnisse „die Gefahr, dass Großbritannien verseuchtes Rindfleisch ausführt, nicht als vollständig gebannt angesehen werden kann" (Schlussanträge des Generalanwaltes Jean Mischo 2001: Nr. 21). Aufgrund dieses verbleibenden Risikos entschloss sich die französische Regierung dazu, ihr Embargo aufrecht zu erhalten. Die französische Risikobewertung widersprach damit der von der Kommission herangezogenen Einschätzung des WLA, dass das Risiko aus der britischen DBES-Regelung nicht höher sei als das Risiko, das in anderen Mitgliedstaaten bestehe:

„the SSC considers that the measures taken by the UK make any risk to human health from the UK DBES at least comparable to that in other European Member States" (Scientific Steering Committee 1999: 14).

In dieser Auseinandersetzung, welches denn nun die richtige Expertise sei, bezog die Kommission eindeutig Stellung zugunsten ihrer wissenschaftlichen Ausschüsse und machte geltend, dass:

„ein Mitgliedstaat nicht unter Berufung auf das wissenschaftliche Gutachten einer nationalen Stelle seine eigene Beurteilung der Risiken an die Stelle der Beurteilung setzen kann, die die Kommission im Rahmen ihrer Befugnisse vorgenommen hat" (Schlussanträge des Generalanwaltes Jean Mischo 2001: Nr. 78).

Der Generalanwalt folgte in seiner Stellungnahme dieser von der Kommission vorgenommenen Hierarchisierung von wissenschaftlicher Expertise und stimmte ihr zu, dass sich ein Mitgliedstaat nicht hinter das Gutachten einer nationalen wissenschaftlichen Instanz zurückziehen kann, insbesondere dann, wenn der

WLA die Einwände des Gegengutachtens für unbegründet hält (Schlussanträge des Generalanwaltes Jean Mischo 2001: Nr. 120). Interessanterweise fügte er die Bemerkung hinzu, dass ansonsten die Autorität der Gutachten des WLA in Frage gestellt werden würde (Schlussanträge des Generalanwaltes Jean Mischo 2001: Nr. 121). Dies dürfte zweifelsfrei die Außenwirkung von Expertendissensen sein, jedoch ist dieses Argument schwerlich dazu geeignet, eine plausible Begründung abzugeben, warum gerade die Gutachten des WLA wissenschaftlich exzellenter sein sollten als die der AFSSA. Weder ein Blick auf die Strukturen von AFSSA und WLA noch der Inhalt der Gutachten selbst liefert ein plausibles Argument, warum dem WLA der Vorzug zu geben sei.[36] Politische Interessen könnten sowohl der französischen Regierung als auch der Kommission unterstellt werden. Der Expertendissens wurde jedoch nicht aufgelöst, da die französische Regierung die Verteidigungsstrategie wechselte und sich infolgedessen in ihrer Klagebeantwortung nicht mehr auf das Gutachten der AFSSA berief. Die Frage der divergierenden Expertengutachten war juristisch betrachtet nicht mehr relevant und wurde auch nicht weiter erörtert. Vermutlich aus dem Wissen um die mangelnde naturwissenschaftliche Kompetenz bemühte sich der Europäische Gerichtshof in seinem Urteil ebenfalls nicht um eine Beantwortung dieser zentralen Frage (Szawlowska 2004).

Das einseitig am Funktionieren des gemeinsamen Marktes ausgerichtete Risikomanagement der Kommission wurde noch von einem weiteren Akteur scharf kritisiert. Inzwischen hatte der vom Europäischen Parlament eingesetzte Untersuchungsausschuss seinen endgültigen Bericht vorgelegt und ein vernichtendes Urteil über das Risikomanagement der Kommission gefällt. Er warf ihr vor, die Rinderseuche verharmlost zu haben, weil ihr der Binnenmarkt wichtiger war als die Berücksichtigung von möglichen Gesundheitsrisiken. Anstatt das Vereinigte Königreich wegen seiner Vollzugsdefizite anzuklagen, habe sie zu Unrecht den Mitgliedstaaten mit Vertragsverletzungsverfahren gedroht, die, um Gesundheitsschutz bemüht, nationale Alleingänge versuchten. Ein schwerwiegender Fehler sei es gewesen, dass die Kommission ihren Kontrollpflichten nicht nachgekommen sei, da trotz deutlicher Hinweise auf Vollzugsdefizite keine Inspektionen im Vereinigten Königreich stattfanden. Ferner habe die Kommission nicht beachtet, dass die BSE-Untergruppe des WVA von britischen Wissenschaftlern dominiert war, die ausschließlich Empfehlungen zugunsten der britischen Rinderzüchter abgaben. Die BSE-Bekämpfungsmaßnahmen der Kommission seien daher unzureichend gewesen. Außerdem sei das ganze Komitologieverfahren intransparent und die Organisation wissen-

---

36  Das Gegenteil dürfte der Fall sein, ist doch die Ressourcenausstattung der AFSSA dem WLA deutlich überlegen.

schaftlicher Politikberatung reformbedürftig (Europäisches Parlament 1997a). Auf diese Kritik folgte ein detaillierter Maßnahmenkatalog, um zukünftig derartige Fehler im Risikomanagement zu vermeiden. Die Verbesserungsvorschläge bezogen sich sowohl auf die BSE-Politik im Speziellen als auch auf allgemeine institutionelle Reformen (vgl. Kapitel 7).

Die Kommission, die diese Vorwürfe nicht wirklich entkräften konnte, sah sich unvermittelt einem Parlament gegenüber, das dabei war, Stimmen für einen Misstrauensantrag nach Artikel 201 EGV zu sammeln. Da es unklar war, ob die nötige Zweidrittelmehrheit zustande kommen würde, wurde ein alternativer Weg eingeschlagen, der sich im Nachhinein jedoch als äußerst erfolgreich erwies. Das Parlament drohte der Kommission mit einem „bedingten Misstrauensvotum", sollte sie die im Untersuchungsbericht angemahnten Reformen nicht umsetzen. Das heißt, man sammelte die Stimmen, die zur Einbringung eines Misstrauensvotums benötigt wurden, brachte es aber nicht ein, sondern gab der Kommission die Chance, bis zum Ende des Jahres die Vorschläge des Parlaments umzusetzen. Falls die Kommission bis dahin die rund 70 Empfehlungen nicht oder nur unzureichend umgesetzt haben sollte, wollte man dann den Misstrauensantrag einbringen:

> „Wenn wir nun sagen, wir wollen dieses Mißtrauensvotum nicht jetzt durchziehen, dann hat es auch damit zu tun, Herr Santer, daß wir wissen: Sie sind ein Meister der Ankündigung! [...] Deswegen war die Auseinandersetzung im Untersuchungsausschuß über dieses Mißtrauensvotum ziemlich lang und ziemlich intensiv. [...] Wir gingen davon aus, daß Sie heute sagen: Das interessiert uns nicht. Dann hätten wir das Mißtrauensvotum jetzt eingebracht; die Stimmen liegen vor, das notwendige Zehntel der Unterschriften haben wir gesammelt. Uns war klar, daß Sie dies ankündigen würden; also geben wir Ihnen ein Jahr Bewährung, und dann werden wir sehen, was von diesen Forderungen eingelöst wird. [...] Kommt das, dann wird es das Mißtrauensvotum im Dezember nicht geben, das ist ziemlich klar. Kommt es nicht, dann werden wir dieses Mißtrauensvotum durchführen" (Graefe zu Baringdorf 1997).

Diese innovative Idee einiger Mitglieder des Untersuchungsausschusses, die keineswegs in der Geschäftsordnung des Parlaments vorgesehen war, konnte sich nach anfänglichem Zögern der Fraktionsführungen – insbesondere der SPE – schließlich durchsetzen (Böge 2001). Es wurde ein neuer Untersuchungsausschuss eingesetzt, der den Fortgang der Reformen überwachen sollte (Europäisches Parlament 2001b). Die Kommissionsbediensteten mussten regelmäßig dort erscheinen und über den Stand der Dinge berichten. Als der Ausschuss für die Weiterbehandlung der Empfehlungen zu BSE im November 1997 seinen Bericht vorlegte, waren die meisten Vorschläge des Parlaments bereits umgesetzt oder auf den Weg gebracht (Böge 1997).[37] So wurde eine neue Generaldirektion für Verbraucherschutz geschaffen, die auch für Lebensmittelsicherheit und die wissenschaftlichen Ausschüsse zuständig sein sollte. Die sechs alten wissenschaftlichen Ausschüsse[38] wurden aufgelöst, neu besetzt und umstrukturiert, so dass es nunmehr acht wissenschaftliche Ausschüsse gab (97/579/EG).[39] Die Kompetenz für die Risikobewertung von BSE wurde einem interdisziplinär besetzten Wissenschaftlichem Lenkungsausschuss (WLA) zugeordnet, der die Tätigkeiten der anderen Ausschüsse koordinieren sollte (97/404/EG). Für die Veterinärkontrollen wurde eine eigene unabhängige Agentur, das Lebensmittel- und Veterinäramt (LVA), eingerichtet. Die wissenschaftlichen Stellungnahmen wurden der Öffentlichkeit zugänglich gemacht (97/579/EG).

Die von der Kommission vorgenommene Umorganisation der Dienststellen und der wissenschaftlichen Politikberatung brachte für den weiteren Verlauf der BSE-Regulierung eine neuerliche Wendung, denn nun zeigte sich, dass nicht mehr die wissenschaftlichen Ausschüsse oder die Kommission weitergehende Risikoregulierungen verhinderten, sondern vor allem die Mitgliedstaaten (Fischer 2005b). Die Kommission hatte sich einem neuen Ansatz in der Verbraucherpolitik verschrieben, der ein höheres Sicherheitsniveau vorsah.

Diese neue Ausrichtung zeigte sich eindrucksvoll an der von der Kommission vorgeschlagenen Entscheidung 97/534/EG, die die Entfernung von spezifischem Risikomaterial aus der Lebens- und Futtermittelkette vorsah und die bestimmte Schlachtmethoden, bei denen eine Gefahr der Kontamination mit dem BSE-Erreger bestand, verbieten wollte. Für Großbritannien galt bereits seit 1990, dass besonders mit Erregern belastetes Gewebe (wie Gehirn und Rückenmark) nicht mehr aus dem Vereinigten Königreich ausgeführt werden durfte, wenn die Rinder bei der Schlachtung älter als sechs Monate waren (90/200/EWG). Diese in den Folgejahren mehrmals geänderte Vorschrift wurde allerdings nicht über das Hoheitsgebiet des Vereinigten Königreichs (VK) ausgedehnt, bis 1996 – aufgrund des Auftretens der neuen Variante der Creutzfeldt-

---

37  Nicht durchsetzen konnte sich das Parlament mit den Forderungen nach Disziplinarmaßnahmen gegen Kommissionsbeamte, der Rückforderung der Kosten von BSE und einer Verwaltungsklage gegen den britischen Landwirtschaftsminister wegen Nichterscheinen vor dem Untersuchungsausschuss.
38  Wissenschaftlicher Ausschuss für Lebensmittel, Wissenschaftlicher Veterinärausschuss, Wissenschaftlicher Ausschuss für Futtermittel, Wissenschaftlicher Ausschuss für Kosmetologie, Wissenschaftlicher Ausschuss für Schädlingsbekämpfungsmittel, Wissenschaftlicher Ausschuss für Toxizität/Ökotoxizität.
39  Wissenschaftlicher Ausschuss für: Lebensmittel, Futtermittel, Tiergesundheit und artgerechte Tierhaltung, Veterinärmedizinische Maßnahmen in Zusammenhang mit der öffentlichen Gesundheit, Pflanzen, Kosmetische Mittel und für den Verbraucher bestimmte Non-Food-Erzeugnisse, Arzneimittel und Medizinprodukte, Toxizität/Ökotoxizität und Umwelt.

Jakob-Krankheit – schließlich der Versuch von der Kommission unternommen wurde, spezifisches Risikomaterial auch in anderen Mitgliedstaaten aus der Lebensmittelkette zu entfernen:

„Angesichts der Informationen über das Auftreten von Fällen einer neuen Variante der Creutzfeldt-Jakob-Krankheit im Vereinigten Königreich kann das Risiko einer Übertragung des Erregers von boviner spongiformer Enzephalopathie (BSE) auf den Menschen oder auf andere Tiere nicht ausgeschlossen werden" (97/534/EG).

Die Kommission folgte dabei einer Stellungnahme des WVA und einer Empfehlung der WHO. Da man inzwischen auch die Möglichkeit der Übertragung auf andere Tiere (insbesondere Schafe und Ziegen) in Betracht zog und die Hypothese, dass BSE sich aus Scrapie entwickelt habe, nach wie vor im Raum stand, wurde versucht, die Bestimmungen auch auf Ziegen und Schafe auszudehnen, so dass sich die BSE-Bekämpfung zu einer umfassenderen TSE-Ausrottungspolitik wandelte, die nun für alle Mitgliedstaaten gelten sollte unabhängig von ihren tatsächlichen TSE-Fällen. Obwohl also in einigen Staaten noch keine BSE-Fälle identifiziert wurden, es sich also lediglich um ein hypothetisches Risiko handelte, sollte vorsorgend das Risikomaterial entfernt werden. In einer Stellungnahme im Oktober 1996 legte der WVA eine neue Definition des SRM vor:

„Der Wissenschaftliche Veterinärausschuß hat daher empfohlen, spezifiziertes Risikomaterial, definiert als Gehirn, Rückenmark und Augen von über zwölf Monate alten Rindern, Schafen und Ziegen sowie Milz von über sechs Monate alten Schafen und Ziegen, in allen Ländern oder Regionen, in denen ein potentielles Risiko besteht, aus der Nahrungs- und Futtermittelkette zu entfernen" (97/534/EG).

Trotz ihres vorsorgenden Charakters fiel diese Empfehlung des WVA hinter die bereits in Großbritannien geltenden Bestimmungen des SRM zurück. Im Folgenden galten zwei verschiedene Definitionen des spezifischen Risikomaterials, eine lange Liste für das Vereinigte Königreich und eine kurze für die übrigen Staaten: So fehlten bei der kurzen Liste Thymusdrüse, Milz und der distale Ileum von Rindern. Auch das Alter der Rinder, ab der diese Bestimmungen greifen sollten, war nicht 6 Monate wie im VK, sondern auf 12 Monate heraufgesetzt worden. Die Existenz der verschiedenen Definitionen weist letztlich auf eine gewisse Beliebigkeit der Grenzziehung bzw. ihre Politisierung hin, da die umfassendere, für das VK geltende Definition, trotz ihrer handelsverzerrenden Wirkung weiterhin ihre Gültigkeit behielt.

Der 1997 neu gegründete WLA, der nun die Risikobewertungen des abgeschafften WVA übernahm, legte 1997 vor dem Hintergrund neuer wissenschaftlicher Erkenntnisse und Empfehlungen des Internationalen Tierseuchenamtes eine nochmals erweiterte Liste des spezifischen Risikomaterials vor. Im Laufe der Jahre wurde die Liste des potentiell gefährlichen Materials immer länger. So kamen bis zum Jahr 2000 unter anderem die Hypophyse, Spinalganglien, Wirbelsäule, Darm und Lunge hinzu (2000/418/EG). Die Kommission folgte diesen Risikobewertungen des WLA, scheiterte aber mit ihrer Initiative immer wieder am Ständigen Veterinärausschuss bzw. dem Rat der Landwirtschaftsminister. Vom ersten Vorschlag bis zum Inkrafttreten des Verbotes von spezifischem Risikomaterial vergingen über vier Jahre. Immer wieder legte die Kommission einen veränderten Entwurf vor, der dann im Komitologieverfahren scheiterte bzw. dessen Inkrafttreten immer wieder verschoben wurde (97/866/EG, 98/248/EG, 98/745/EG, 1999/881/EG, 2000/418/EG). Dabei wäre eine frühe Einigung immens wichtig gewesen, da sich nun in Portugal ein ähnlicher Krisenverlauf wie in Großbritannien zeigte. Aufgrund der unzureichenden Regelungen und deren mangelhafter Umsetzung vervierfachten sich von 1997 bis 1998 die BSE-Fälle in Portugal (Europäischer Rechnungshof 2001).

Die anfängliche Blockadehaltung des SVA ist dennoch wenig erstaunlich, da die Klassifizierung als SRM ein landwirtschaftliches Produkt quasi in Sondermüll verwandelte, das unter strengen Auflagen entsorgt werden musste. Hier standen sich die Interessen der Mitgliedstaaten mit vielen BSE-Fällen (Großbritannien und Portugal) den Mitgliedstaaten mit keinen (Deutschland, Spanien, Italien) oder nur sehr wenigen (Frankreich) gegenüber. Die Mitgliedstaaten mit zahlreichen BSE-Fällen fanden in der Kommission einen Verbündeten, der aus dem Interesse an einem einheitlichen Binnenmarkt ein strenges SRM-Verbot EU-weit durchsetzen wollte. Die zuständige Kommissarin für Verbraucherschutz Emma Bonino meinte auf einer Konferenz dazu:

„Die zweite Überlegung, die ich mit Ihnen teilen möchte, betrifft die spezifizierten Risikomaterialien, die SRM genannt werden. Wie Sie wissen, ist es den Mitgliedstaaten nicht gelungen, sich in dieser Frage auf einen gemeinschaftlichen Ansatz zu einigen. Was ist der Hauptgrund dafür? Wir müssen feststellen, daß es uns nicht gelungen ist, die Mitgliedstaaten, die bisher von BSE verschont geblieben sind, zu überzeugen, daß die Maßnahmen zur Beseitigung der Risikomaterialien wichtig und gerechtfertigt sind" (Europäische Kommission/Europäisches Parlament 1998: 6).

Neben dem rein „wissenschaftlich" anmutenden Streit um die adäquate Bestimmung des Risikopotentials von Rindergewebe standen bei den Mitgliedstaaten durchgängig agrarwirtschaftliche Interessen im Hintergrund. Dabei zeigte sich, dass der Ständige Veterinärausschuss durchaus die Stellungnahmen der wissenschaftlichen Ausschüsse ablehnen konnte, denn er verwies zwei Entscheidungen an den Rat (97/534/EG, 2000/481/EG) und verhinderte durch seine

Vetomacht lange Zeit die von der Kommission vorgeschlagenen Regelungen, bis er Ende 2000 seine Politik grundlegend änderte. Doch auch die Kommissionsentscheidung 2000/418/EWG konnte nur in Kraft treten, weil kein ablehnender Beschluss im Rat zustandekam (Krapohl 2003). Mit dieser Entscheidung war die Definition des SRM aber keineswegs abgeschlossen. Bereits 2001 erweiterte der WLA in seinen Stellungnahmen erneut die Liste der SRM (2001/2/EG, 2001/233/EG). Die Kommission folgte in ihren Gesetzesvorschlägen vollständig seinen Empfehlungen und der SVA stimmte nun ohne Bedenken zweimal einer Erweiterung der SRM-Liste zu.

### 4.5 Die TSE-Verordnung: Warum kam es zum Kurswechsel in der BSE-Politik?

Nachdem die Mitgliedstaaten (das VK ausgenommen) jahrelang eine Ausweitung der SRM-Liste verhindert hatten und sich zudem bis dahin erfolgreich gegen eine aktive BSE-Überwachung innerhalb ihrer Hoheitsgebiete gewehrt hatten, drängt sich die Frage auf, was diesen überraschenden Kurswechsel ausgelöst haben könnte.

Die Antwort ist schnell gefunden: Zu dieser Wende bei der Regulierung des SRM kam es, weil in zahlreichen blockierenden Mitgliedstaaten die ersten BSE-Fälle auftauchten. Im Laufe des Jahres 2000 wurden in Deutschland, Dänemark und Spanien die ersten heimischen BSE-Rinder von offizieller Seite bestätigt. Nach der gemeinschaftsweiten Einführung der post mortem-Schnelltests am 1.1.2001 (2000/374/EG) stiegen die BSE-Fälle rapide an, so dass 2001 nur noch Schweden BSE-frei war (European Commission 2003).[40]

In den Mitgliedstaaten vollzog sich nun ein ähnlicher Vertrauensverlust, wie ihn die Kommission und Großbritannien bereits 1996 erfahren mussten. Die Sicherheitsversprechen der nationalen Regierungen „wir sind BSE-frei" waren widerlegt und die nationalen Strategien, die nur darauf bedacht waren, britisches Rindfleisch vom heimischen Markt zu verbannen, waren ad absurdum geführt.[41] Die Verbraucher reagierten mit Konsumverweigerung. Der europäische Rindfleischmarkt brach erneut – diesmal viel stärker als noch 1996 – zusammen. Die Glaubwürdigkeit der politischen Institutionen, die die Sicherheitsversprechen

---

40  Schweden hatte übrigens bereits 1987 die Verfütterung von Tiermehl an Wiederkäuer verboten.
41  So hatten Frankreich und Deutschland ihre nationalen Importverbote für britisches Rindfleisch nach wie vor aufrechterhalten. Dies veranlasste die Kommission im Januar 2000 ein Vertragsverletzungsverfahren gegen Frankreich einzuleiten. Auch Deutschland wurde damit gedroht (DEFRA).

abgegeben hatten, war erschüttert. Der BSE-Skandal führte deshalb in vielen Mitgliedstaaten zu strukturellen Reformen der Lebensmittelpolitik (Fischer 2007a). Dabei waren sowohl die Glaubwürdigkeitskrise als auch die Konsumentenreaktionen bereits vorher absehbar, da das Übertragungsrisiko über ein hohes Mobilisierungspotential verfügt und damit von öffentlichem Interesse ist (Jacob 1996). Zusätzlich warnten die Experten auf EU-Ebene bereits frühzeitig vor dem geographischen BSE-Risiko, so dass es nur eine Frage der Zeit schien, bis die ersten heimischen Fälle auftauchen würden. So meinte der Vorsitzende des WLA 1998 auf einer von der Kommission und dem Europäischen Parlament veranstalteten BSE-Konferenz:

> „wir im Wissenschaftlichen Lenkungsausschuß meinen, daß Sie die Exposition in der Europäischen Gemeinschaft unterbewertet haben. Wir teilen nicht die ziemlich naive Vorstellung von den Landesgrenzen, die im Moment offenbar vorherrscht" (Europäische Kommission/Europäisches Parlament 1998: 69).

Das Erstaunliche an diesem Prozess ist, dass hier offenbar ein eindrucksvoller Fall von Nichtwissenwollen bei einigen Mitgliedstaaten vorlag. Der WLA hatte sich im Auftrag der Kommission seit 1998 damit beschäftigt, geographische Risikobewertungen der Mitgliedstaaten, aber auch von Drittländern zu erstellen. Dies war keineswegs ein Projekt, das nur von der Kommission verfochten wurde, um mit der höchst unterschiedlichen BSE-Inzidenz in den Mitgliedstaaten umzugehen, auch das Internationale Tierseuchenamt bemühte sich um derartige Risikobewertungen, da sie ebenfalls den internationalen Handel betrafen. Es dauerte jedoch bis zum Juli 2000, bis der ca. 60 Seiten starke Bericht zum geographischen BSE-Risiko (GBR) fertiggestellt war. Gegenüber den früheren Versionen, die sich noch hauptsächlich mit der wissenschaftlichen Methodik der Risikobewertung beschäftigten, enthielt der Bericht nun auch umfassende Risikobewertungen von 23 Ländern (Scientific Steering Committee 2000). Der Bericht teilte die geographischen Gebiete in vier Risikokategorien ein. Wenig überraschend wurden Portugal und das VK in die höchste Kategorie 4 eingeordnet. Für einige Mitgliedstaaten war allerdings die Einstufung in Kategorie 3 höchst brisant, da sie der offiziellen Sicherheitsrhetorik widersprach.

So kam der WLA zu dem Schluss, dass das Vorliegen von BSE in den Ländern Italien, Spanien und Deutschland „wahrscheinlich, aber nicht bestätigt" sei (Risikostufe 3). Dass es bisher keine offiziell gemeldeten Fälle gab, erklärte er damit, dass diese lediglich unterhalb der Nachweisgrenze der in den Ländern vorhandenen Überwachungssysteme lägen. Für Österreich, Finnland und Schweden prognostizierte er dagegen, dass BSE-Fälle tatsächlich unwahrscheinlich sein dürften, aber nicht ausgeschlossen werden könnten.

*Tabelle 7:* Geographisches BSE-Risiko

| Risikostufe | Wahrscheinlichkeit der Erkrankung an BSE |
|---|---|
| 1 | Höchst unwahrscheinlich |
| 2 | Unwahrscheinlich, aber nicht ausgeschlossen |
| 3 | Wahrscheinlich, aber nicht bestätigt oder in geringem Umfang bestätigt |
| 4 | In größerem Umfang bestätigt |

Quelle: Scientific Steering Committee 2000

Spätestes jetzt hätte man in Italien, Spanien und Deutschland die Bevölkerung darauf vorbereiten müssen, dass früher oder später der erste BSE-Fall auftauchen könnte. Dies gilt umso mehr als man sich auf europäischer Ebene auf die Einführung eines verpflichtenden BSE-Schnelltests verständigt hatte, der seit 1999 verfügbar war (2000/374/EG). Seit Januar 2001 mussten alle über 30 Monate alten Rinder auf BSE getestet werden, wenn sie für den menschlichen Verzehr bestimmt waren. Aufgrund des geringen geographischen BSE-Risikos in Österreich, Finnland und Schweden galten für diese Länder Ausnahmeregelungen. Mit diesen aktiven Testvorschriften, so hatte schon das Beispiel Schweiz gezeigt, ließ sich die BSE-Überwachung nachhaltig verbessern und man konnte davon ausgehen, dass, wenn mehr bzw. überhaupt getestet wird, dann werden auch mehr Fälle auftauchen.[42]

Die niederländische Regierung, die früher ebenfalls auf die BSE-Freiheit und die Sicherheit des niederländischen Rindfleisches hingewiesen hatte, änderte ihre Risikokommunikation rechtzeitig. Sie wies die Bevölkerung in einer großen Anzeigenkampagne darauf hin, dass ein Ansteigen der gemeldeten BSE-Fälle nicht eine Erhöhung des BSE-Risikos bedeuten würde (Oosterveer 2002). Der niederländische Rindfleischverbrauch blieb denn auch weitgehend konstant.

Nichtsdestotrotz wurde gerade die Bundesrepublik durch den ersten heimischen BSE-Fall im November 2000 in eine schwere Krise gestürzt, die zum Rücktritt des Landwirtschaftsministers und der Gesundheitsministerin führte und

---

42 Einschränkend muss jedoch hinzugefügt werden, dass die Schnelltests nicht am lebenden Rind durchgeführt werden konnten und dass sie BSE auch nur in einem späten Stadium nachweisen konnten, so dass ein negatives Testergebnis nicht „garantiert BSE-frei" bedeutete.

eine umfassende Reform des gesundheitlichen Verbraucherschutzes in Deutschland einleitete (Fischer 2007a).

Da nun auch die letzten Blockierer im Rat ihren Widerstand aufgaben, war der Weg für eine weitergehende europäische BSE-Regulierung frei (Houssay 27.11.2000). Bereits noch im Dezember 2000 wurde ein vollständiges Tiermehlverbot erlassen (2000/766/EG). Gestützt auf eine Empfehlung des WLA, der sich nun plötzlich (vier Tage nach dem ersten deutschen BSE-Fall) für ein vorübergehendes Verbot aussprach, da er eine Kreuzkontamination von Futtermitteln für Rinder mit Futtermitteln für andere Tiere im Herstellungsprozess annahm, stimmte der Rat diesem Vorschlag zu. Damit wurde ein altes Problem gelöst, das im Prinzip seit Anfang der 90er Jahre bekannt war. So hatte der europäische Verband der Tiermehlhersteller bereits 1990 den WVA darauf aufmerksam gemacht, dass eine strikte Trennung bei der Tiermehlherstellung aus technischen Gründen kaum möglich ist und einige Mitgliedstaaten führten genau aus diesem Grund nationale Tiermehlverbote ein (Europäischer Rechnungshof 2001). Die nach der Verschärfung der Tiermehlregulierung geborenen Rinder zeigten denn auch, dass hier offensichtlich nach wie vor Vollzugsdefizite vorhanden waren. Zumindest den EU-Kontrolleuren war bekannt, dass die Standards zur Tiermehlherstellung nicht überall eingehalten wurden. In den vom europäischen Lebensmittel- und Veterinäramt erstellten Kontrollberichten wurden diese Defizite auch regelmäßig angemahnt (Europäischer Rechnungshof 2001). Problematisch waren diese Vollzugsdefizite vor allem deshalb, da man sich zugleich bis Ende 2000 nicht auf ein Verbot des SRM einigen konnte. Die gerade im SRM gehäuft vorkommenden BSE-Erreger wurden deshalb vermutlich nicht abgetötet.

Die Kommission und bemerkenswerterweise auch der WLA blieben trotz der bekannten Probleme merkwürdig untätig. Erst am 28. November 2000 empfahl der WLA in einer Stellungnahme, ein vorübergehendes, aber vollständiges Verbot von Tiermehl zu erlassen. Es sollte so lange bestehen bleiben, bis das Problem der Kreuzkontaminationen technisch gelöst sei. Nachdem dieser Vorschlag im SVA scheiterte, stimmte der Rat – gegen den Willen von Finnland und Deutschland – diesem Vorschlag in seiner Entscheidung vom 4. Dezember in abgeschwächter Form zu, so dass ab 1.1.2001 ein befristetes Tiermehlverbot für alle landwirtschaftlichen Nutztiere, die zur Nahrungsmittelproduktion gehalten wurden, in der EU galt (2000/766/EG).[43]

Inzwischen hatte die Kommission – federführend war die neugeschaffene GD SANCO – einen Vorschlag für eine umfassende Verordnung zur Bekämpfung aller TSE-Krankheiten erarbeitet. Er sollte die bisherigen unzähligen

---

43  Das Verbot galt nicht für Fischmehl oder Gelatine von Nichtwiederkäuern.

Entscheidungen zusammenfassen und eine einheitliche Rechtsgrundlage schaffen (1998/623). Das Europäische Parlament schlug eine Reihe von Änderungen vor, die – wenn man von den Vorschlägen zur Stärkung der Machtposition des Parlaments einmal absieht – alle einen vorsorgeorientierten Charakter hatten (Europäisches Parlament 2000). So konnte es verhindern, dass bei der Definition von „BSE-verdächtigen Tieren" eine willkürliche Altersgrenze von 20 Monaten eingezogen wurde, unter der kein Seuchenverdacht bestehen sollte (Europäisches Parlament 2000: Änderungsantrag 9). Bei der Regulierung der Tiermehlverfütterung erreichte das Parlament, dass über das bereits geltende Verbot der Verfütterung an Wiederkäuer hinausgehend auch der Export und die Lagerung von Futtermitteln für Gebiete mit hohem BSE-Risiko verboten wurde (Europäisches Parlament 2000: Änderungsantrag 22). Nicht durchsetzen konnte es sich mit der Forderung, dass im Falle eines amtlich bestätigten TSE-Befundes vorsorglich alle gefährdeten Tiere (d.h. im Normalfall die komplette Herde) getötet und unschädlich beseitigt werden müssen. Hier einigte man sich nur auf ein Verbringungsverbot des betroffenen Betriebes (999/2001/EG: Artikel 13).

Im Mai 2001 einigten sich das Europäische Parlament und der Rat auf der Grundlage des Mitentscheidungsverfahrens auf einen gemeinsamen Vorschlag, so dass die Verordnung am 1. Juli 2001 in Kraft treten konnte (999/2001/EG). Als Rechtsgrundlage wurde der in Maastricht eingeführte Artikel Gesundheitsschutz gewählt (Art. 152 EGV). Die wesentlichen Inhalte der Verordnung, die seitdem den rechtlichen Rahmen für die TSE-Bekämpfung vorgibt, sind:

- Epidemiologische Überwachung aller TSE-Krankheiten (Meldepflicht, Schnelltests, Kennzeichnungsvorschriften)
- Entfernungsvorschriften von spezifischem Risikomaterial
- Tiermehl-Verfütterungsverbot
- Inaktivierung des Erregers durch Verfahrensvorschriften
- Maßnahmen bei TSE-Feststellung
- Einteilung nach geographischem BSE-Risiko

Als Neuerung gegenüber den bisherigen Kommissionsentscheidungen kann die verbindliche Einführung des geographischen BSE-Risikos gelten. Dabei orientierte man sich an den Vorarbeiten des WLA zur Ermittlung des GBR. Durch die Verordnung wird festgelegt, dass der BSE-Risikostatus des jeweiligen Landes für die Maßnahmen zur BSE-Bekämpfung ausschlaggebend sein soll (je höher die BSE-Inzidenz, desto schärfer die Maßnahmen). Bei den Vorschriften zur TSE-Bekämpfung konnte man sich nicht zu einer verbindlichen Kohortenkeulung durchringen, so dass den Mitgliedstaaten ein großer Spielraum an Maßnahmen bleibt, wenn ein TSE-Fall offiziell bestätigt wird.

Flankiert wurden diese risikoreduzierenden Maßnahmen durch spezifische Schlachtungsprogramme zur Marktbereinigung, Forschungsförderung zu TSE und Überwachung der Umsetzung durch verstärkte Veterinärkontrollen seitens des LVA. Dieses Maßnahmenbündel bildete den vorläufigen Abschluss der BSE-Politik auf europäischer Ebene.

### 4.6 Die BSE-Regulierung auf dem Weg zu einer vorsorgenden Risikopolitik?

Selbst nach dem Wendejahr 1996 war die BSE-Regulierung von politischen Entscheidungen unter den Bedingungen von wissenschaftlicher Ungewissheit und Nichtwissen geprägt. Noch 1998 konnte der Generaldirektor der GD SANCO Horst Reichenbach auf einer vom EP und der Kommission gemeinsam veranstalteten Konferenz über die Lehren der BSE-Krise feststellen:

„Es besteht weiterhin Ungewißheit darüber, wie viele Menschen wohl von der neuen Variante von Creutzfeldt-Jakob-Krankheit befallen werden. Wir haben keine Klarheit über den Übertragungsmechanismus. Wir haben keine Einstufung der Länder nach BSE-Risiko. Wir haben keine verläßlichen Ergebnisse, welchem Risiko Menschen durch den Verzehr von Rinderprodukten ausgeliefert sind. Wir haben Ungewißheit darüber, ob es in der freien Natur BSE-infizierte Schafe gibt. Wir haben Zweifel daran, wie viele verdeckte Fälle von BSE es innerhalb der Gemeinschaft gibt, und es gibt keinen europaweit validierten Post-Mortem-Test und bis jetzt keinen von der auch nur Wissenschaft angedachten Ante-Mortem-Test" (Europäische Kommission/Europäisches Parlament 1998: 16).

Betrachtet man angesichts der zahlreichen Ungewissheiten die BSE-Regulierung über den gesamten Zeitraum, so zeigt sich, dass anfangs kein einziges hypothetisches Risiko beachtet wurde. Am brisantesten ist natürlich die Vernachlässigung des Übertragungsrisikos auf den Menschen, aber auch mögliche andere hypothetische Risiken, die ja von Anfang an in der Diskussion waren, wie alternative Übertragungswege, spezifische Risikomaterialien oder Risiken bei der Tiermehlherstellung, wurden solange nicht bzw. unzureichend reguliert, bis sie empirisch bestätigt waren. Das Problem während der BSE-Krise war deshalb nicht, dass es an Risikohypothesen mangelte, das heißt, dass man plötzlich von unbekannten Risiken überrascht wurde, sondern dass man ihre wissenschaftliche Bestätigung abwartete (evidenzbasierte Regulierung). Konterkariert wurde diese nachsorgeorientierte Strategie dadurch, dass kaum Gelder für die Erforschung der offenen Fragen bereitgestellt wurden. Begleitet wurde dieses nachsorgende Risikomanagement von einer Risikokommunikation, die anfangs auf Geheimhaltung der Risiken setzte und die Sicherheit des Rindfleisches gegenüber der Öffentlichkeit betonte.

Erstaunlicherweise betrifft die fehlende bzw. unzureichende Regulierung nicht nur hypothetische Risiken, sondern es gab auch einige Fälle, in denen selbst bekannte Risiken nicht angemessen reguliert wurden. Dies gilt vor allem für Portugal, das trotz des verbesserten wissenschaftlichen Wissens um die Zusammenhänge von BSE und der Tiermehlproduktion die gleichen Fehler wie Großbritannien beging nur eben zeitverzögert. Der Europaparlamentarier Graefe zu Baringdorf äußerte sich dazu in aller Deutlichkeit:

„Es ist doch ein ungeheurer Skandal, daß ein Staat in Kenntnis der Zusammenhänge weiterhin Tiermehl verfüttert, so daß wir jetzt die BSE-Krise mit dem fünfjährigen Zyklus in Portugal vor uns haben ..." (Europäische Kommission/Europäisches Parlament 1998: 45).

Dies gilt nicht nur in Portugal, sondern auch von europäischer Seite aus gab es einen laxen Umgang mit der Tiermehlproblematik. So war schon relativ früh – seit 1987 – bekannt, dass das Tiermehl zumindest einen der hauptsächlichen Übertragungswege darstellt. Selbst wenn man nun die Hypothese der Übertragbarkeit auf den Menschen als unwahrscheinlich verwirft, so hätte allein aus tierseuchenhygienischen Gründen die Herstellung von Tiermehl und die Verfütterung an Wiederkäuer strenger reguliert werden müssen. Dass von der Kommission erst 1996 ein Exportverbot für britisches Tiermehl und wirksame Inaktivierungsmaßnahmen des BSE-Erregers eingeführt wurden, ist nur vor dem Hintergrund des Festhaltens an einer evidenzbasierten Regulierung und enormen wirtschaftlichen Drucks zu verstehen. Verstärkt wird dieser Eindruck dadurch, dass das Drucksterilisationsverfahren bereits 1990 in einer Richtlinie harmonisiert werden sollte, so dass man sich im Prinzip über die technischen Details bereits einig war. Angesichts der beschriebenen Stellungnahmen des europäischen Tiermehlherstellerverbandes kann vermutet werden, dass es nicht an der Lobbyarbeit des Euroverbandes lag, wenn sich die Kommission nicht bemühte strengere Vorschriften zu erlassen, sondern an der von der Kommission antizipierten ablehnenden Haltung der Mitgliedstaaten.

In den wenigen Fällen, bei denen die Kommission vorsorgeorientierte Maßnahmen vorschlug, konnte sie sich meistens nicht durchsetzen. Dies galt insbesondere dann, wenn kein befürwortendes wissenschaftliches Gutachten vorlag. Nachdem 1997 die Kompetenzen von der DG-Landwirtschaft in die neue GD SANCO übertragen wurden, änderte die Kommission ihre BSE-Politik in Richtung mehr Vorsorge und Transparenz. Obwohl sie lange Zeit keinen Erfolg damit hatte, versuchte sie, wie z.B. bei den SRM, dennoch weitergehende Maßnahmen gegenüber den Mitgliedstaaten durchzusetzen. Dabei ging sie aber selten über die Empfehlungen des WLA hinaus. Lediglich zwei Beispiele lassen sich finden, bei denen die Kommission strengere Regulierungen, ohne eine befürwortende wissenschaftliche Stellungnahme im Rücken zu haben, vorschlug: Erstens das Embargo 1996 gegen Großbritannien und zweitens die bereits 1990 erlassene Entscheidung 90/261/EWG, nach der Fleisch aus BSE-Betrieben entbeint und von sichtbaren Nerven- und Lymphgewebe befreit werden musste (90/261/EWG). Beide Maßnahmen wurden jedoch – wie oben geschildert – vor dem Hintergrund nationaler Alleingänge einiger Mitgliedstaaten (die wiederum auf ihre jeweiligen besorgten Öffentlichkeiten reagierten) und nicht aus einer aktiven vorsorgeorientierten Politik der Kommission heraus getroffen.

Dass sowohl die Kommission als auch der SVA nur selten von den Empfehlungen des WVA abwichen, zeigt die starke Orientierung der politischen Institutionen an einer auf wissenschaftlichen Erkenntnissen basierenden Regulierung. In dem von der Kommission 1997 vorgelegten Grünbuch zu den allgemeinen Grundsätzen des Lebensmittelrechts spricht die Kommission sogar davon, dass die „Rechtsvorschriften in *erster Linie* [Herv. d. Verf.] auf wissenschaftlichen Erkenntnissen und Risikobewertungen beruhen" sollten (Europäische Kommission 1997: VI). Diese Ausrichtung der Politik auf wissenschaftliche Expertise ermöglichte es, die BSE-Politik lange Zeit auf der scheinbar unpolitischen, technokratischen Ebene des abgeschotteten europäischen Ausschusswesens zu halten. Dass zwischen 1990 und 1994 im Rat keine Debatte über BSE stattfand, ist bezeichnend. Erst die 999-Verordnung aus dem Jahre 2001 wurde vom Parlament und Rat gemeinsam und damit vor dem Hintergrund einer breiteren EU-Öffentlichkeit verabschiedet. Der nachsorgenden Risikopolitik kam dabei zugute, dass ihre technokratisch-szientistische Ausrichtung im Einklang mit den Interessen der Produzenten stand. So führte das Warten auf wissenschaftliche Erkenntnisse dazu, dass der europäische Binnenmarkt für Rindfleisch einfach weiter bestand.

Das Verhalten der Mitgliedstaaten zeigt, dass dort ebenfalls ökonomische Interessen dominant waren und eine ähnliche BSE-Politik verfolgt wurde. Eine Ausnahme stellt die Verhängung von Importverboten für britisches Rindfleisch dar. Hier wurde den Befürchtungen der Öffentlichkeit nachgegeben und frühzeitig entsprechende Gesetze erlassen. Auch wenn derartige Regulierungen gegen europäisches Recht verstießen, wurden sie von den Mitgliedstaaten möglichst lange aufrechterhalten.

Der gerade beschriebene nachsorgeorientierte Ansatz mit seiner starken Berufung auf wissenschaftliche Expertise findet sich nicht nur bei der Kommission, sondern auch durchgängig in allen Mitgliedstaaten der EU. Alle taten sich schwer mit einer hypothesenbasierten Regulierung, wenn es die eigene Landwirtschaft betraf, alle kommunizierten mögliche hypothetische Risiken nicht oder nur unzureichend und alle gaben Sicherheitsversprechen über die Unbedenklichkeit ihres heimischen Rindfleisches ab. Stets wurde die Gewissheit der Sicherheitsversprechen aus den Stellungnahmen der wissenschaftlichen Politikberatung abgeleitet, die als unabhängige und wertfreie Expertise dargestellt wurde. Damit die Glaubwürdigkeit der eigenen Expertise nicht in Frage gestellt werden konnte, wurden gegenteilige Behauptungen anderer (externer) Wissenschaftler zwangsläufig als unwissenschaftlich bzw. ideologisch motiviert dargestellt (Jacob/Hellström 2000, Luhmann 2001).

Aber nicht nur beim Risikomanagement, sondern auch bei der Risikokommunikation scheute man sich sowohl in den Mitgliedstaaten als auch auf europäischer Ebene davor, die hypothetischen Risiken anzusprechen. Stets stand die Angst vor hysterischen Verbrauchern und vor einem Rückgang des Rindfleischkonsums dahinter. Auf allen Ebenen ist diese Strategie insofern gescheitert, als genau dies früher oder später passiert ist. Dabei hätte theoretisch bei gleichen Risikomanagemententscheidungen (bzw. Nichtentscheidungen) die Risikokommunikation auch anders aussehen können: So hätte man von Anfang an auf die bestehenden hypothetischen Risiken hinweisen und trotzdem eine nachsorgende Risikopolitik betreiben können. Eine derartige explizit risikofreudige Politik traute man den Verbrauchern in dem sensiblen Bereich der Lebensmittel offenbar nicht zu und die heftigen Verbraucherreaktionen 1996 und 2001 zeigten dementsprechend auch, dass die Öffentlichkeit in der Tat risikosensibel reagierte. Stattdessen setzte man auf Gewissheitsrhetorik und Sicherheitsversprechen. Eine Ausnahme stellte die Risikokommunikation in den Niederlanden dar, die mit ihrer vorsorglich geschalteten Werbekampagne „more BSE, but still safer food" auf eine möglicherweise eintretende Zunahme an BSE-Fällen aufmerksam machte (Oosterveer 2002).

Trotz des Vorrangs ökonomischer Interessen innerhalb der EU und eines evidenzbasierten Regulierungsansatzes fällt bei genauerer Betrachtung der BSE-Regulierung dennoch auf, dass hier und da einige Maßnahmen auftauchen, die als hypothesenbasierte Politik interpretiert werden können. Vor allem die Einführung des vollständigen Tiermehlverfütterungsverbots kann als vorsorgeorientiert gelten, da es weit über eine nur an der Rinderseuche ausgerichtete Bekämpfung hinausgeht und auch die Verfütterung von Tiermehl an Nichtwiederkäuer verbietet. Falls das befristete Tiermehlverbot aufgrund verbesserter industrieller Verfahren wieder gelockert werden sollte, hat man im Vorgriff darauf in der Verordnung 1774/2002 bereits ein generelles Kannibalismusverbot für alle Tierarten festgeschrieben. Dieses seuchenhygienisch motivierte Verbot soll zukünftige noch unbekannte Risiken vermeiden:

„In wissenschaftlichen Gutachten wird darauf hingewiesen, dass die Praxis der Fütterung von Tieren mit Eiweiß, das von Körpern oder Teilen von Körpern von Tieren derselben Art stammt, ein Seuchenrisiko darstellt. Diese Praxis sollte deshalb vorsichtshalber verboten werden" (1774/2002/EG).

Ebenso als vorsorgend kann die Ausweitung der anfangs nur auf Rinder und den BSE-Erreger konzentrierten Regulierung auf andere Tierarten und andere TSE-Krankheiten gesehen werden. Die Bekämpfung von Scrapie wurde dadurch reguliert: Obwohl die Traberkrankheit seit ihrer Entdeckung vor 200 Jahren als für den Menschen ungefährlich gilt, muss auch bei Schafen und Ziegen das SRM entfernt sowie speziell entsorgt werden; zusätzlich werden an Scrapie erkrankte Tiere aus der Lebens- und Futtermittelkette ausgeschlossen. Obwohl unter natürlichen Bedingungen bisher noch kein BSE-Fall aufgetreten war, wurden Ziegen und Schafe mit in die TSE-Regulierung hineingenommen. Als 2004 aufgrund des aktiven TSE-Überwachungsprogramms erstmals BSE bei einer Ziege entdeckt wurde, war diesmal die Regulierung bereits vorher in Kraft. Die betroffene Ziege und ihre gesamte Herde wurden beseitigt und eine ähnliche Krise wie bei den Rindern blieb aus (Europäische Kommission 2005).

Die Vorsorgemaßnahmen gingen aber nicht so weit, dass man sie, wie einige Autoren meinen, als „strong precaution" (Jacob/Hellström 2000) bezeichnen könnte. Jacob und Hellström rekurrieren dabei auf das britische Futtermittelverbot und die BSE-Meldepflicht, die vor dem Eingeständnis einer Übertragbarkeit auf den Menschen eingeführt wurden, und fragen sich, wie es angesichts dieser „vorsorgenden" Maßnahmen trotzdem zur BSE-Krise kommen konnte. Dieser Interpretation kann bei genauerer Analyse nicht zugestimmt werden, denn die Autoren übersehen, dass BSE nicht nur eine Gesundheitsgefährdung für den Menschen darstellt, sondern auch eine Tierseuche ist. Die Wahrnehmung der zuständigen Regulierungsbehörden war anfangs gerade auf diesen Tierseuchencharakter beschränkt. Die getroffenen Maßnahmen waren deshalb vor allem wirtschaftlich bzw. tierseuchenhygienisch motiviert und sollten ein Ausbreiten der Tierseuche im VK verhindern. Außerdem war zu diesem Zeitpunkt bereits klar, dass das Tiermehl einen der möglichen Übertragungswege darstellt und dass BSE eine übertragbare Rinderkrankheit ist. Obendrein wurden die verabschiedeten Maßnahmen nicht nur schlecht implementiert, sondern waren schon von Anfang an fragwürdig reguliert. Die zahlreichen Ausnahmen bei Herstellung, Lagerung und Export von Tiermehl sind kaum als unabsichtliche Regulierungsfehler zu sehen, sondern können durchgängig als Zugeständnisse an die Tiermehlindustrie gesehen werden. Generell konnte gezeigt werden, dass die überwiegende Mehrheit der Maßnahmen bis 2001 erst im Nachhinein, als bereits wissenschaftliche Erkenntnisse vorlagen, verabschiedet wurden; in einigen Fällen wie z.B. dem SRM-Verbot oder dem Problem der Kreuzkontaminationen bei der Tiermehlherstellung nicht einmal dann. Erst der Druck der Öffentlichkeit bzw. der europäischen Verbraucher führte einen Politikwechsel herbei.

Wiederum andere Sozialwissenschaftler sahen in der BSE-Krise ein vorsorgeorientiertes Vorgehen der Bundesrepublik vorherrschend (Dressel 2002). Auch diese Interpretation ist nur teilweise angemessen. Sie berücksichtigt zwar die vorsorgenden Alleingänge Deutschlands, das mehrmals ein nationales Importverbot für britisches Rindfleisch verhängt hatte. Insbesondere das Embargo von 1990 ist bemerkenswert, da es über das reine Tierseuchenproblem hinausging und auch hypothetische Risiken in Zusammenhang mit Rindfleisch beachtete.[44] Diese Interpretation übersieht aber die langjährige Blockadehaltung Deutschlands im SVA und im Rat, wenn es um europäische Maßnahmen ging, die auch die deutsche Landwirtschaft betroffen hätten. Vorsorgend war die Bundesregierung vor allem dann, wenn es zugleich darum ging, ausländische Konkurrenten vom heimischen Markt fernzuhalten.

### 4.7 Fazit

Die erste Phase der BSE-Politik als typisch technokratisch-szientistische Risikoregulierung angesehen werden. Dieser für das 20. Jahrhundert übliche Umgang mit Risiken zeichnet sich durch Berufung auf wissenschaftlichen Sachverstand als externer Legitimationsressource bei gleichzeitiger technokratischer Regulierungsphilosophie und nachsorgendem Risikomanagement aus. Diese Philosophie beruht unter anderem darauf, dass sie an den Prinzipien szientistisch-positivistischer Wissenschaftstheorie festhält. Das derart gewonnene Wissen wird als anderen Wissensformen überlegen angesehen. Das Wissen der Verbraucher ist aus diesem Grunde weniger rational als die Vorschläge der Experten und kann deshalb unberücksichtigt bleiben. Daraus ergibt sich in der Regulierungspraxis ein erfahrungsbasiertes Risikomanagement, das darin besteht, vorerst abzuwarten, bis gesicherte wissenschaftliche Erkenntnisse vorliegen, wissenschaftliche Ungewissheit wird nicht kommuniziert. Dementsprechend wird die Regulierung von einer politischen Sicherheits- und Gewissheitsrhetorik begleitet, die auf einer konsequenten Trennung von Politik und Wissenschaft aufbaut und politische Entscheidungen als wissenschaftlich

---

44 Die mit dem Argument des Verbraucherschutzes unternommenen Importverbote könnten allerdings auch wirtschaftspolitisch interpretiert werden, kamen sie doch automatisch den deutschen Rindfleischproduzenten entgegen, die durch die BSE-Krise ebenfalls von Absatzproblemen betroffen waren.

fundiert darstellt. Hypothetische Risiken wurden weder reguliert noch kommuniziert, Wirtschaftsinteressen dominierten. Gerade in den Anfangsjahren lässt sich – entgegen den theoretischen Annahmen einer zunehmenden Risikovergesellschaftung – so gut wie keine Orientierung am Gedanken der Vorsorge erkennen. Andererseits bestätigt diese nachsorgeorientierte Politik die Auswahl der EU als „least likely case", bei dem es vor allem um wirtschaftliche Integration und das Funktionieren des Binnenmarktes geht. Gerade die Kommission fühlte sich hauptsächlich diesem Ziel verpflichtet.

Als man nach der Krise 1996 meinte, den Höhepunkt bereits überschritten zu haben und sich um die schrittweise Aufhebung des gegen das Vereinigte Königreich verhängten Embargos kümmerte, änderte sich die BSE-Politik 2000/2001 jedoch überraschenderweise. Anlass für den Politikwandel war eine aufgrund steigender heimischer BSE-Fälle besorgte Öffentlichkeit in den jeweiligen Mitgliedstaaten und ein Europa Parlament, das sich sehr für einen vorsorgenden Verbraucherschutz einsetzte.

Mit der Verabschiedung der grundlegenden TSE-Verordnung und den daran anschießenden Novellierungen wurden nun konsequent die bekannten Risiken reguliert und es lassen sich auch einige vorsorgeorientierte Elemente wie z.B. das vollständige Tiermehlverfütterungsverbot für alle Tierarten, die Ausweitung der BSE-Regulierung auf sämtliche TSE-Krankheiten sowie das generelle Kannibalismusverbot finden.

Die anderen in Kapitel 2 aufgestellten theoretischen Annahmen sind hingegen deutlicher auszumachen: So zeigte sich sowohl eine Pluralisierung der Grenzen von Wissenschaft und Politik, vor allem in Form einer Politisierung der Wissenschaft, als auch ein Verlust der Gewissheit von wissenschaftlicher Expertise. Die andauernde wissenschaftliche Ungewissheit führte zwar nicht, wie man vermuten könnte, zu einem Bedeutungsverlust der Wissenschaft in dem Sinne, dass sich die Politik nicht mehr um die Einholung wissenschaftlicher Expertise kümmerte oder den gewonnen Freiraum zu dezisionistischem Entscheiden nutzte. Im Gegenteil, die Berufung auf wissenschaftliche Stellungnahmen war und ist eine feste Konstante in der BSE-Politik und bestätigt zugleich die risikosoziologische Annahme eines Verwissenschaftlichungsprozesses der Politik. Ohne wissenschaftliches Gutachten im Rücken scheint keine Entscheidung mehr durchsetzbar zu sein. Aber die wissenschaftlichen Ungewissheiten führten umgekehrt dazu, dass die Expertisen leichter politisiert werden konnten und auch wurden. Die politische Beeinflussung des WVA ist dabei nur ein Aspekt dieses Prozesses. Denn die Politisierung betraf auch andere Experten, die sich kritisch gegenüber dem offiziellen Regierungskurs verhielten oder einfach nur an dem brisanten Thema forschen wollten (Luhmann 2001). Durch die Politisierung insbesondere der wissenschaftlichen Politikberatung geriet das gesamte Ausschusswesen der Kommission in die Kritik. Bemerkenswerterweise wurde vor allem in der Struktur der wissenschaftlichen Politikberatung ein zentrales Problem gesehen. Die einsetzenden Reformen bemühten sich deshalb darum, das Verhältnis von Wissenschaft und Politik neu zu justieren und initiierten einen Reformdiskurs, der sich um eine angemessene Institutionalisierung der wissenschaftlichen Politikberatung bemühte (vgl. Kapitel 7).

Zusammengefasst lässt sich das Ergebnis der vom Europäischen Parlament vorangetriebenen Reformen unterschiedlich interpretieren. Einerseits orientieren sich einige Maßnahmen an den Prinzipien technokratisch-szientistischer Risikopolitik, wie die Betonung der wissenschaftlichen Exzellenz oder der Versuch, die wissenschaftlichen Ausschüsse möglichst von der Politik unabhängig zu machen bzw. auf seine Aufgabe der Risikobewertung zu beschränken; andererseits wird durch die neuen Transparenz- und Veröffentlichungspflichten einer weiteren Pluralisierung und Politisierung von Expertise Vorschub geleistet. Insgesamt ergibt sich daraus eine überraschende Mischung aus technokratisch-szientistischer und responsiv-partizipatorischer Risikopolitik, aus normaler und postnormaler Wissenschaft und aus evidenz- und hypothesenbasierter Regulierung.

# 5 Vorsorgendes Risikomanagement? Die Regulierung von transgenen Lebensmitteln

Im folgenden Kapitel soll der Verlauf der europäischen Gentechnikregulierung rekonstruiert werden. Die Gentechnik wird oft als Paradebeispiel für Risiko, Ungewissheit und wissenschaftliches Nichtwissen gehandelt, weil nach wie vor große Differenzen und Konflikte bei der Bewertung von Risiken vorhanden sind. Zudem gilt die europäische Gentechnikpolitik als Vorreiter hypothesenbasierter Regulierungen überhaupt und nimmt angesichts bisheriger vor allem evidenzbasierter Regulierung die Rolle eines „exceptional case" ein: Wie kann es sein, dass vor dem Hintergrund von zunehmend auf Standortwettbewerb, Technologiewettlauf und Globalisierung reagierende Mitgliedstaaten und der zudem auf das Funktionieren des Binnenmarktes ausgerichteten Europäischen Kommission eine vorsorgende Gentechnikpolitik zustandekam, die gerade das Gegenteil von neoliberaler De- und Selbstregulierung darstellt?

Es soll daher untersucht werden, inwiefern diese Zuschreibungen zutreffend sind (handelt es sich möglicherweise um bloß symbolische Politik?), welche Instrumente und Verfahren eingeführt wurden und wie es zu dieser, im Vergleich mit den Anfängen der BSE-Politik, ganz anders gearteten Regulierung kommen konnte.

## 5.1 Hypothetische Risiken der grünen Gentechnik

In diesem Kapitel soll es darum gehen, die hypothetischen Risiken darzustellen, die im Zusammenhang mit der Freisetzung von gentechnisch veränderten Pflanzen und deren anschließender Vermarktung als transgene Lebensmittel diskutiert werden.

Die Risiken, die im Zusammenhang mit der „grünen Gentechnik" diskutiert werden, sind zum einen komplexer und unüberschaubarer als die bei BSE und zum anderen noch ungewisser. Letztlich tritt hier der im Theorieteil vermutete Effekt ein, dass durch die weitaus umfassendere Sicherheitsforschung im Gentechnikbereich auch ein größerer Anteil an wissenschaftlichem Nichtwissen produziert wurde (Kapitel 2). Zusätzlich ist der Innovationsprozess von neuen gentechnisch veränderten Organismen (GVO) in vollem Gange, so dass ständig neue Produkte erfunden werden bzw. auf den Markt drängen, deren Risiken im Einzelfall neu bewertet werden müssen. Da es unvorhersehbar ist, welche Produkte in Zukunft auf den Markt gebracht werden, ist ungewiss, welche Risiken daraus entstehen könnten.[45] Es ist daher schwierig, generelle Urteile über das Risikopotential von transgenen Pflanzen zu treffen, außer, dass die Einführung neuer Technologien stets auch die Möglichkeit neuer (hypothetischer) Risiken impliziert. Daher kann im Folgenden nur ein kleiner Überblick gegeben werden, welche Risiken im Zusammenhang mit der Freisetzung von transgenen Pflanzen zurzeit diskutiert werden bzw. wurden (vgl. die Bibliographien Umweltbundesamt 1999, Weaver/Morris 2005).

Anders als bei BSE wurde über die Risiken der Gentechnik von Anfang an in der Öffentlichkeit diskutiert. Kurz nachdem die technische Möglichkeit entwickelt wurde, Gene über Artgrenzen hinweg gezielt auszutauschen, beschlossen die fachlich involvierten Wissenschaftler auf einer Konferenz in Asilomar (USA) im Jahre 1975 ein Gentechnikmoratorium einzulegen, bis man mehr über die neue Technologie und deren Risikopotentiale in Erfahrung gebracht hätte. Zusätzlich wurde über die Etablierung und Gestaltung von Sicherheitsstandards diskutiert. Dies betraf anfangs, da eine industrielle Nutzung noch weit entfernt war, nur die Anwendung der Gentechnik im Labor für Forschungszwecke. Bei der Formulierung der Sicherheitsstandards orientierte man sich an den Erfahrungen aus der Mikrobiologie im Umgang mit Krankheitserregern (Gill et al. 1998). Auf Freisetzungsexperimente mit gentechnisch veränderten Organismen wollte man aufgrund des vermuteten Risikopotentials anfangs ganz verzichten. Dieses interessante Zeugnis wissenschaftlicher Selbstregulierung war allerdings nur von kurzer Dauer, mit zunehmendem Wissensstand und dem Ausbleiben von schweren Katastrophen wurde das Sicherheitsrisiko geringer eingestuft und die Sicherheitsrichtlinien gelockert (van den Daele 1995).

Diese frühe Phase der Selbstregulierung betraf allerdings noch nicht die transgenen Pflanzen bzw. Lebensmittel. Die technische Möglichkeit der gentechnischen Veränderung von Pflanzen wurde erst in den 80er Jahren entwickelt, die ersten Freisetzungsversuche Ende der 80er Jahre. In Deutschland wurden beispielsweise 1990 auf dem Gelände des Max-Planck-Instituts in Köln erstmals gentechnisch veränderte Pflanzen freigesetzt (Heine et al. 2002). Zwei Risikoszenarien wurden in diesem Zusammenhang heftig diskutiert: Erstens, dass

---

45 So ist man sich beispielsweise weitgehend darüber einig, dass die 3. Generation an gentechnisch veränderten Pflanzen, die sogenannten Pharmapflanzen, also Pflanzen, die arzneimittelwirksame Bestandteile produzieren können, im Allgemeinen ein höheres Risikopotential haben dürften als die „Lebensmittelpflanzen".

durch die im Vergleich zur konventionellen Pflanzenzüchtung deutlich erweiterte Möglichkeit des Gentransfers zwischen sämtlichen biologischen Organismen neue bisher unbekannte Risiken entstehen könnten. Zweitens, dass sich die freigesetzten genetisch veränderten Organismen selbstständig ausbreiten und vermehren könnten und damit nicht wieder ins Labor zurück geholt werden können. Letzteres trifft allerdings ebenso auch auf die konventionelle Pflanzenzüchtung zu und ist daher kein spezifisches Risiko der Gentechnik. Es zeigt aber, dass die Pflanzenzüchtung mithilfe der Gentechnik aufgrund der Ubiquität, Persistenz und Irreversibilität über ein hohes Risikopotential verfügen könnte (vgl. Kapitel 2). Ein Großteil der diskutierten Risikohypothesen orientiert sich deshalb an Analogien aus dem herkömmlichen Pflanzenanbau (Resistenzentwicklung, Auskreuzen, Verunkrautung) oder den Erfahrungen mit dem Einschleppen von „exotischen" Arten (Neophyten). Ebenso wie im BSE-Fall stellt sich dabei immer die Frage, ob die Analogien zutreffend sind und inwieweit die Ergebnisse von Laborexperimenten auf das Freiland übertragen werden können.

Je nach politischem Standpunkt gegenüber der Gentechnik und der konventionellen Landwirtschaft werden derartige Probleme (z.B. Pestizid-, Insektizideinsatz) als zu vermeidendes oder hinnehmbares Risiko dargestellt. Während einige Gentechnikgegner sich auch im konventionellen Bereich gegen einen Einsatz von Agrochemikalien aussprechen, argumentieren die Befürworter damit, dass man diese Risiken im konventionellen Bereich bereits akzeptiert habe und sie daher auch für den gentechnischen Anbau akzeptieren müsse. Im Folgenden sollen nun die in die Diskussion eingebrachten bekannten und hypothetischen Risiken diskutiert werden.

*Risiken durch vertikalen und horizontalen Gentransfer*

Hierbei ist vor allem an die unkontrollierte Auskreuzung (durch Pollenflug oder Tiere) von transgenen Pflanzen auf verwandte Wildarten aber auch auf andere Nutzpflanzen zu denken (vertikaler Gentransfer[46]). Dieses Risiko wurde von Seiten der Gentechnikbefürworter als vernachlässigbar klein angenommen, da die meisten gezüchteten Nutzpflanzen unter natürlichen Bedingungen nicht überlebensfähig sind (Enquete-Kommission 1987). Zweifel sind aber für diejenigen Fälle angebracht, die weniger domestiziert sind (transgene Waldbäume) oder bei denen die Pflanzen bewusst auf einen Konkurrenzvorteil hin optimiert wurden, der auch unter natürlichen Bedingungen wirkt, z.B. Resistenz gegenüber Krankheiten, Schädlingen oder Trockenheit. Die möglicherweise auswildernden

---

46 Austausch genetischer Information zwischen kreuzungskompatiblen Individuen auf sexuellem Weg und Weitergabe der Informationen an die Nachkommen (Heine et al. 2002: 96).

„Superunkräuter" könnten sich, so die Befürchtung, invasiv ausbreiten und sowohl den Ackerbau als auch die Umwelt schädigen. Inzwischen ist mehrfach belegt, dass dieser Effekt des Auswilderns auch bei transgenen Pflanzen tatsächlich vorkommt (Tappeser 2000). Insbesondere der Nachweis von (nichtzugelassenem) transgenem Mais in mexikanischen Wildmaisarten führte zu einer erbitterten Debatte über die Validität der Daten dieser Studie (Heine et al. 2002). Fraglich ist auch, ob allein das Auskreuzen auf eine Wildart bereits als Schaden anzusehen ist (genetische Verschmutzung) oder ob es erst zu einer massiven Veränderung des Ökosystems durch die transgene Art kommen muss, was bisher noch nicht vorgekommen ist. Analogien zum Schadenspotential von exotischen Arten in heimischen Ökosystemen gibt es allerdings genügend (z.B. die Kaninchenplage in Australien).

Zusätzlich besteht die Möglichkeit, dass Gene auch außerhalb der sexuellen Fortpflanzungswege durch horizontalen Gentransfer über Art- und Klassengrenzen hinweg übertragen werden. Es konnte in mehreren Studien gezeigt werden, dass eine Übertragung von pflanzlichen Genen auf Pilze, Viren und Bakterien möglich (wenn auch sehr selten) ist (Heine et al. 2002). Diskutiert wird in diesem Zusammenhang, ob möglicherweise neue Virustypen dadurch entstehen könnten, dass virale Teilsequenzen virusresistenter transgener Pflanzen sich mit natürlichen Viren rekombinieren, oder dass Antibiotikaresistenzen durch horizontalen Gentransfer entstehen könnten.

*Risiko einer Resistenzentwicklung von Schadinsekten durch transgene Pflanzen*

Resistenzentwicklung von Insekten gegenüber Agrochemikalien ist ein bekanntes Phänomen. Dem Risiko wurde bisher durch die Entwicklung von immer neuen Insektiziden begegnet. Bei transgenen Pflanzen stellt sich das Problem der Resistenzentwicklung möglicherweise in verschärfter Form. Da, zumindest bei der momentan häufig verwendeten Methode der Bt-Pflanzen (z.B. Bt-Mais)[47], das von der transgenen Pflanze produzierte insektenschädliche Toxin über die gesamte Vegetationsperiode produziert wird, wird mit einer schnelleren Resistenzentwicklung gerechnet als im konventionellen Anbau. Das Bodenbakterium Bacillus thuringiensis (Bt), das diese insektenschädlichen Toxine produziert, wird auch im ökologischen Landbau als biologisches Schädlingsbekämpfungsmittel eingesetzt. Eine Resistenzentwicklung würde daher den Verlust einer natürlichen, umweltfreundlichen Schädlingsbekämpfungsmethode für den ökologischen Landbau bedeuten.

---

47 Die Bt-Maispflanzen produzieren ein Toxin, das aus dem Bakterium Bacillus thuringiensis isoliert wurde, um den Maiszünsler abzutöten.

*Risiken für Nichtzielorganismen*

Eine weitere Risikohypothese, die im Zusammenhang mit transgenen insektenresistenten Pflanzen aufgestellt wurde, betrifft die Schädigung von Nichtzielorganismen, also beispielsweise Organismen, die nicht geschädigt werden sollen, weil sie aus landwirtschaftlicher Sicht als Nützlinge gelten. Im Labor konnte ein indirekter Effekt von Bt-Mais auf Florfliegen nachgewiesen werden (Tappeser 2001). Die Florfliegen starben in einer erhöhten Rate nach der Verfütterung von mit Bt-Mais vergifteten Maiszünslern. Auch für Schmetterlingsarten wie den Monarchfalter konnte im Labor eine Schädigung belegt werden. Bis jetzt konnte dieses Risiko trotz zahlreicher Studien unter natürlichen Bedingungen nicht aufgezeigt werden (Heine et al. 2002). Überraschenderweise konnte die schädliche Wirkung des Bt-Maises auch für vom Wind verbreitete Bt-Maispollen, die sich auf anderen Pflanzenblättern angesammelt hatten, im Labor nachgewiesen werden (Tappeser 2000). Ferner müsste auch damit gerechnet werden, dass einzelne Glieder der Nahrungskette übersprungen werden oder mehrere Glieder betroffen sind, beispielsweise wurden auch Marienkäfer geschädigt, die „vergiftete" Blattläuse gefressen hatten (Tappeser 2001). Nachdem diese Laborversuche Ende der 90er Jahre veröffentlicht wurden, entbrannte auch hier eine heftige Debatte über die Validität der Studien und über die adäquate Bewertung des Risikos. Erstens ist nach wie vor unklar, ob dieses Risiko unter natürlichen Bedingungen überhaupt existiert, zweitens ist man sich über die Bewertung des Schadens nicht einig. Sollte eine mögliche Schädigung von Monarchfalterpopulationen als gute landwirtschaftliche Praxis hingenommen werden oder stellt die Schädigung ein ernstzunehmendes Umweltrisiko mit womöglich weiteren negativen Auswirkungen auf die Nahrungskette dar?

*Bedrohung der Biodiversität durch Herbizidresistenz*

Eine Bedrohung der Artenvielfalt ergibt sich möglicherweise durch transgene Pflanzen, die mit einer Herbizidresistenz ausgestattet wurden. Die entsprechenden herbizidresistenten transgenen Pflanzen werden dann zusammen mit dem zugehörigen Herbizid (Glyphosat, Glufosinat) verkauft, z.B. das „Roundup Ready"-System der Firma Monsanto. Die dabei vermuteten und teilweise bereits bekannten Risiken entstehen nicht durch die Gentechnik unmittelbar, sondern erst mittelbar durch einen vermehrten Einsatz von Breitbandherbiziden. Bereits aus der konventionellen Landwirtschaft ist die generell schädliche Wirkung von Herbiziden auf die Umwelt bekannt. Wie bereits oben angesprochen, könnte die Herbizidresistenz in den transgenen Pflanzen zu dem Problem der Resistenzentwicklung durch Auskreuzen (resistente Unkräuter) und einem anschließend verstärkten Herbizideinsatz führen; zusätzlich beeinflusst der Einsatz von Breitbandherbiziden wahrscheinlich die Zusammensetzung der Bodenflora und -fauna (Heine et al. 2002). Andererseits wurden glyphosatresistente Unkräuter trotz langjähriger und weltweiter Anwendung bisher nur selten beschrieben. Immerhin deuten Studien zum Herbizideinsatz in den USA darauf hin, dass das Breitbandherbizid Glyphosat ältere Herbizide mit teilweise höherer Toxizität ersetzt hat (Heine et al. 2002).

*Risiken durch Antibiotikaresistenzgene*

Hypothetische Risiken im Zusammenhang mit der Verwendung von Antibiotikaresistenzgenen wurden von Anfang an debattiert. Die Verwendung von Antibiotikaresistenzen als Selektionsmarker ergibt sich zwangsläufig aus dem häufig verwendeten Verfahren des Beschusses von Pflanzenzellen mit der sogenannten „Genkanone". Dabei werden winzige Goldpartikel mit genetischen Informationen ummantelt und mithilfe von Heliumdruck in die Pflanzenzelle geschossen (Heine et al. 2002)). Da es nur einem Bruchteil der beschossenen Zellen gelingt, die fremde DNA in den Zellkern zu integrieren, müssen diese Zellen anschließend selektiert werden. Dies geschieht mithilfe der Antibiotikaresistenzgene, die zusammen mit der fremden DNA in die Pflanzenzelle eingebracht werden. Nur die erfolgreich mit der Antibiotikaresistenz manipulierten Zellen können anschließend auf einem bestimmten Nährboden wachsen. Dieses Standardverfahren der Gentechnik ist wegen der großen Bedeutung, die Antibiotika in der Medizin haben, in die Kritik geraten. Es besteht das hypothetische Risiko, dass sich die in den transgenen Pflanzen befindlichen Antibiotikaresistenzgene auf freilebende Bakterien oder auf Bakterien des Verdauungstraktes von Mensch und Tier durch horizontalen Gentransfer übertragen (Heine et al. 2002). Befürchtet wird, dass dadurch eine Ausbreitung von Antibiotikaresistenzen gefördert wird und die Antibiotika schlimmstenfalls ihre therapeutische Funktion für die Humanmedizin verlieren. Dass dieser horizontale Gentransfer überhaupt möglich ist, wurde lange Zeit bezweifelt und konnte bisher auch nur im Labor nachgewiesen werden (Tappeser 2000). Ebenso wurde man von der hohen Persistenz der DNA sowohl im Boden als auch im Magen-Darmtrakt überrascht. Bisher wurden jedoch keine pathogenen Mikroorganismen mit Antibiotikaresistenz gefunden, die durch einen horizontalen Gentransfer einer transgenen Pflanze verursacht wurden (Heine et al. 2002).

*Allergierisiken*

Da im Prinzip jedes Lebensmittel Allergien auslösen kann, können auch transgene Lebensmittel nicht davon ausgenommen werden. Für Lebensmittelallergiker könnte daraus ein Problem entstehen, wenn gerade das allergieauslösende Gen des Spenderorganismus in eine andere Pflanze übertragen wird. Etwa das viel zitierte Beispiel, bei dem durch den Gentransfer eines Speicherproteins (Allergien werden durch Proteine ausgelöst) von Paranüssen auf Sojabohnen ebenso das Allergierisiko der Paranuss mitübertragen wurde (Heine et al. 2002). Hierbei handelte es sich jedoch um ein bekanntes Risiko, da das allergieauslösende Potential der Paranuss bereits bekannt war und die transgene Sojapflanze daher gezielt auf dieses Risiko hin untersucht werden konnte. Ungewissheit herrscht vor allem in denjenigen Bereichen, bei denen die Spendergene aus Quellen stammen, die keine Lebensmittel sind, wie das zum Beispiel bei den Bt-Pflanzen der Fall ist. Gerade bei diesen neuen Proteinen ist bisher keine Methode bekannt, das Allergiepotential zu ermitteln (Tappeser 2001). Für Lebensmittelallergiker könnte sich das Problem noch verschärfen, wenn immer dieselben allergieauslösenden Proteine auf verschiedene Pflanzen übertragen werden würden. Das Risiko von Allergien in transgenen Pflanzen wird durch die vorgeschriebene begleitende Sicherheitsforschung im Rahmen der Zulassungsverfahren untersucht. Und soweit es sich um bekannte Risiken handelt, beispielsweise wenn der Spenderorganismus bereits als allergieauslösend gilt oder das neue Protein einem bereits bekannten Allergen ähnelt, auch kontrolliert und beachtet. Umstritten ist, wie mit den hypothetischen Allergierisiken umgegangen werden soll. So könnte es sein, dass ein bekanntes Protein in einer transgenen Pflanze durch seine neue genetische Umgebung sich anders verhält als bisher oder dass durch Sequenzumlagerung völlig neue Proteine mit verändertem Allergiepotential entstehen (Heine et al. 2002).

*Risiken durch Positions- und Pleitropieeffekte*

Da bei einem Gentransfer die Gene weniger kontrolliert, sondern eher zufällig (z.B. durch Sequenzumlagerung) in dem Empfängerorganismus integriert werden, kann eine Reihe von unerwarteten Effekten (sogenannte Pleitropieeffekte) auftreten. Derartige Effekte können jedoch auch bei der konventionellen Mutationszüchtung auftreten und sind daher nicht gentechnikspezifisch. Die „Zufälligkeit" resultiert daraus, dass sich die genaue Position des eingebrachten Gens im Genom des Empfängerorganismus nicht kontrollieren lässt (Heine et al. 2002). Da das wissenschaftliche Wissen über Regulationsprozesse auf Genom-, Protein-, und Stoffwechselebene noch sehr gering ist, können die Effekte bisher nicht präzise vorhergesagt werden.

*Tabelle 8:* Bekannte und hypothetische Risiken im Zusammenhang mit transgenen Pflanzen

| Bekannte Effekte/Risiken | Hypothetische Risiken |
|---|---|
| Horizontaler Gentransfer unter Laborbedingungen | Entstehung neuer Viren durch horizontalen Gentransfer |
| Auskreuzen auf eine Wildart | Verlust an Biodiversität |
| Invasive Neophyten | Transfer der verbesserten transgenen Eigenschaften auf Unkräuter, invasive Ausbreitung von Superunkräutern |
| Resistenzentwicklung gegenüber Antibiotika in der Medizin | Transfer von Antibiotikaresistenzgenen auf pathogene Mikroorganismen |
| Wirkung auf Nichtzielorganismen von herkömmlichen Insektiziden | Veränderte Wirkung auf Nichtzielorganismen durch „permanent" wirkende Toxine |
| Resistenzbildung bei Schadinsekten im konventionellen Landbau | Schnellere Resistenzbildung bei Schadinsekten |
| Lebensmittelallergien | Allergische Reaktionen auf transgene Nahrungsmittel durch neue unbekannte Proteine |
| Positions- und Pleitropieeffekte | Neue toxische Stoffwechselprodukte durch Positions- und Pleitropieeffekte |

Quelle: Eigene Darstellung

Durch das Einbringen des fremden Gens kann es zum Abschalten der umliegenden Gene am Empfängerorganismus kommen. Hier wird befürchtet, dass das Abschalten zu neuen möglicherweise schädlichen Stoffwechselprodukten führt. Bisher ist ein Nachweis von neu entstandenen, schädlichen Stoffwechselprodukten noch nicht zweifelsfrei gelungen. Es gibt lediglich die Vermutung, dass die von Arpad Pusztai in einem Fütterungsexperiment festgestellte erhöhte Toxizität von transgenen Kartoffeln auf diesen Effekt zurückgehen könnte (Ewen/Pusztai 1999). Die Ergebnisse der Studie wurden heftig kritisiert und Arpad Pusztai musste daraufhin seinen Posten am Rowett Institute in Schottland räumen. Unklar ist bis heute, ob die Daten überhaupt signifikant waren oder ob es sich um natürliche Schwankungen handelte. Einig ist man sich jedoch darüber, dass es sich bei toxischen Stoffwechselprodukten, die durch Positions- und Pleitropieeffekte verursacht wurden, um sehr seltene Ereignisse handelt (Heine et al. 2002).

Zusammenfassend lässt sich sagen, dass die Debatte um die Risiken der Gentechnik bislang zu keinem Ende gefunden hat. Angesichts der diskutierten Risikoszenarien, des ungenügenden Kenntnisstandes der Wissenschaft und des anhaltenden Innovationstempos der Genforschung ist absehbar, dass diese Debatte auch nicht in naher Zukunft enden wird. Insbesondere die Beurteilung, was im Einzelnen nun als Schaden anzusehen bzw. hinzunehmen ist, ist umstritten. Hier zeigt sich, dass bereits durch die konventionelle Landwirtschaft und Saatgutzüchtung einige Risiken gesellschaftlich akzeptiert wurden, und dass sich nun der Konflikt daran entzündet, ob man dieselben Risiken beim Einstieg in die grüne Gentechnik noch einmal akzeptieren sollte oder nicht. Andere Risiken wiederum sind gentechnikspezifisch (wie die Verwendung von Antibiotikaresistenzmarkern) oder könnten durch die Gentechnik in verschärfter Form auftreten, wie die vermutete schnellere Resistenzentwicklung durch andauernde Produktion des Bt-Toxins in transgenen Pflanzen. Neben einigen bekannten Risiken wie dem Allergieproblem oder dem Auswildern bleibt allerdings noch vieles im bloß Hypothetischen und das tatsächliche Eintreten eines großen Schadensfalles, einer durch die Gentechnik verursachten Katastrophe, ist bis jetzt ausgeblieben. Grundsätzlich gilt für Freisetzungen bzw. für die Vermarktung von transgenen Lebensmitteln, dass keine Produkte auf den Markt gebracht werden dürfen, bei denen ein bekanntes Risiko für die Gesundheit oder die Umwelt besteht. Gerade bei den bereits zugelassenen transgenen Lebensmitteln bewegt sich die Diskussion deshalb hauptsächlich um hypothetische Risiken.

## 5.2 Kurze Vorgeschichte der wissenschaftlichen Selbstregulierung

Die ersten rechtlich verbindlichen europäischen Gentechnikrichtlinien stammen aus dem Jahre 1990 – dem Jahr nach der ersten verbindlichen Entscheidung zur Rinderkrankheit BSE. Damit liegt die Verabschiedung der Richtlinien annähernd im selben Integrationszeitraum (nach Verabschiedung der Einheitlichen

Europäischen Akte und vor dem Vertrag von Maastricht) wie die Anfänge der BSE-Politik. Man kann dieses Jahr daher als den Beginn einer europäischen Regulierung der Gentechnikrisiken ansehen, muss jedoch zur Kenntnis nehmen, dass sich die Kommission bereits früher – wenn auch erfolglos – um eine Regulierung der Biotechnologie kümmerte. Der erste Richtlinienentwurf für ein europäisches Gentechnikrecht datiert aus dem Jahre 1978 (Cantley 1995). Man ging im Anschluss an die bereits auf der Konferenz von Asilomar diskutierten Sicherheitsstandards und die 1976 in den USA vom National Institut of Health (NIH) entwickelten Richtlinien „Guidelines for Research Involving Rekombinant DNA Molecules" davon aus, dass es demnächst in den westlichen Industrieländern zu einer verbindlichen Regulierung der Gentechnik kommen würde (Tünnesen-Harmes 2000). So stammt beispielsweise der auf bundesdeutscher Ebene erste Entwurf für ein nationales Gentechnikgesetz aus demselben Jahr (1978) wie der Kommissionsentwurf (Waldkirch 2004).

Der von der Kommission (GD XII) vorgelegte Richtlinienentwurf trug den bezeichnenden Titel „Einrichtung von Sicherheitsmaßnahmen gegen die *vermutlichen Risiken* bei der Arbeit mit rekombinanter DNA" (Herv. d. Verf.). Bereits hier wird ersichtlich, dass – im Gegensatz zur BSE-Regulierung – sehr früh von politischer Seite aus auf hypothetische Risiken Bezug genommen wurde: denn an allen Stellen des Entwurfs, in denen das Wort Risiko oder Gefahr auftauchte, wurde immer der Zusatz „vermutlich" hinzugefügt (Cantley 1995). Die Zeit war 1978 allerdings noch nicht reif für die Verabschiedung einer derartig vorsorgenden Regulierung. Gerade weil bisher keine Unfälle passiert waren, wurde von Seiten der Wissenschaft argumentiert, dass die Risiken geringer als erwartet seien und deshalb gar keine gesetzliche Regulierung notwendig sei. Die Kommission übernahm diese Auffassung und argumentierte fortan, die Risiken in Zusammenhang mit der Gentechnik seien momentan bloß hypothetisch und deshalb kontrollierbar. Man befürchtete, dass eine vorsorgende Regulierung den wissenschaftlichen Fortschritt behindern würde und Europa im Technologiewettlauf hinter die USA und Japan zurückfallen würde (Gottweis 1998). Diese Befürchtungen und der Umstand, dass auch in den USA auf verbindliche Regulierungen verzichtet wurde, veranlassten die Kommission schließlich ihren Gesetzesvorschlag wieder zurückzuziehen. Es kam 1982 lediglich zu einer unverbindlichen Ratsempfehlung, die eine nationale Notifizierung von gentechnischen Arbeiten befürwortete (Rücker 2000). In den einleitenden Worten der Ratsempfehlung wird als Grund für den Verzicht das Nichtvorhandensein der Risiken genannt:

> „An analysis of the current situation in the course of the last two years, in the United States as well as in Europe, to evaluate the importance of the dangers resulting from

genetic engineering, has shown that the *conjectural risks* [Herv. d. Verf.] associated with the work involving the production or utilization of recombinant DNA are production or utilization of recombinant DNA are probably non-existent or small" (zitiert nach Cantley 1995: 521).

Ein ähnliches Verdrängen der hypothetischen Risiken zugunsten der erhofften wirtschaftlichen Chancen erfolgte auch in den Mitgliedstaaten; dort wurden ebenfalls die bereits geplanten Gesetzesentwürfe zurückgezogen bzw. in unverbindliche Richtlinien umgewandelt (Gottweis 1998). Zusätzlich wurde sowohl in den Mitgliedstaaten wie auch von Seiten der Kommission die Förderung der Biotechnologie vorangetrieben. Parallel zu dem Richtlinienentwurf wurde ein Vier-Jahres-Programm „Biomolecular-Engineering" entwickelt, welches 1981 vom Rat angenommen und mit 15 Mio. ECU ausgestattet wurde (Bongert 2000). Vor dem Hintergrund der Wahrnehmung eines technologischen Wettbewerbs zwischen der EU, Japan und den USA bemühte sich die Kommission um die Bündelung der nationalen Forschungsanstrengungen und die Entwicklung einer europäischen Gemeinschaftsstrategie für die Biotechnologie, stieß jedoch auf erhebliche nationale Vorbehalte gegenüber einer Vergemeinschaftung der Forschungspolitik. In dem von der Kommission aufgelegten Forschungsprogramm FAST (Forecasting and Assessment in Science and Technology 1978-1982) und dessen Nachfolger FAST II entwickelte die Kommission die Vision einer „Biosociety", in der es nicht nur um Industrie- und Technologiepolitik ging, sondern die Hoffnung geäußert wurde, dass die neuen Biotechnologien zu einer umwelt- und ressourcenschonenden und damit nachhaltigen Entwicklung beitragen könnten (Bongert 2000). Konsequenterweise wurde die Biotechnologie in den folgenden Jahren als eine der Schlüsseltechnologien bezeichnet und innerhalb der europäischen Forschungs- und Technologiepolitik auch gefördert.

Die Anfang der 80er allgemein in Europa verbreitete Auffassung war, dass man kein eigenes Gentechnikgesetz (weder auf europäischer noch auf nationaler Ebene) brauche, da sich die hypothetischen Risiken der Gentechnik bisher nicht bestätigt hatten (European Commission 1983). Die Vorgeschichte der europäischen Gentechnikregulierung liest sich daher bis Mitte der 80er Jahre als Geschichte eines nachsorgenden Risikomanagements bei weitgehender Selbstregulierung der Wissenschaft und Biotechnologieindustrie. Die fehlende rechtliche Verbindlichkeit darf allerdings nicht darüber hinwegtäuschen, dass einerseits sich die bestehende Selbstregulierung seit den Vereinbarungen von Asilomar und durch die globale Verbreitung der NIH-Richtlinien auf einem hohen Niveau befand und andererseits für den industriellen Massenkonsum geeignete transgene Pflanzen bzw. daraus gewonnene Lebensmittel noch gar nicht zur Verfügung standen. Die diskutierten Regulierungsprobleme bezogen sich deshalb vor allem auf Fragen der Laborsicherheit.

Im Zuge des weiteren Ausbaus und der Förderung der Biotechnologie und einer absehbaren Kommerzialisierung wurde die Frage nach einer verbindlichen Regulierung der absichtlichen Freisetzung und der industriellen Vermarktung von Gentechnikprodukten drängender. Anfang der 80er Jahre gelang es, die ersten gentechnisch veränderten Pflanzen im Labor herzustellen, eine Freisetzung erfolgte jedoch noch nicht, sehr wohl aber eine politische Diskussion darüber. So begannen in Dänemark die Vorbereitungen für ein nationales Gentechnikgesetz und in Deutschland wurde 1984 eine Enquete-Kommission zu Abschätzung der „Chancen und Risiken der Gentechnologie" eingerichtet. Auch auf europäischer Ebene fand eine Ausweitung der Diskussion statt. War bisher die Gentechnik allein in der Zuständigkeit der Generaldirektion Forschung (DG XII), so wurden 1984 das „Biotechnology Steering Committee" und 1985 das „Biotechnology Regulation Interservice Committee" eingerichtet (Cantley 1995). Damit wurden die anderen Generaldirektionen stärker in Fragen der Gentechnik eingebunden und zugleich wurde damit das Gewicht von der Generaldirektion Forschung in Richtung Generaldirektion Umwelt verschoben.

Ein deutlicher Umschwung von der bisherigen freiwilligen Selbstregulierung hin zu einer verbindlichen Regulierung zeichnete sich 1986 ab, als Dänemark auf nationaler Ebene ein eigenständiges Gentechnikgesetz verabschiedete und in Deutschland alles daraufhin deutete, dass es im Anschluss an die Enquete-Kommission ebenfalls zu einer nationalen Gentechnikregulierung auf Bundesebene kommen würde. Zusätzlich forderte das Europäische Parlament in seinem „Viehoff-Bericht" 1987 eine verbindliche Regulierung der „speziellen Risiken" der Gentechnik und sprach sich für ein komplettes Verbot gentechnischer Freisetzungsversuche aus, bis ein verbindliches Gentechnikrecht verabschiedet sei (Cantley 1995). Die Kommission sah durch die sich abzeichnenden Regulierungsbemühungen auf nationaler Ebene einerseits den gemeinsamen Markt gefährdet, argumentierte aber auch mit dem grenzüberschreitenden Risikopotential von sich selbstständig verbreitenden gentechnisch veränderten Organismen:

> „Microorganisms are no respecters of national frontiers, and nothing short of Community-wide regulation can offer the necessary consumer and environmental protection" (European Commission: A Community Framework 1986, zitiert nach: Cantley 1995: 553).

Vor diesem Hintergrund unternahm die Europäische Kommission einen erneuten Vorstoß zur Schaffung eines europäischen Gentechnikrechts. Sie legte unter Federführung der Generaldirektion Forschung 1986 eine Mitteilung unter dem Titel „A Community Framework for the Regulation of Biotechnology" vor, in der eine einheitliche Regulierung der Gentechnik innerhalb der Europäischen

Gemeinschaft vorgeschlagen wurde. Zwei Jahre später präsentierte die Kommission – zeitgleich mit dem Eckwertebeschluss der Bundesregierung für ein deutsches Gentechnikgesetz – die Entwürfe für die System- und Freisetzungsrichtlinie. Die Systemrichtlinie sollte die Laborsicherheit regeln, wohingegen die Freisetzungsrichtlinie die Risiken, die bei absichtlicher Ausbringung und Vermarktung von gentechnisch veränderten Organismen auftreten, regulieren sollte.

Das Interesse der Kommission galt einerseits der Kontrolle der grenzüberschreitenden Risiken einer unkontrollierten Ausbreitung von GVO, andererseits dem Entstehen unterschiedlicher nationaler Regulierungsansätze durch eine frühzeitige Regulierung auf europäischer Ebene entgegenzuwirken. Ende der 80er Jahre hatte bereits Dänemark die Freisetzung von GVO verboten, in Deutschland gab es eine (unverbindliche) Richtlinie des Forschungsministeriums, die ebenfalls Freisetzungen verbot und in Großbritannien, Frankreich, Belgien, den Niederlanden und Luxemburg galten strikte Einzelfallregelungen. In den mediterranen Mitgliedstaaten und Irland gab es dagegen keine vergleichbaren Regelungen für GVO-Freisetzungen (Shaffer/Pollack 2004). Diese ungeheure Regulierungsvielfalt innerhalb der EU stand in klarem Kontrast zu dem seit Mitte der 80er Jahre anvisierten Ziel einer Vollendung des Binnenmarktes bzw. eines freien Warenverkehrs innerhalb der EU. Zudem war abzusehen, dass es nun bald zu nationalen Gentechnikgesetzen kommen würde. Gerade in Deutschland gab es durch ein überraschendes Gerichtsurteil des Hessischen Verwaltungsgerichtshofs, das die Genehmigung einer gentechnischen Anlage mit dem Hinweis auf ein fehlendes Gentechnikrecht ablehnte, ungeheuren Druck seitens der deutschen Gentechnikindustrie, schnell eine sichere Rechtsgrundlage zu schaffen (Waldkirch 2004).

Die Gentechnikkritiker hatten schon immer für eine verbindliche Regulierung plädiert, doch nun waren auch die Industrie und die Mitgliedstaaten an einer einheitlichen und zügig zustandekommenden europäischen Gentechnikregulierung interessiert. 1990 wurden drei Richtlinien verabschiedet und damit erstmals eine verbindliche Regulierung der Gentechnik innerhalb der EU geschaffen – bemerkenswerterweise bevor ernsthafte Schäden aufgetreten waren oder überhaupt vermarktungsfähige transgene Pflanzen zur Verfügung standen. Die System- und die Freisetzungsrichtlinie bilden zusammen mit der ebenfalls 1990 verabschiedeten Arbeitsschutzrichtlinie bei gentechnischen Arbeiten den Kernbestand der europäischen Gentechnikregulierung (90/219/EWG, 90/220/EWG, 90/679/EWG).

## 5.3 Regulierung im Zeichen der Vorsorge: Die Freisetzungsrichtlinie

Im Folgenden soll auf die Freisetzungsrichtlinie (90/220/EWG) eingegangen werden, da sie die für transgene Pflanzen spezifischen Risiken regulieren soll. Die Rechtsgrundlage bildete der Binnenmarktartikel 100a der Einheitlichen Europäischen Akte (nun Art. 95 EGV), so dass im Rat lediglich mit qualifizierter Mehrheit abgestimmt werden musste. Das Europäische Parlament war damals noch über das Zusammenarbeitsverfahren in den Gesetzgebungsprozess eingebunden, d.h. es konnte den Richtlinienentwurf abändern, die endgültige Entscheidungskompetenz hatte jedoch der Rat (vgl. Kapitel 3). Der Kommissionsentwurf stammt vom 6.4.1988 (Europäische Kommission 1988). Federführend war die Generaldirektion XI (Umwelt).

Das Europäische Parlament gab am 25.05.1989 in seiner ersten Lesung und am 14.03.1990 in seiner zweiten Lesung seine Stellungnahmen ab, Berichterstatter war Gerhard Schmid (SPD). In den Stellungnahmen wurde deutlich, dass das Europäische Parlament an seiner gentechnikkritischen Haltung, die es bereits in seiner Viehoff-Resolution gezeigt hatte, festhielt. Es kritisierte das Regulierungsniveau des Richtlinienentwurfs als zu niedrig und schlug einige Verschärfungen des Genehmigungsverfahrens vor, wie z.B. die Einführung einer Sozialverträglichkeitsklausel, die eine Abwägung der sozialen Erwünschtheit und die Bewertung von alternativen Möglichkeiten zu dem gentechnischen Verfahren vorgeschrieben hätte. Ferner sollten strenge Haftungsvorschriften, Strafen bei Nichteinhaltung und eine verpflichtende Bekanntmachung des Freisetzungsversuches an die lokale Öffentlichkeit eingeführt werden (Shaffer/Pollack 2004). Das Parlament erwies sich auch als Gegner des Kommissionsvorschlages, lediglich einen beratenden Ausschuss einzurichten.

Besonders die vorsorgeorientierten Änderungsvorschläge des Parlaments stießen auf scharfe Kritik seitens der Gentechnikbefürworter. Stellvertretend für viele kritische Bemerkungen aus der Wissenschaft sei hier aus einem offenen Brief an das Parlament (die demokratisch legitimierte Vertretung der Unionsbürger) verfasst von 16 Nobelpreisträgern aus Medizin und Chemie (quasi der Elite der Wissenschaft) zitiert. Der Brief der Nobelpreisträger, der zusammen mit einem ähnlich lautenden Beschluss der Europäischen Vereinigung für Molekularbiologie (EMBO) auch an den Rat und die Kommission geschickt wurde, weist darauf hin, dass es wissenschaftlich nicht gerechtfertigt sei, ein zusätzliches, spezielles Gentechnikrecht einzuführen und fordert die Rückkehr zu einer evidenzbasierten Regulierung ein:

„Amendments have been proposed which are based on unfounded fears rather than on scientific risk assessment. They are both impractical and widely inhibitory to the progress of knowledge and its responsible beneficial applications" (zitiert nach: Cantley 1995: 561).

Bis auf den letzten Änderungsvorschlag (Einführung eines Regulierungsausschusses), der auch den Mitgliedstaaten entgegenkam, konnte sich das Parlament aber nicht gegenüber Rat und Kommission durchsetzen. Eine Sozialverträglichkeitsklausel fehlt im endgültigen Entwurf völlig, die Beteiligung der Öffentlichkeit ist, deutlich abgeschwächt, in eine unverbindliche „kann"-Bestimmung umgewandelt worden (Art. 7). Man könnte die ablehnende Haltung des Rates und der Kommission als Versuch interpretieren, die wissenschaftliche Risikobewertung von den eher politischen, ethischen und sozialen Fragen der Gentechnik abzukoppeln und damit zu entpolitisieren. Im Rat stimmte lediglich Dänemark gegen die Freisetzungsrichtlinie, da Dänemark für ein vollständiges Freisetzungsverbot, wie es im dänischen Gentechnikgesetz verankert war, eintrat (Bandelow 1999). Für die anderen Mitgliedstaaten stellt die Richtlinie jedoch eine deutliche Erhöhung des bisherigen Regulierungsniveaus dar – schon allein deshalb, weil die meisten noch gar nicht über nationale Gentechnikgesetze verfügten. Die formelle Annahme im Rat erfolgte am 23.04.1990. Die Umsetzungsfrist für die Mitgliedstaaten endete am 23. Oktober 1991. Spätestens ab diesem Zeitpunkt sollte also ein funktionierender Binnenmarkt für gentechnisch veränderte Produkte hergestellt sein.

*5.3.1 Die Freisetzungsrichtlinie: Ergebnisse und Bewertung*

Was wurde in der Richtlinie geregelt? Für welche Ansätze und Prinzipien entschied man sich? Und wie kann die Richtlinie bewertet werden?

Bereits im Kommissionsentwurf wurde deutlich, dass sich das europäische Gentechnikrecht an den prozessbasierten Ansätzen, wie sie in Deutschland und Dänemark verfolgt wurden, orientierte; das heißt: zu einer Regulierung, die die Gentechnik als spezielles technisches Verfahren betrachtet, unabhängig davon, welche Produkte mithilfe der Gentechnik letztendlich entstehen und unabhängig davon, welches Risikopotential diese Produkte möglicherweise haben könnten. Zu dieser Fokussierung auf den Prozesscharakter der Gentechnik kam es, neben der gesellschaftlichen Diskussion, die sich ebenfalls auf die Risiken der Gentechnik bezog und andere biotechnologische Verfahren vernachlässigte, weil die Generaldirektion Landwirtschaft (DG VI) eine ursprünglich geplante Ausweitung der Regulierung auf konventionelle Pflanzenzüchtungsmethoden verhinderte (Gill et al. 1998). Im endgültigen Richtlinientext sind gentechnische Veränderungen, die durch herkömmliche Methoden (konventionelle Züchtung) erreicht werden, ausdrücklich von der Regulierung ausgenommen. Die Generaldirektion Forschung (DG XII) opponierte zwar gegen diese spezielle, auf gentechnische Verfahren bezogene Regulierung, konnte sich damit aber – obwohl sich auch die Industrie gegen einen prozessbasierten Ansatz aussprach – nicht durchsetzen. Allgemein wurde von Seiten der Gentechnikbefürworter befürchtet, dass spezielle, prozessorientierte Gentechnikgesetze zu einer Stigmatisierung dieser Technologie führen würden (Bandelow 1999, Gill et al. 1998, Rücker 2000). Außerdem wurde darauf hingewiesen, dass in den USA ein gegenteiliger Ansatz verfolgt wurde, der sich nicht am Prozess, sondern am einzelnen Produkt orientierte.

Der Streit um europäische Prozess- versus amerikanische Produktregulierung sagt allerdings nichts über das Regulierungsniveau aus. So sind Produktregulierungen denkbar, die restriktiver sind als einfache Prozessregulierungen. Die Freisetzungsrichtlinie stellt sich im Vergleich zum amerikanischen Gentechnikrecht dennoch als äußerst strikte Gentechnikregulierung heraus, die vor allem versucht, neben den bekannten auch hypothetische Risiken zu berücksichtigen. Genau aus diesem Grund wurde die Richtlinie von der amerikanischen Regierung heftig kritisiert und als Hindernis für zukünftige Harmonisierungsrunden auf internationaler Ebene bezeichnet (Shaffer/Pollack 2004).

Gleich zu Beginn macht die Richtlinie an zentraler Stelle im ersten Erwägungsgrund deutlich, dass sie sich vor dem Hintergrund der Irreversibilität und Ubiquität gentechnischer Risiken an dem Prinzip der Vorsorge, hier etwas uneinheitlich als „Vorbeugung" bezeichnet, orientiert:

> „Nach dem Vertrag sollte für Umweltmaßnahmen der Gemeinschaft der Grundsatz gelten, Umweltbeeinträchtigungen vorzubeugen" (90/220/EWG).

Als zentrales Kernelement führte die Richtlinie eine fallweise Bewertung (case by case) nach dem sogenannten Stufenprinzip (step by step) ein, d.h. die Einschließung (containment) des GVO wird nur schrittweise gelockert und auch nur dann, wenn die Risikobewertung der vorherigen Stufe keine Probleme ergeben hat. Das Stufenprinzip entspricht dem Weg, den ein GVO vom abgeschlossenen Labor über kleine abgeschirmte Feldversuche, größere Anbauversuche, Anbauversuche an verschiedenen Standorten bis zu seiner EU-weiten Vermarktung zurücklegt. Jede einzelne Stufe erfordert eine eigene behördliche Zulassung und Risikobewertung, insbesondere die letzte Stufe der EU-weiten Vermarktung erfordert noch einmal strengere Regeln als die absichtliche Freisetzung zu Forschungszwecken. Die Richtlinie führt hierzu die Unterscheidung zwischen Freisetzung (zu Versuchszwecken) und Inverkehrbringen (Kommerzialisierung) ein, wobei für das Freisetzen ein nationales Verfahren und für das Inverkehrbringen ein strengeres, semi-europäisiertes Verfahren eingeführt wurde. Ohne das Durchlaufen der einzelnen Stufen mit ihren jeweiligen Genehmigungsverfahren bekommt ein Produkt keine Marktfreigabe. In den Erwägungsgründen der Richtlinie heißt es dazu: Die Zustimmung für eine Vermarktung bekommt ein GVO nur dann, wenn „ausreichend nachgewiesen wurde, dass die Freisetzung für die menschliche Gesundheit und die Umwelt ungefährlich ist" (Erwägungsgrund 17: 90/220/EWG). Diese progressive Umkehrung der Beweislast findet sich allerdings in den einzelnen Artikeln der Richtlinie nicht wieder. Dort heißt es lediglich in Artikel 4 (nachdem in Artikel 1 Gesundheit und Umwelt als Schutzziel definiert wurden):

> „Die Mitgliedstaaten tragen dafür Sorge, daß alle geeigneten Maßnahmen getroffen werden, damit die absichtliche Freisetzung oder das Inverkehrbringen von GVO keine Gefährdung der menschlichen Gesundheit und der Umwelt zur Folge hat" (90/220/EWG).

Der Gefährdungsbegriff wird allerdings nicht näher definiert, so dass unklar bleibt, ob er synonym zu dem annähernd gleichhäufig verwendeten Risikobegriff (11 x Risiko im Vergleich zu 12 x Gefahr) zu sehen ist. Da das Europarecht generell keinen Unterschied zwischen Gefahr und Risiko macht, kann dies auch für das Gentechnikrecht unterstellt werden (Kapitel 2.2). Eine systematische Unterscheidung zwischen verschiedenen Risikotypen wird nicht eingeführt. Interessanterweise wird in den Erwägungsgründen gefordert, ein harmonisiertes Verfahren zur Bewertung von „potentiellen Risiken" zu entwickeln, ohne dass jedoch klar gemacht wird, ob damit auf „Hypothetizität" abgestellt werden soll. Der Antragsteller wird jedoch dazu verpflichtet, eine Erklärung nicht nur über die „Gefahren" der GVO abzugeben, sondern auch generell die „Folgen" (Sofort- und Spätfolgen) der Freisetzung zu beschreiben (Art. 5 Nr. 2). Dies könnte als Ausweitung des Suchhorizontes von den bereits bekannten Risiken auf noch nicht in den engeren Fokus geratene hypothetische Risiken gesehen werden. Verstärkt wird dieser Eindruck dadurch, dass die Freisetzung vorübergehend oder endgültig eingestellt werden kann, falls „erhebliche" bisher unbekannte Risiken auftauchen sollten (Art. 6 Nr. 6, Art. 11 Nr. 6). Zusätzlich wurde mit Artikel 16 eine Sicherheitsklausel für die Mitgliedstaaten eingeführt:

> „Hat ein Mitgliedstaat berechtigten Grund zu der Annahme, daß ein Produkt, das nach dieser Richtlinie vorschriftsmäßig angemeldet wurde und für das eine schriftliche Zustimmung erteilt worden ist, eine Gefahr für die menschliche Gesundheit oder die Umwelt darstellt, so kann er den Einsatz und/oder Verkauf dieses Produkts in seinem Gebiet vorübergehend einschränken oder verbieten. Er unterrichtet hier-

von unter Angabe von Gründen unverzüglich die Kommission und die übrigen Mitgliedstaaten" (90/220/EWG).

Hierdurch wird ein Mitgliedstaat ermächtigt, ein bereits zugelassenes Produkt auf seinem Hoheitsgebiet vorübergehend zu verbieten, wenn er einen „berechtigten Grund zu der Annahme" hat, dass eine Gefahr für die menschliche Gesundheit oder die Umwelt besteht. Die bloße Annahme einer Gefahr ist aber „hypothetischer", als die bereits durch Artikel 6 und 11 regulierten erheblichen Risiken. Kann man bei Artikel 6 und 11 davon ausgehen, dass die erheblichen Risiken auch nachgewiesen werden müssen, so lässt Artikel 16 auch bloße Vermutungen zu. Um zu klären, ob die Annahme einer Gefahr auch tatsächlich begründet ist, folgt auf das vorübergehende Verbot ein Komitologieverfahren nach Artikel 21 auf europäischer Ebene, in dem die endgültige Entscheidung gefällt werden soll (zum Artikel 21-Verfahren siehe unten). Damit ist es letztendlich in den Entscheidungsspielraum der Mitgliedstaaten gelegt, ob hypothetische Risiken berücksichtigt werden oder nicht. Die Möglichkeit einer hypothesenbasierten Regulierung wurde dadurch jedenfalls geschaffen, denn für eine evidenzbasierte Gefahrenabwehr würden Artikel 6 und 11 ausreichen.

Neben der fallweisen und gestuften Risikobewertung des betreffenden GVO schreibt die Richtlinie in Artikel 10 und 12 eine Umweltverträglichkeitsprüfung vor. Anders als der Begriff „Umweltverträglichkeit" nahelegt, sind dabei auch explizit die Auswirkungen auf die menschliche Gesundheit mitzuberücksichtigen (Art. 2 Nr. 8). Die genauen Details über die Risikobewertung und Umweltverträglichkeitsprüfung werden in den Anhängen geregelt. Dort finden sich die aus der Debatte über hypothetische Risiken bei der Freisetzung von transgenen Pflanzen bekannten Vermutungen wieder. So gilt es beispielsweise, auf Antibiotikaresistenzen zu achten oder mögliche invasive Ausbreitungen des GVO in der natürlichen Umwelt zu bedenken. Nirgends ist allerdings geregelt, wann dieser (im Prinzip unendliche Suchprozess) nach hypothetischen Risiken als abgeschlossen gelten kann, bzw. ab wann von einer Stufe zur nächsten übergegangen werden kann. Dies wird in den Ermessensspielraum der jeweiligen nationalen Zulassungsbehörde bzw. der Kommission gelegt.

Trotz der eindeutigen Orientierung am Vorsorgeprinzip gelang es der Kommission, mit der Verabschiedung der Freisetzungsrichtlinie eine binnenmarktfreundliche Regulierung zu schaffen. Bereits Artikel 1 hebt, neben dem Umwelt- und Gesundheitsschutz, an prominenter Stelle die Vereinheitlichung von Rechts- und Verwaltungsvorschriften der Mitgliedstaaten als Regulierungsziel hervor. Das durch die Richtlinie eingeführte Zulassungsverfahren beginnt zwar in seiner ersten Phase auf der nationalen Ebene, da der Antragsteller seinen Antrag bei der für gentechnische Genehmigungen zuständigen nationalen Behörde stellen muss, führt im Falle einer Genehmigung aber zu einer EU-weiten Zulassung des betreffenden GVOs. Der freie Warenverkehr für Gentechnikprodukte innerhalb des europäischen Binnenmarktes ist damit gewährleistet. Die wissenschaftliche Risikobewertung wird zwar auf der nationalen Ebene von der zuständigen Behörde vorgenommen (Art. 6), aber ist ein gentechnisch verändertes Produkt erst einmal zugelassen, so können die anderen Mitgliedstaaten seine Verbreitung auf ihrem Territorium nicht mehr (bis auf die Ausnahme von Art. 16) verhindern (Art. 13 und 15). Nur wenn die anderen Mitgliedstaaten, die über den Freisetzungsantrag informiert werden müssen, Bedenken anmelden, verlagert sich das Verfahren auf die europäische Ebene (Art. 21). Die Kommission fertigt dann, unter Zuhilfenahme ihrer wissenschaftlichen Ausschüsse, ein eigenes Dossier über den Freisetzungsantrag an und legt es dem zuständigen Regelungsausschuss (Artikel 21-Ausschuss) zur Entscheidung vor (vgl. Kapitel 3).

In ihrem Richtlinienentwurf hatte die Kommission lediglich die Einberufung eines beratenden Ausschusses vorgesehen, so dass die endgültige Entscheidungsmacht bei der Kommission gelegen hätte, konnte sich damit gegenüber den Mitgliedstaaten und dem Europäischen Parlament aber nicht durchsetzen (Europäische Kommission 1988). Der Regelungsausschuss kann den Kommissionsantrag mit qualifizierter Mehrheit annehmen. Kommt der Regelungsausschuss innerhalb einer von der Kommission festgesetzten Frist nicht zu einer Einigung oder weicht seine Stellungnahme vom Kommissionsentwurf ab, so wird die Entscheidung an den Rat übermittelt. Der Rat beschließt ebenfalls mit qualifizierter Mehrheit (Artikel 21). Hat der Rat innerhalb von drei Monaten keinen Beschluss gefasst, so werden die vorgeschlagenen Maßnahmen von der Kommission erlassen (Art. 21). Wenn es nicht zu einer Blockade durch andere Mitgliedstaaten kommt, ist das Verfahren als effizient einzuordnen, da einem transgenen Lebensmittel mit lediglich auf der nationalen Ebene stattfindenden Genehmigungsverfahren der gesamte Binnenmarkt offen steht. Für den Antragsteller eröffnet sich dadurch die Möglichkeit, sich den gentechnikfreundlichsten Mitgliedstaat mit der effizientesten und schnellsten Verwaltung auszusuchen.

Doch selbst im Falle von Einwänden kann über den Regelungsausschuss nach Artikel 21 schnell gehandelt werden. Der Rekurs über den Rat ist als Ausnahme gedacht und findet, wie andere Politikfelder zeigen, nur äußerst selten statt (vgl. Kapitel 3). Der Artikel-21-Ausschuss ist auch für die Anpassung der Anhänge an den technischen Fortschritt zuständig und damit für die genaue Ausgestaltung der Risikobewertung und der Umweltverträglichkeitsprüfung.

Zusätzlich wurde in der Richtlinie ein Einfallstor für zukünftige Deregulierungen geschaffen: In denjenigen Fällen, in denen genügend Erfahrung gesammelt worden ist, wird durch Artikel 6 Nr. 5 die Möglichkeit eingeräumt, ein „vereinfachtes Verfahren" bei Genehmigung für Forschungszwecke (Freisetzungen) zu schaffen. Die genaue Ausgestaltung bleibt jedoch offen. Doch auch wenn das vereinfachte Verfahren nur für Forschungszwecke gilt, so ist es, zumindest wenn sich die Mitgliedstaaten einig sind und keine Bedenken gegen eine Zulassung erheben, trotz des aufwendigen Genehmigungsverfahrens auch für kommerzielle Zwecke möglich, gentechnisch veränderte Lebensmittel auf den europäischen Markt zu bringen.

Angesichts der laxen amerikanischen Gentechnikvorschriften sah sich insbesondere die europäische Gentechnikindustrie als Verlierer des Gesetzgebungsprozesses (Cantley 1995). Die Entscheidung für den prozessorientierten Ansatz, gekoppelt mit der gestuften Einzelfallgenehmigung, erschien der Biotechnikindustrie als völlige Überregulierung. Die Empörung der Industrie ist insofern verständlich, als es sich bei dem auf die Generierung von Risikowissen angelegtem Stufenprinzip (step by step) um ein für das Technik- und Umweltrecht völlig neues Instrument handelt, das der Industrie angesichts der bisher bekannten Risiken der Gentechnik als überflüssig erscheinen musste (Gill et al. 1998: 111).

### 5.3.2 Warum kam es zu einer vorsorgenden Risikoregulierung?

Die rechtlich verbindliche Regulierung der hypothetischen Risiken ist ein erstaunliches Phänomen, das nicht allein machtpolitisch mit der Durchsetzungskraft der Interessenkoalition der Gentechnikkritiker (Dänemark, Europaparlament, GD XI und die Umweltverbände) erklärt werden kann. Weder verfügten die vier Akteure über ausreichend Durchsetzungskraft, um die Richtlinie durchzusetzen, noch über genügend Vetopotential, um eine anders lautende zu verhindern. Die ablehnende Haltung Dänemarks und des Europaparlaments wurde frühzeitig antizipiert, gerade aus diesem Grund wurde die Freisetzungsrichtlinie über den Binnenmarktartikel (100a), bei dem lediglich eine qualifizierte Mehrheit notwendig ist, und im Zusammenarbeitsverfahren, bei dem das Parlament überstimmt werden kann, verabschiedet. Sachlich wäre wegen der Umweltrisiken bei der Freisetzung von GVO der neu geschaffene Umweltartikel (130s EGV) gerechtfertigter gewesen. Dies zeigt z.B. die parallel verabschiedete Systemrichtlinie, die einstimmig über den Umweltartikel verabschiedet wurde (Cantley 1995). Dänemark und das Europaparlament konnten damit leicht durch die Ratsmehrheit überstimmt werden und gerade die „großen drei" (Deutschland, Frankreich und Großbritannien) setzten sich massiv für eine industriepolitisch motivierte Förderung der Gentechnik ein (Bandelow 1999).

Um dennoch die deutliche Vorsorgeorientierung der Freisetzungsrichtlinie zu erklären, wurde in der politikwissenschaftlichen Literatur argumentiert, dass die „pro-Gentechnik" eingestellten Generaldirektionen (GD Forschung, GD Industrie, GD Landwirtschaft) überlastet bzw. mit anderen Dingen, beispielsweise der Arzneimittelregulierung und der Forschungsrahmenprogramme, beschäftigt waren (Bandelow 1999), doch ist die GD Umwelt gerade gegenüber den Generaldirektionen für Landwirtschaft und Industrie nur eine kleine GD, die zudem erst 1987 durch die Einheitliche Europäische Akte überhaupt erst die Kompetenzen für die Formulierung einer europäischen Umweltpolitik übertragen bekam. Die GD Forschung hatte dagegen jahrelang die Federführung über die Biotechnologie inne, war daher in die Thematik gut eingearbeitet und versuchte bereits seit den 70er Jahren, entsprechende Netzwerke aufzubauen, so dass das Argument nicht sonderlich überzeugend ist (Cantley 1995).

Ferner wurde argumentiert, dass die Gentechnikbefürworter nicht über eine hinreichend gut organisierte Interessenstruktur verfügten, um das Thema in ihrem Sinne voranzubringen. Erstaunlicherweise ist es der Gentechnikindustrie tatsächlich nicht gelungen, vor 1990 eine effektive verbandspolitische Struktur auf europäischer Ebene aufzubauen (Bandelow 1999). Es gab es zu diesem Zeitpunkt vier industriepolitische Biotechnologieverbände: Erstens die European Federation of Biotechnology (EFB), die 1978 auf Initiative der deutschen, britischen und französischen Chemieindustrie gegründet wurde, zweitens die 1985 auf Betreiben der Kommission gegründete „European Biotechnology Coordination Group" (EBCG), die eine branchenübergreifende (Chemie-, Pharma-, Landwirtschaft- und Lebensmittelindustrie) Bündelung der Industrieinteressen versuchte, drittens die 1989 gegründete „Senior Advisory Group for Biotechnology" (SAGB) in der sich die großen Chemieunternehmen (Monsanto, Unilever, Rhone Pulenc, Sandoz, Ferruzzi, Hoechst) mit biotechnologischer Ausrichtung zusammenschlossen und viertens die speziell für die grüne Gentechnik 1987 gegründete Green Industry Biotechnology Platform (GIBIP). Diese Verspätung im Aufbau von verbandlichen Strukturen liegt vor allem daran, dass es vorher keine Gentechnikregulierung auf europäischer Ebene gab und die betroffenen Industriezweige bevorzugt innerhalb ihrer abgestammten Branchen (Chemie-, Pharma-, Agrarindustrie) organisiert blieben. Dementsprechende Versuche der Kommission, eine übergreifende Verbandstruktur aufzubauen, scheiterten 1984 noch am Desinteresse der Industrie. Die von der Kommission als zentraler Ansprechpartner gedachte branchenübergreifende EBCG schaffte es nicht, sich als führender Verband der Biotechnologieindustrie zu etablieren und wurde 1991 wieder aufgelöst (Bandelow 1999). Diese organisatorische Schwäche einer fragmentierten und noch jungen Verbandsstruktur der Gentechnikindustrie darf aber nicht darüber hinwegtäuschen, dass Ende der 80er vor allem die großen

Chemiekonzerne in die Gentechnik investierten und die Chemieindustrie bereits seit 1972 verbandlich als europäischer Chemieverband (CEFIC) organisiert war. Ferner trifft die mangelhafte Organisation ebenso die Umweltverbände, die vor 1990 auf europäischer Ebene ebenfalls nur schwach vertreten waren, da die Kompetenzen im Umweltbereich erst mit der Einheitlichen Europäischen Akte auf die europäische Ebene übertragen wurden. Vor allem das als übergreifender Dachverband gedachte Europäische Umweltbüro (EEB) hatte es schwer, die verschiedenen Umweltverbände unter einem gemeinsamen Dach zu versammeln (Hey/Brendle 1994). Auch verfügen damals wie heute die Umweltverbände im Vergleich zu den global agierenden Großunternehmen wie Monsanto, Unilever und Hoechst über nur sehr bescheidene Ressourcen. Zudem machte als zusätzlicher Akteur und vehementer Förderer der Gentechnik die amerikanische Regierung unmissverständlich klar, dass sie gegen den in den beiden Richtlinien verfolgten Ansatz war und verwies auf die dadurch entstehenden Handelsbarrieren und -konflikte (Cantley 1995). Vor allem die oben vorgestellten Änderungsvorschläge des Europäischen Parlaments stießen auf heftige Kritik der USA, die hier ganz im Sinne von evidenzbasierter Regulierung argumentierte:

> „Several of the amendments passed by the European Parliament appear to be based in part on public concern and unsubstantiated fears about genetically modified organisms, rather than on accumulated scientific knowledge and experience with testing of organisms" (zitiert nach: Cantley 1995: 560).

Angesichts dieses keinesfalls zugunsten der Gentechnikkritiker vorhandenen Machtübergewichts und eines internationalen Trends in der Umweltpolitik zur Deregulierung und zu freiwilligen Selbstverpflichtungen mag es erstaunen, dass keine liberalere Regulierung zustande kam, insbesondere deshalb, weil es weder zu einem nennenswerten Störfall in einem Gentechniklabor noch zu neuen Erkenntnissen über gentechnisch verursachte Risiken oder gar des Auftretens von pathogenen transgenen Organismen kam. Die auch öffentlich vehement diskutierten Studien zum Auswildern von transgenem Mais in Mexiko und die möglicherweise toxische Wirkung der Gentechnikkartoffeln von Pusztai wurden erst Ende der 90er Jahre bzw. Anfang des neuen Jahrtausends publiziert. Ein zentraler Grund für diese strenge vorsorgeorientierte Regulierung dürfte indes in dem gestiegenen Sicherheitsbedürfnis der europäischen Bürger liegen. Eine gegenüber den Risiken der Gentechnik sensibilisierte „europäische Öffentlichkeit", gekoppelt mit einer Politik, die sich dafür empfänglich zeigte, führte diesen abrupten Wechsel von unverbindlicher Selbstregulierung zu einer verbindlichen, vorsorgeorientierten Gentechnikregulierung herbei. Ähnlich argumentiert auch Cantley, indem er beispielhaft darauf hinweist, dass gerade der Berichterstatter des Europäischen Parlaments, Gerhard Schmidt, ein promovierter Chemiker, der früher im Biochemiesektor gearbeitet hatte und daher eigentlich eher pro Forschung und Gentechnik hätte eingestellt sein müssen, sich vor dem Hintergrund einer sensibilisierten Öffentlichkeit für mehr Vorsorge und einen restriktiveren Richtlinienentwurf aussprach (Cantley 1995).

Auch wenn die strengeren Vorschriften des Europäischen Parlaments nicht übernommen wurden, so lässt sich zusammenfassend feststellen, dass der endgültige Richtlinientext deutlich auf Risikovorsorge und Beachtung von hypothetischen Risiken ausgerichtet ist. Offenbar waren sich die drei europäischen Institutionen (der Rat, die Kommission und das Europäische Parlament) einig, dass eine hypothesenbasierte Regulierung sinnvoll sei. Einige Akteure wollten sogar noch weiter in Richtung Vorsorge gehen, konnten sich damit aber nicht durchsetzen. Zusätzlich wurde das europäische Gentechnikrecht bereits zu einer Zeit verabschiedet, als die Vermarktung von transgenen Lebensmitteln erst am Anfang stand, weit bevor also gentechnisch veränderte Produkte in den Supermarktregalen zum Verkauf auslagen.

### 5.4 Das europäische Gentechnikrecht im Zeichen der Deregulierung?

Es dauerte auch nicht lange und vor dem Hintergrund des in Europa zunehmenden neoliberalen Diskurses, des Ausbleibens von Schäden und der amerikanischen und industriellen Forderungen nach einem Abbau der Handelshemmnisse wurde eine Deregulierung des strikten Gentechnikrechts für notwendig erachtet.

Bereits ein Jahr nach Verabschiedung der Richtlinie kündigte der für Industrie und Technologie zuständige Kommissar Bangemann eine Novelle des Gentechnikrechts an (European Commission 1991). Die Kommission kam damit insbesondere den Forderungen der gentechnikfreundlich eingestellten Bundesregierung und der deutschen chemischen Industrie nach. Ziel war es die Wettbewerbsbedingungen für die Biotechnologieindustrie in Europa zu fördern und im Technologiewettlauf mit den USA und Japan aufzuschließen. Der deutsche Vorstoß einer Deregulierung des gerade erst verabschiedeten Gentechnikrechts scheiterte jedoch daran, dass in den anderen Ländern noch keine negativen Erfahrungen bei der Umsetzung vorlagen (Bandelow 1999). Viele Mitgliedstaaten hatten zu diesem Zeitpunkt die Richtlinie noch nicht einmal formal in nationales Recht umgesetzt. Die Umsetzungsfrist endete erst im Oktober 1991.

Die Novellierung verlief daher vorerst im Sande, doch schon 1993 wurde durch das Weißbuch zu Wachstum, Wettbewerbsfähigkeit und Beschäftigung erneut eine Debatte über die Förderung der Biotechnologie angestoßen (Europäische Kommission 1993). Das Weißbuch sah in Forschung und technologischer Entwicklung den geeigneten Ansatz, um mehr Wachstum und Wettbewerb in Europa zu erzeugen und damit die Arbeitslosigkeit zu senken. Eine Schlüsselrolle sollte dabei neben der Informations- auch der Biotechnologie zukommen (Europäische Kommission 1993). Um diese Schlüsseltechnologie angemessen zu fördern, schlug die Kommission in ihrem Weißbuch eine Deregulierung und Entbürokratisierung des Gentechnikrechts vor. Als Begründung für das Absenken des Regulierungsniveaus wurde neben der Wettbewerbsfähigkeit interessanterweise auch auf eine veränderte Risikoeinschätzung hingewiesen, die davon ausging, dass die Risiken der Gentechnik geringer seien als ursprünglich angenommen. Bis 1994 sollte unter Führung der deutschen Ratspräsidentschaft die Novellierung abgeschlossen sein. Die maßgeblich von Deutschland, das selbst sein nationales Gentechnikrecht inzwischen vereinfacht hatte, angeführten Deregulierungsversuche stießen jedoch auf Widerstand einiger Mitgliedstaaten, des Europaparlaments und der Generaldirektion Umwelt. Infolgedessen verzögerte sich der Novellierungsprozess.

Welche Deregulierungsforderungen wurden aufgestellt? Die industriepolitisch motivierte Wunschliste einer neuen Freisetzungsrichtlinie forderte vor allem schnellere und einfachere Verfahren: So sollte das Genehmigungsverfahren bei Forschungszwecken durch ein bloßes Anmeldeverfahren ersetzt werden, weniger riskante Freisetzungen sollten einem vereinfachten Verfahren unterworfen werden, es wurde ein ausschließlich zentralisiertes Verfahren auf europäischer Ebene gefordert und die Anpassung der Richtlinie an den technischen Fortschritt sollte noch einfacher gemacht werden als bisher. Angesichts des anhaltenden Widerstandes der Gentechnikkritiker dauerte es bis 1998, bis ein erster Kommissionsvorschlag für die Novellierung der Freisetzungsrichtlinie vorlag (Europäische Kommission 1998). Da einigen Mitgliedstaaten (Belgien, Großbritannien und Frankreich) dieser Novellierungsprozess zu langsam war, forderten sie die Kommission auf, von der Einführung eines vereinfachten Verfahrens nach Artikel 6 Gebrauch zu machen (Art. 6 Nr. 5). Die Kommission kam dieser Aufforderung nach und legte Ende 1994 eine Entscheidung für ein vereinfachtes Verfahren vor, die vom zuständigen Komitologieausschuss angenommen wurde (94/730/EG). Die nationalen Behörden konnten demnach, wenn sie der Ansicht waren, dass genügend Erfahrungen mit dem freizusetzenden GVO gesammelt wurden, das vereinfachte Verfahren anwenden. Das vereinfachte Verfahren galt jedoch nur für Freisetzungen zu Forschungszwecken und nicht für das kommerzielle Inverkehrbringen. Durch diese „interne" Änderung der Richtlinie im Rahmen der technischen Anpassung war letztlich nur der zuständige Komitologieausschuss (die Experten aus den nationalen Zulassungsbehörden) mit der Entscheidung befasst. Rat, Parlament und Öffentlichkeit blieben außen vor. Eine umfassendere

Novellierung vor den Augen der Öffentlichkeit schien anscheinend politisch nicht durchsetzbar.

### 5.4.1 Die Entstehung der Novel Food-Verordnung

In diesen Kontext der Liberalisierung und Vereinfachung des Gentechnikrechts fallen auch die Bemühungen der Kommission, eine eigene Verordnung für neuartige (vor allem gentechnisch veränderte) Lebensmittel zu verabschieden.

Die kommissionsinternen Vorarbeiten dazu begannen bereits 1986 und liefen parallel zu der Verabschiedung der Freisetzungsrichtlinie (Europäische Kommission 1992). Federführend war die Generaldirektion Industrie (GD III). Ursprünglich war eine Verordnung geplant, die im Zuge des Binnenmarktprojekts national unterschiedliche Rechtsvorschriften zu neuartigen Lebensmitteln und Zusatzstoffen harmonisieren sollte. Deswegen war die Kommission von Anfang an darauf bedacht, die Rechtsform einer Verordnung durchzusetzen, da hierbei die Mitgliedstaaten den geringsten Implementationsspielraum haben. Doch die Industrie war mit dem Vorhaben nicht einverstanden. Der CIAA sprach sich für die Herausnahme der Zusatzstoffe aus, da Zusatzstoffe in Lebensmitteln keine Lebensmittel seien, und vertrat überdies die Ansicht, dass es sowieso keine neuartigen Lebensmittel gebe, da die Biotechnologie lediglich eine Weiterentwicklung von schon seit Jahrtausenden angewandten Methoden der Züchtung sei. Eine Regulierung sei daher nicht von Nöten (Behrens et al. 1997). Angesichts des Drucks seitens der Lebensmittelindustrie wurden die Zusatzstoffe wieder aus der Verordnung herausgenommen und in drei eigenständigen Richtlinien (88/344/EWG, 88/388/EWG, 89/107/EWG) geregelt, so dass die Novel Food-Verordnung vor allem ein Gesetz für transgene Lebensmittel wurde.

#### 5.4.1.1 Der Kommissionsentwurf

Nach längeren internen Streitigkeiten zwischen der GD Umwelt und den anderen GD, legte die Kommission 1992 ihren ersten offiziellen Entwurf für eine Novel Food-Verordnung vor (Europäische Kommission 1992). Vorbild war der 1990 in Großbritannien eingeführte Food Safety Act, der eine Sicherheitsbewertung von neuartigen Lebensmitteln durch ein beim Landwirtschaftsministerium angesiedeltes wissenschaftliches Beratungsgremium (Advisory Committee on Novel Foods and Processes) rechtlich vorschrieb (Sauter/Meyer 2000). Der Verordnungsentwurf der Europäischen Kommission schlug zwei verschiedene Verfahren vor:

- Ein schlichtes Anmeldeverfahren sollte für neuartige Lebensmittel gelten von denen keine Gefahr für die Gesundheit, keine Irreführung des Verbrauchers und keine Ernährungsmängel ausgehen. Dieses Anmeldeverfahren stand übrigens, sofern transgene Lebensmittel betroffen waren, in deutlichem Widerspruch zu dem verpflichtenden Genehmigungsverfahren nach der Freisetzungsrichtlinie. Lediglich die Umweltverträglichkeitsprüfung der Freisetzungsrichtlinie wurde für neuartige Lebensmittel, die GVO enthalten oder aus GVO bestehen, übernommen.
- Ein Genehmigungsverfahren musste durchgeführt werden, wenn die Unbedenklichkeit nicht bescheinigt werden konnte oder es sich (wie z.B. bei Joghurt) um lebensfähige Organismen handelte oder wenn ein Mitgliedstaat Bedenken anmeldete (Rücker 2000).

Beide Verfahren sollten direkt bei der Kommission angesiedelt sein und die Mitgliedstaaten sollten nur über einen beratenden Komitologieausschuss (Ständiger Lebensmittelausschuss) eingebunden werden.

Die Gründe der Kommission für das Festhalten an dieser zusätzlichen Regulierung, nachdem der zentrale Bereich der Zusatzstoffe nicht mehr enthalten war, sind nicht eindeutig auszumachen, gilt doch die Freisetzungsrichtlinie nicht nur für experimentelle Freisetzungen zu Forschungszwecken, sondern auch für die industrielle Vermarktung transgener Produkte, so dass rechtlich gesehen kein unmittelbarer Handlungsbedarf erkennbar ist. Dies war auch die Position der GD Umwelt, die sich lange gegen die Verordnung wehrte. Sucht man nach Lücken im Richtlinientext, die einen weiteren Harmonisierungsbedarf begründen könnten, so stößt man auf die unzureichende Regulierung der Kennzeichnungsvorschriften. Trotz des hohen Regulierungsniveaus der Freisetzungsrichtlinie konnte man sich in einem zentralen Punkt beim Inverkehrbringen von GVO nicht auf klare, europaweit einheitliche Vorgaben einigen. Die Kennzeichnungsvorschrift nach Artikel 14 überlässt es den jeweiligen „Anforderungen des Genehmigungsverfahrens", GVO-Produkte entsprechend zu kennzeichnen, die Art und Weise der Etikettierung ist nicht näher geregelt (90/220/EWG).

Doch die verbraucherpolitische Forderung nach einer klaren Kennzeichnung von GVO-Produkten war eindeutig nicht der Grund für den Verordnungsentwurf. Erstens war es die Überzeugung der Kommission, dass eine derartige Kennzeichnung nicht notwendig, ja sogar schädlich sei, da sie zu einer Hysterie unter den Verbrauchern führen könne und zweitens enthielt der Entwurf dementsprechend keine klaren, verbindlichen Vorschriften (Rücker 2000). Sucht man nach anderen Gründen für diese zusätzliche Regulierung, so dürften drei Dinge ausschlaggebend gewesen sein: Erstens hatte Großbritannien bereits eine nationale Novel Food-Regulierung eingeführt, die als Hindernis für den freien

Warenverkehr interpretiert werden konnte. Zweitens fügte Dänemark 1992 in sein ohnehin schon strenges Gentechnikgesetz eine zusätzliche Regulierung für transgene Lebensmittel ein, so dass (wie bereits bei der Freisetzungsrichtlinie) erneut die dänischen Vorschriften als eine Gefahr für den gemeinsamen Binnenmarkt angesehen werden konnten – und dies ausgerechnet im magischen Jahr '92, das als Zieldatum für die Vollendung des Binnenmarktes angepeilt worden war. Drittens kann die Novel Food-Verordnung auch als Versuch der GD Industrie angesehen werden, die vorsorgende Regulierung der Freisetzungsrichtlinie (zumindest in ihrer letzten Stufe der Vermarktung) zu unterlaufen. Insbesondere der für Industrie zuständige Kommissar Bangemann versuchte die Genehmigungsverfahren für neuartige Lebensmittel wieder auf eine evidenzbasierte Regulierung zurückzuführen (Rücker 2000). Außerdem stellt die Verordnung einen geschickten Versuch dar, den von der Industrie kritisierten prozessorientierten Regulierungsansatz durch einen auf das Endprodukt (neues Lebensmittel) ausgerichteten zu ergänzen. Die transgenen Lebensmittel wurden geschickt hinter der Bezeichnung „neuartige Lebensmittel" versteckt. Dieser Kunstgriff könnte als Versuch verstanden werden, aus der Stigmatisierung gentechnischer Verfahren auszubrechen, denn der Begriff „Novel Food" ist ein reiner Kunstbegriff, der nahezu beliebig definiert werden kann. So sind laut Verordnung unter den neuartigen Lebensmitteln jene zu verstehen, die eine modifizierte molekulare Lebensmitteleinheit enthalten (z.B. der Fettersatzstoff Olestra) oder jene, die mit Hochdruckpasteurisierung behandelt werden, nicht jedoch Lebensmittel, die mit ionisierter Strahlung behandelt wurden, Lebensmittelzusatzstoffe oder Aromen enthalten.

Der entscheidende Deregulierungsversuch des neuen Entwurfs bestand jedoch darin, durch die Einführung des Prinzips der „*substanziellen Äquivalenz*" das strenge Genehmigungsverfahren der Freisetzungsrichtlinie aufzuweichen. Das Prinzip wurde 1993 auf der internationalen Ebene von der OECD entwickelt und von vielen internationalen Organisationen wie WHO und FAO übernommen (Millstone et al. 1999). Es nimmt einen Vergleich zwischen neuartigen und traditionellen Lebensmittel hinsichtlich z.B. Morphologie, Protein-, Fett- und Kohlenhydratzusammensetzung vor, und schließt daraus per Analogie auf die Sicherheit des neuen Lebensmittels. Der Analogieschluss basiert auf der Annahme: Wenn das herkömmliche Produkt sicher ist, dann gilt dies ebenso für das im Wesentlichen gleichwertige Lebensmittel. Für die Sicherheitsbewertung folgt daraus, dass sie durch einen bloßen Vergleich der chemischen Eigenschaften ersetzt wird. Für die Kennzeichnung folgt aus diesem Prinzip der substanziellen Äquivalenz, dass Produkte, die keine Gefahr darstellen, auch nicht gekennzeichnet werden müssen. Aus diesem Grund weigerte sich die Kommission, eine technologiebezogene Kennzeichnung von GVO-Produkten einzuführen, da sie sich stigmatisierend gegenüber der Gentechnik auswirken würde und für den Verbraucher keine nützliche Information darstellen, sondern lediglich das Misstrauen schüren würde (Rücker 2000). Auf einer Pressekonferenz im Rahmen der Kennzeichnungsdebatte nannte der zuständige Kommissar Bangemann die Gründe für die ablehnende Haltung der Kommission:

„Man dürfe nicht durch unnötige Angaben Verwirrung stiften [...]. Eine generelle Kennzeichnung würde nur das Misstrauen einer unaufgeklärten Öffentlichkeit schüren" (zitiert nach: Droz 1997: 116)

Aus dem Äquivalenzprinzip des Verordnungsentwurfs folge, dass nur neuartige Lebensmittel, die sich durch eine wesentliche Veränderung auszeichnen, ein Genehmigungsverfahren durchlaufen und anschließend gekennzeichnet werden müssen. Produkte, die im Wesentlichen gleichwertig mit herkömmlichen eingestuft werden, fallen aus diesem Verfahren heraus. Damit fielen beispielsweise Zucker (aus transgenen Zuckerrüben) oder Rapsöl (aus transgenen Raps) nicht unter die Kennzeichnungsvorschriften, da die Veränderung im Endprodukt nicht mehr nachweisbar ist. Entscheidend ist dabei, dass der Verordnungsentwurf sich an die wissenschaftlichen Methoden der Nachweisanalytik bindet. Die Reichweite der Kennzeichnung hängt damit von der Sensibilität und Zuverlässigkeit der verwendeten wissenschaftlichen Methode ab (Sauter/Meyer 2000).

### 5.4.1.2 Der gemeinsame Standpunkt von Parlament und Rat

Das Europäische Parlament befasste sich im Oktober 1993 in seiner ersten Lesung mit dem Verordnungsvorschlag. Das Parlament erwies sich einmal wieder als Fürsprecher eines vorsorgenden Verbraucherschutzes und forderte ein verpflichtendes Genehmigungsverfahren für alle neuartigen Lebensmittel und eine umfassende Kennzeichnungsvorschrift für transgene Lebensmittel. Zwischenzeitlich war der Vertrag von Maastricht in Kraft getreten, so dass das Parlament durch das neu eingeführte Mitentscheidungsverfahren nun nicht mehr einfach vom Rat überstimmt werden konnte. Die Kommission berücksichtigte diese Verschiebung der Machtverhältnisse und legte einen überarbeiteten Entwurf vor, der auf einige Kritikpunkte des Parlaments einging (Europäische Kommission 1994): So wurde das reine Anmeldeverfahren in ein Prüfungsverfahren umgewandelt und es wurden neue Etikettierungsvorschriften eingeführt.

Auch der Rat befasste sich frühzeitig mit den verschieden Verordnungsentwürfen – der 1992 veröffentlichte war bereits die 12. Fassung (Europäische Kommission 1992). Er hatte wie üblich eine Ratsarbeitsgruppe (ad hoc Gruppe

Lebensmittel) gebildet, die sich mit den Entwürfen auseinandersetzte. 1994 war es soweit, dass der Ausschuss der Ständigen Vertreter einen gemeinsamen Standpunkt verabschieden wollte. Die Konflikte zwischen den Mitgliedstaaten brachen jedoch erneut auf und es kam zu keiner Einigung. Dabei können die Mitgliedstaaten nicht unbedingt in stabile Gentechnikbefürworter oder Gegnerkoalitionen eingeteilt werden. Für eine erste Annäherung genügt es jedoch Frankreich, Belgien, Irland und das Vereinigte Königreich der Seite der Kennzeichnungsgegner zuzuordnen, da sie wie auch die Kommission der Meinung waren, substanziell äquivalente transgene Lebensmittel von der Kennzeichnungspflicht und dem Genehmigungsverfahren auszuschließen. Sie sprachen sich auch generell gegen spezifische Kennzeichnungsvorschriften für GVO-Produkte aus. Und obwohl Deutschland und die Niederlande ansonsten auf der Gentechnikbefürworterseite standen, traten sie, um den Verbrauchern die Wahlfreiheit zu ermöglichen, zusammen mit Dänemark, Griechenland, Spanien, Luxemburg und Portugal für eine systematische und obligatorische Kennzeichnung von GV-Lebensmitteln ein.

Eine ähnliche Koalition (Deutschland, Dänemark, Spanien, die Niederlande, Portugal) trat auch für die Schwächung der Kommission und für ein dezentralisiertes Verfahren ein, bei dem (wie in der Freisetzungsrichtlinie auch) die Antragsteller sich an die jeweiligen nationalen Behörden wenden sollten. Dänemark, Spanien, Griechenland und Italien sprachen sich anstatt für eine Verordnung für eine unverbindlichere Richtlinie aus (Rücker 2000). Auch über die folgenden von den jeweiligen Ratspräsidentschaften (Deutschland, Frankreich) vorgelegten Entwürfe konnte keine Einigung erzielt werden, obwohl es das Dossier bereits auf die Agenda der Ratsebene geschafft hatte. Zusätzliche Unterstützung erhielten die gentechnikkritischen Länder durch den Beitritt Österreichs und Schwedens zur EU. Finnland verstärkte dagegen die Befürworter-Koalition.

Im Juni 1995 scheiterte der französische Vorschlag im Rat (Binnenmarkt) erneut an einer Sperrminorität, die aus Deutschland, Österreich, Schweden, Dänemark, Griechenland und den Niederlanden bestand. Erst nachdem Griechenland und die Niederlande ihre Meinung änderten und aus der Blockadekoalition ausscherten, konnte im Oktober gegen den Willen von Deutschland, Dänemark, Österreich und Schweden ein gemeinsamer Standpunkt des Rates verabschiedet werden. Der mühsam ausgehandelte Kompromiss beinhaltete: eine Ausweitung des Geltungsbereichs auf alle GV-Lebensmittel, ein bloßes Anzeigeverfahren anstelle einer Kennzeichnungspflicht für substanziell äquivalente Produkte, eine Dezentralisierung der Anzeige- und Genehmigungsverfahren; der beratende Lebensmittelausschuss wurde durch einen Regelungsausschuss ersetzt und als neues Element wurde eine Schutzklausel eingeführt, die es dem

Regelungsausschuss überlässt, nachträglich „geeignete Maßnahmen" zu ergreifen, falls ein Mitgliedstaat Bedenken anmelden sollte.

Insgesamt kann der Entwurf als deutliche Schwächung des Einflusses der Kommission gewertet werden. Auch haben sich die Schwerpunkte im Vergleich zur Freisetzungsrichtlinie in Richtung Vereinfachung und stärkerer Berücksichtigung internationaler, wissenschaftlicher Kriterien (substanzielle Äquivalenz, Nachweisprinzip) verschoben.

Der gemeinsame Standpunkt des Rates stellt jedoch nur eine Phase im Verabschiedungsprozess der Novel Food-Verordnung dar. Der Verordnungsentwurf musste noch vom Parlament angenommen werden, das sich bisher einem vorsorgenden Verbraucherschutz verpflichtet sah. Am 16. November 1995 wurde der gemeinsame Standpunkt von Kommission und Ministerrat zur zweiten Lesung an das Parlament überwiesen und von dort an den Umwelt- und Verbraucherausschuss delegiert (Droz 1997). Durch seine erweiterte Machtbefugnis sah sich das Europäische Parlament im Vorfeld der 2. Lesung der Novel Food-Verordnung einer verstärkten Lobbyaktivität von Umwelt- und Industrievertretern ausgesetzt, die zudem versuchten, das Thema in die jeweiligen nationalen Öffentlichkeiten zu tragen. Der Umweltausschuss des Parlaments hatte 55 Änderungsanträge zur Abstimmung in das Plenum eingereicht, die eine drastische Verschärfung der Verordnung bedeutet hätten, konnte sich damit im Plenum jedoch nicht durchsetzen. Stattdessen setzte sich die konservative und liberale Fraktion zusammen mit den Abgeordneten aus einigen Gentechnikbefürworterstaaten (Frankreich, Großbritannien, Italien, Irland, Spanien, Portugal und Griechenland) durch (Droz 1997). Lediglich sechs von der konservativen Fraktion eingebrachte Änderungsanträge wurden vom Plenum angenommen. Die von der Mehrheit des Parlaments angenommenen Anträge stellten dennoch eine deutliche Verschärfung gegenüber dem Ratsentwurf dar, die zwar nicht (wie von den Grünen im EP gefordert) eine völlige Verhinderung der Gentechnik bedeutet hätten, die aber dennoch eine umfassende Kennzeichnung von neuartigen Lebensmitteln bedeutete. Eine Verschärfung, die aus Sicht der Kommission nicht annehmbar war. Die Kommission lehnte die Ausweitung der Kennzeichnungsvorschriften ab, so dass es, da keine gemeinsame Position zwischen Parlament, Rat und Kommission gefunden werden konnte, zur Einschaltung des Vermittlungsausschusses kam. Der Vermittlungsausschuss setzte sich aus je 15 Vertretern des Europäischen Parlaments und des Ministerrats zusammen und entschied mit qualifizierter Mehrheit. Angesichts der Tatsache, dass nunmehr seit 10 Jahren an der Verordnung verhandelt worden war und die Positionen festgefahren waren, schien eine schnelle Lösung nicht in Sicht.

### 5.4.1.3 Die Risikowahrnehmungen der nationalen Öffentlichkeiten und die Sensibilität der europäischen Verbraucher

Doch das Jahr 1996 brachte für alle Beteiligten einige überraschende Wendungen. Aus mehreren Gründen galt es einen bis dahin in der Debatte wenig beachteten Akteur mit einzubeziehen. Waren bisher die Verbraucher wenig an den Risikoregulierungen interessiert, die auf europäischer Ebene, zumeist in den von der Öffentlichkeit abgeschotteten Komitologieausschüssen, verabschiedet wurden, so setzte 1996 eine zunehmende Sensibilisierung ein. Die nationalen Öffentlichkeiten wurden über ihre jeweiligen Massenmedien auf die Risiken und Nebenwirkungen industriell erzeugter Lebensmittel aufmerksam gemacht. Sechs konkrete Auslöser einer europaweit sensibilisierten Verbraucherschaft können ausgemacht werden:

- Erstens führte das Eingeständnis der britischen Regierung vom März 1996, dass die neue Rinderkrankheit etwas mit der neuen Variante der CJK zu tun haben könnte, zu einer erhöhten massenmedialen Aufmerksamkeit gegenüber Lebensmittelrisiken und brachte in diesem Zusammenhang auch die weitergehende Frage nach der Sicherheit und Qualität von industriellen Praktiken der Lebensmittelerzeugung auf die Tagesordnung. Mit der BSE-Krise war zudem der Lerneffekt verbunden, dass die Kennzeichnung und Rückverfolgbarkeit von Lebens- und Futtermitteln für den Verbraucher höchst relevant sein können. Ferner stellte sich ein generelles Misstrauen gegenüber Sicherheitsversprechen von Politikern, Lebensmittelbehörden und wissenschaftlichen Institutionen ein (vgl. Kapitel 4).
- Zweitens bot die Ankunft von gentechnisch veränderten amerikanischen Sojabohnen (bzw. von konventionellen Sojabohnen, die mit transgenen vermischt waren) in den europäischen Häfen, einen aktuellen Anlass sich politisch damit auseinanderzusetzen. Auch hierbei kam es zu einem Lerneffekt, der den Verbraucher vor Augen führte, dass diese Produkte nach der gerade zu verabschiedenden Novel Food-Verordnung gar nicht gekennzeichnet werden müssen und damit auch nicht rückverfolgbar sind. Dabei besteht zwischen den beiden Ereignissen (BSE-Krise und Gen-Soja) ein direkter Zusammenhang: Durch die eingeführten Tiermehl-Verfütterungsverbote waren die Landwirte gezwungen, nach einem Ersatzrohstoff zu suchen, der in der billigen amerikanischen Soja auch gefunden wurde. Die Verschärfung der BSE-Krise führte insofern geradewegs zu einem verstärkten Import von gentechnisch veränderten Futtermitteln.
- Drittens wurde Ende 1996 das erste geklonte Säugetier, das Schaf Dolly, der Weltöffentlichkeit vorgestellt und brachte dadurch erneut die Gen-

technik in die Schlagzeilen. Damit wurden sowohl ethische Implikationen moderner biotechnologischer Verfahren aufgezeigt, als auch die Frage nach genmanipulierten Nutztieren in der Landwirtschaft gestellt – und damit zusammenhängend die Art und Weise industrieller landwirtschaftlicher Produktion im Allgemeinen kritisiert.
- Viertens beantragten im Dezember 1996 die USA und Kanada bei der WTO ein Schlichtungsverfahren wegen des europäischen Importverbots für mit Wachstumshormonen behandeltes Rindfleisch (Shaffer/Pollack 2004). Die Europäische Union hatte schon seit 1988 innerhalb des Binnenmarktes künstlich erzeugte Hormone in der Viehzucht verboten, da sie im Verdacht stehen, karzinogen und gentoxisch zu wirken; ein weiteres hypothetisches Risiko, dessen wissenschaftlicher Nachweis noch aussteht, bei dem die EU aber vorsorgend handelte, indem sie 1989 ein Importverbot für mit künstlichen Wachstumshormonen gezüchtetes Rindfleisch verhängte. Dieses Verbot traf vor allem die USA und Kanada. Sie argumentierten, dass es sich um eine unzulässige Handelsbarriere handele, da das Risiko für die menschliche Gesundheit nicht wissenschaftlich begründet sei. Erneut kamen durch diese internationalen Handelsstreitigkeiten die Probleme industrieller Landwirtschaft und globaler Lebensmittelerzeugung in die öffentliche Debatte. Das Hormonfleisch hätte nach dem Willen der amerikanischen Regierung nicht gekennzeichnet werden müssen. Das WTO-Verfahren erzeugte beim europäischen Verbraucher Vorbehalte gegenüber den internationalen Handelsregeln der WTO, da sie es zuließen, dass möglicherweise krebserregendes Essen innerhalb der EU verkauft werden darf. Gerade von Umwelt- und Verbraucherschutzorganisationen, aber auch von Globalisierungskritikern und traditionellen Landwirten, wurde der Handelsstreit vor der WTO als Vorspiel für zukünftige Konflikte bei transgenen Lebensmitteln gesehen und auch so in der Öffentlichkeit thematisiert (vgl. Preuss 1999).
- Fünftens trafen 1996 die ersten Anträge für das Inverkehrbringen von GVO im Binnenmarkt bei den nationalen Behörden ein bzw. waren zur Entscheidungsreife gelangt, so dass 1996 mit den ersten Marktzulassungen gerechnet werden konnte.
- Sechstens fanden in einigen Mitgliedstaaten die ersten experimentellen Freisetzungen statt. Gerade in Mitgliedstaaten, in denen bisher keine breite öffentliche Debatte über die grüne Gentechnik stattgefunden hatte, wie beispielsweise in Österreich, gaben diese Freisetzungen den Anstoß, sich mit dem Thema „grüne Gentechnik" öffentlich auseinanderzusetzen (Grabner 2000, Seifert 2006, Torgersen 2002).

Obwohl die Novel Food-Verordnung noch nicht verabschiedet war, durften bereits GVO vermarktet werden. Einerseits lag dies daran, dass die Novel Food-Verordnung nur für Lebens-, aber nicht für Futtermittel gelten sollte, andererseits konnten GVO nach der Freisetzungsrichtlinie für den europäischen Markt zugelassen werden. Zwei transgene Produkte warteten 1996 auf ihre Zulassung für den Binnenmarkt, eine transgene Sojabohne der Firma Monsanto und eine gentechnisch veränderte Maissorte der Firma Ciba-Geigy (inzwischen Novartis). Die Anträge zum Inverkehrbringen zeigten, dass die Biotechnologie nun endgültig das Labor verlassen hatte und in eine neue Phase des Produktionsprozesses eingetreten war; die Industrie war nunmehr in der Lage marktreife Produkte für den industriellen Massenkonsum liefern zu können. Der erste GVO, der eine uneingeschränkte Vermarktungsgenehmigung für den Binnenmarkt erhielt, war die Sojabohne „RoundUp-Ready-Soja" der Firma Monsanto. Während des Höhepunktes der BSE-Krise in Großbritannien wurde am 3. April 1996 dem in Großbritannien gestellten Antrag stattgegeben, eine herbizidresistente Sojabohne zuzulassen (96/281/EG). Da, wie oben beschrieben, die Freisetzungsrichtlinie keine verpflichtenden Kennzeichnungsvorschriften enthielt, mussten diese Gentechnikprodukte nicht gekennzeichnet werden. Der zuständige Regulierungsausschuss hatte keine Bedenken hinsichtlich des Risikopotentials und die Kommission erließ die Entscheidung:

„Es gibt keinen Grund zu der Annahme, daß die Einführung der Gencodes für die Glyphosat-Verträglichkeit und das Chloroplast-Transitpeptid in die Sojabohne gesundheits- und umweltschädliche Auswirkungen haben könnte. Es gibt keine Sicherheitsgründe, die die Trennung des Produkts von anderen Sojabohnen rechtfertigen. Es gibt keine Sicherheitsgründe, die einen Vermerk auf dem Etikett erfordern, daß das Produkt durch genverändernde Technik entstanden ist" (96/281/EG).

Diese Entscheidung wurde von den Umweltverbänden sowohl auf nationaler wie auch auf europäischer Ebene zum Anlass genommen, das Thema der Vermischung von transgener Soja mit konventioneller und die fehlende Kennzeichnung in die breitere Öffentlichkeit zu tragen. Die Gentechnikkritiker warfen der Industrie eine Einführung der Gentechnik durch die Hintertür und gegen den Willen der Verbraucher vor. Durch öffentlichkeitswirksame Aktionen wie der Blockade von mit Gen-Soja beladenen Schiffen in mehreren europäischen Häfen, der Besetzung der Unileverzentrale in Deutschland und Boykottaufrufen gelang dies auch weitgehend. Die öffentliche Thematisierung führte schließlich auch dazu, dass die dem Verbraucher näherstehenden Groß- und Einzelhandelsunternehmen und ihre Verbände sich zunehmend von der Position der Lebensmittelindustrie, die nach wie vor GVO-Produkte nicht kennzeichnen wollte, entfernten.

Der europäische Dachverband des Groß- und Einzelhandels (EuroCommerce) sprach sich bereits im September 1996 für eine strengere Kennzeichnung aus (Rücker 2000).

Die Publicity des Gentechnikkonflikts führte dazu, dass sich auch die Mitgliedstaaten öffentlich positionieren mussten. Gerade für Deutschland, das sich in der Öffentlichkeit gern als Befürworter einer Kennzeichnung und Vorreiter in der Umweltpolitik darstellte, das im konkreten Abstimmungsverhalten im Regulierungsausschuss aber für die Zulassung der transgenen Sojasorte gestimmt hatte, ergaben sich dadurch ernste Glaubwürdigkeitsprobleme.[48] Ein ähnlicher Vorfall wiederholte sich Ende des Jahres, als es um die Zulassung von transgenem Mais der Firma Ciba-Geigy ging. Auch hier geriet die Bundesregierung in eine Zwickmühle. Während Gesundheitsminister Seehofer sich für eine Kennzeichnung aussprach, bestätigte Umweltministerin Merkel, dass Deutschland keine Bedenken gegenüber einer Vermarktungsgenehmigung ohne Kennzeichnung habe und deshalb im Rat mit „ja" stimmen werde (Behrens et al. 1997). Erst als sich abzeichnete, dass nur noch Deutschland und Frankreich den Antrag unterstützten, wechselte Deutschland seine Position im Rat, so dass sich nur noch Frankreich für die Zulassung der transgenen Maissorte aussprach (vgl. das folgende Kapitel 5.4.2).

In diesem Klima der öffentlichen Auseinandersetzung um die Gentechnik und vor dem Hintergrund der laufenden Verhandlungen im Vermittlungsausschuss brachte die Grüne Fraktion im Europaparlament eine Resolution ein, die eine Kennzeichnung aller genmanipulierter Soja forderte. Die Resolution wurde mit 185 zu 13 Gegenstimmen angenommen und signalisierte dem Rat und der Kommission die Geschlossenheit des Parlaments in der Kennzeichnungsfrage. Im Vermittlungsverfahren war das Parlament verhandlungstechnisch in die Defensive geraten, da es die zahlreichen Änderungsanträge des Umweltausschusses abgelehnt hatte und infolgedessen mit nur sechs Änderungsanträgen in das Vermittlungsverfahren gehen konnte. Angesichts dieser geringen Verhandlungsmasse konnte das Parlament nur wenig Kompromissbereitschaft zeigen. Doch der Vermittlungsausschuss einigte sich nun erstaunlich schnell auf einen Kompromiss: Am 27. Januar 1997 wurde die Novel Food-Verordnung schließlich erlassen und trat am 15. Mai in Kraft (258/97/EG).

Angesichts der Entwicklungen im Laufe des Jahres 1996 – insbesondere des großen öffentlichen Interesses – ist es nicht verwunderlich, dass der endgültige Text der Novel Food-Verordnung weitgehend den Vorstellungen des Parlaments

---

48  Ohne das große öffentliche Interesse wäre das tatsächliche Abstimmungsverhalten im nichtöffentlichen Artikel 21 Ausschuss vermutlich nicht bekannt geworden.

entspricht – und sich damit eine restriktivere Regulierung (als von Biotechnologieindustrie, Kommission und Ratsmehrheit favorisiert) durchgesetzt hat.

### 5.4.2 Das Ergebnis der Novel Food-Verordnung: Vorsorge oder Nachsorge?

Welchen Inhalt hat nun der endgültige Verordnungstext und wie kann er unter Vorsorgegesichtspunkten bewertet werden? Die beiden wichtigsten Ziele sind (wie schon bei der Freisetzungsrichtlinie) der Schutz der Gesundheit und das Funktionieren des Binnenmarktes (1. u. 2. Erwägungsgrund: 258/97/EG). Beides wird durch die Einführung des gemeinschaftlichen Prüfverfahrens und der damit verbundenen Sicherheitsbewertung erreicht. Einerseits werden dadurch nationale Alleingänge vermieden, andererseits stellt das Prüfverfahren eine bemerkenswerte Neuerung für das Lebensmittelrecht dar. Bisher galt im Lebensmittelrecht der meisten Mitgliedstaaten der Grundsatz der freien Verkehrsfähigkeit von Lebensmitteln (Erlaubnis mit Verbotsvorbehalt). Das bedeutet, dass Lebensmittel ohne vorherige Genehmigung vermarktet werden dürfen und erst im Nachhinein durch eine Nach-Markt-Lebensmittelkontrolle der jeweiligen Lebensmittelbehörden stichprobenweise überprüft werden. Für neuartige Lebensmittel gilt jedoch ab dem 15. Mai 1997 (Inkrafttreten der Novel Food-Verordnung), dass sie nur nach *vorheriger* wissenschaftlicher Sicherheitsbewertung in den Verkehr gebracht werden dürfen. Diese Neuerung, die eine „Vor-Markt-Kontrolle", wie sie auch für Arzneimittel üblich ist, in das europäische Lebensmittelrecht eingeführt hat, kann als Einführung einer vorsorgeorientierten Regulierung gelten. Es handelt sich insofern um einen radikalen Einschnitt in das europäische Lebensmittelrecht, da die Einführung von Genehmigungsverfahren faktisch eine Umkehrung der Beweislast bedeutet. Die Sicherheit von Lebensmitteln hing bisher (mit Ausnahme der Zusatzstoffe) nicht von wissenschaftlichen Gutachten ab, sondern stützte sich auf langjährige Traditionen, regionale Rezepturen und nationale Küchen (Barlösius 1999). Dieses praktische Erfahrungswissen hatte den Vorrang und galt solange, bis sich schädliche Auswirkungen eindeutig feststellen ließen. Erst wenn dies als gesichert galt, wurde bei Bedarf ex post reguliert. Für die Hersteller von neuartigen Lebensmitteln gilt seit dem Inkrafttreten der Novel Food-Verordnung, dass sie die Unbedenklichkeit vor einer Marktzulassung durch wissenschaftliche Studien nachweisen müssen.

Für bereits vor dem Stichtag in Verkehr befindliche neuartige Lebensmittel gibt es einen Bestandsschutz. Dies hatte zur Folge, dass gerade die herbizidresistente Soja der Firma Monsanto, welche innerhalb des Gentechnikkonfliktes für öffentliche Empörung gesorgt hatte, nicht gekennzeichnet werden musste und EU-weit verkauft werden durfte.

Der Versuch der Kommission, über den Begriff „neuartige Lebensmittel" von einer Stigmatisierung der Gentechnik wegzukommen bzw. alle neuartigen Lebensmittel einem bloßen Anmeldeverfahren ohne jegliche Kennzeichnung zu unterziehen, ist gescheitert. Neuartig sind Lebensmittel nach Artikel 1 der Verordnung, wenn diese bisher (15. Mai 1997) noch nicht in nennenswertem Umfang für den menschlichen Verzehr verwendet wurden und unter eine der folgenden Kategorien fallen (258/97/EG):

- Lebensmittel und Lebensmittelzutaten, die genetisch veränderte Organismen im Sinne der Richtlinie 90/220/EWG enthalten oder aus solchen bestehen;
- Lebensmittel und Lebensmittelzutaten, die aus genetisch veränderten Organismen hergestellt wurden, solche jedoch nicht enthalten;
- Lebensmittel und Lebensmittelzutaten mit neuer oder gezielt modifizierter primärer Molekularstruktur;
- Lebensmittel und Lebensmittelzutaten, die aus Mikroorganismen, Pilzen oder Algen bestehen oder aus diesen isoliert worden sind;
- Lebensmittel und Lebensmittelzutaten, die aus Pflanzen bestehen oder aus Pflanzen isoliert worden sind, und aus Tieren isolierte Lebensmittelzutaten, außer Lebensmittel oder Lebensmittelzutaten, die mit herkömmlichen Vermehrungs- oder Zuchtmethoden gewonnen wurden und die erfahrungsgemäß als unbedenkliche Lebensmittel gelten können;
- Lebensmittel und Lebensmittelzutaten, bei deren Herstellung ein nicht übliches Verfahren angewandt worden ist und bei denen dieses Verfahren eine bedeutende Veränderung ihrer Zusammensetzung oder der Struktur der Lebensmittel oder der Lebensmittelzutaten bewirkt hat, was sich auf ihren Nährwert, ihren Stoffwechsel oder auf die Menge unerwünschter Stoffe im Lebensmittel auswirkt.

Die Definitionen sind so gewählt, dass damit eine ganze Reihe von neuen Lebensmitteln von der Verordnung ausgeschlossen wurden. Gerade die für die Lebensmittelproduktion wichtigen Lebensmittelzusatzstoffe, Aromen, Extraktionslösungsmittel, aber auch neue Arten von Tieren und Pflanzen, die mit herkömmlichen Züchtungsmethoden gewonnen wurden, fallen nicht unter die Verordnung. In den von der Öffentlichkeit weniger beachteten Herstellungsverfahren gelang es also der Lebensmittelindustrie ihre ursprüngliche Position durchzusetzen und diese Produkte aus der Verordnung auszuschließen.[49]

Auch wenn für neuartige Lebensmittel generell das oben beschriebene dezentrale Genehmigungsverfahren gilt (Art. 4), führte man für substanziell äquivalente Lebensmittel ein vereinfachtes Verfahren ein. Es entspricht in etwa einem zentralisierten Anmeldeverfahren bei der Kommission (Art. 5). Hier muss der Antragsteller der Kommission eine Mitteilung schicken, die auch Angaben über die wesentliche Gleichwertigkeit enthalten muss, bevor er ein Produkt auf den gemeinsamen Markt bringen darf. Im Wesentlichen gleichwertige Produkte müssen nicht gekennzeichnet werden (Art. 8). Zugrunde liegt die Überzeugung, dass dem Verbraucher der Herstellungsprozess egal sein kann, wenn das Endprodukt im Wesentlichen gleichwertig ist wie das herkömmliche Lebensmittel. Der Hauptvorteil liegt für die Lebensmittelindustrie aber darin begründet, dass substanziell äquivalente Produkte nicht derselben aufwendigen Sicherheitsforschung unterzogen werden müssen wie die genehmigungspflichtigen neuartigen Lebensmittel. Der Hersteller braucht lediglich den wissenschaftlichen Nachweis zu führen, dass das neue Produkt im Wesentlichen gleichwertig ist.

In der Praxis stellt sich dabei das Problem, dass es wissenschaftlich nicht eindeutig ist, ab wann ein Lebensmittel als substanziell äquivalent zu bezeichnen ist. Der Grund dafür liegt vor allem daran, dass das Prinzip in erster Linie keinen wissenschaftlichen Standard wiedergibt, sondern ein von der OECD eingeführter unbestimmter Rechtsbegriff ist, der vor allem Produktinnovationen fördern und Handelshemmnisse abbauen soll. Es darf dabei aber nicht übersehen werden, dass die Hersteller nicht nur ein Interesse an vereinfachten Verfahren haben, sondern via Patentschutz die investierten Forschungsgelder wieder zurückbekommen möchten. Für das Patentverfahren dürfte es sich allerdings negativ auswirken, wenn gleichzeitig argumentiert wird, dass das neue Produkt im Wesentlichen gleichwertig ist wie das herkömmliche (Millstone et al. 1999).

Gerade im Zusammenhang mit transgenen Lebensmitteln gab es zwischen den Mitgliedstaaten erhebliche Meinungsunterschiede, ab wann ein GVO im Wesentlichen gleichwertig ist und ob daraus automatisch gefolgert werden kann, dass es als sicher einzustufen ist. Faktisch entscheidet darüber die nationale Lebensmittelbehörde bzw. im Falle von mitgliedstaatlichen Einwänden der

---

49 Dem Europäischen Parlament ist es allerdings gelungen, das Sicherheitsniveau der Novel Food-Verordnung auch auf diese ausgeschlossenen Bereiche auszudehnen. Artikel 2 Nr. 2 legt fest, dass die Ausnahmen nur solange gelten, wie das Sicherheitsniveau in den Richtlinien (88/344/EWG, 88/388/EWG, 89/107/EWG) dem der Verordnung festgelegten Niveau entspricht.

Ständige Lebensmittelausschuss im Komitologieverfahren IIIa.[50] In der Praxis zeigte sich auch, dass die Interpretation, was als wesentlich gleichwertig anzusehen sei, im Laufe der Zeit immer restriktiver wurde. Wurden anfangs noch einige GVO als wesentlich gleichwertig angesehen, so werden GVO inzwischen „wesentlich anders" interpretiert (Sauter/Meyer 2000). Die Unbestimmtheit des Prinzips der substanziellen Äquivalenz hat daher in der Praxis zu erheblichen Vollzugsproblemen bei den transgenen Lebensmitteln geführt, die man durch die Einführung von ergänzenden Verordnungen beheben wollte (49/2000/EG, 1139/98/EG, 1813/97/EG). Faktisch hat sich durch die nachträglich eingeführten Vorschriften und die restriktiver werdende Auslegung des Begriffs die von der Industrie erhoffte Verfahrensvereinfachung bei transgenen Lebensmitteln nicht eingestellt. Konnte anfangs noch davon ausgegangen werden, dass die Einstufung eines neuen Lebensmittels als wesentlich gleichwertig die Sicherheitsbewertung ersetzt, so geht man innerhalb der EU inzwischen davon aus, dass diese Einstufung nur ein wichtiger Schritt sei, aber nicht die Sicherheitsprüfung ersetze (Europäische Kommission 2002a).

In den Jahren 1997 bis 2002 sind nach der Novel Food-Verordnung lediglich 37 Anträge eingegangen und nur sechs Genehmigungen erteilt worden. Unter den sechs Zulassungen befindet sich kein einziges GVO-Produkt (vgl. Tabelle 9).[51]

Allerdings wurden nach dem vereinfachten Verfahren 11 GV-Lebensmittel notifiziert (Europäische Kommission 2002a). Diesen 11 GVO-Zulassungen stehen ungefähr 2000 bis 3000 jährliche EU-Sortenzulassungen neuer Pflanzen gegenüber (Europäische Kommission 2002a). Die geringe Anzahl der notifizierten transgenen Lebensmittel zeigt einerseits, dass die Kommerzialisierung innerhalb der EU nur schleppend vorankam. Andererseits wird daran ersichtlich, dass ein Großteil der neuen Erzeugnisse gar nicht unter die Novel Food-Verordnung fällt. Die Lebensmittelzusatzstoffe und die Saatgutzulassung wurden ja bereits von Beginn an definitorisch ausgeschlossen. Dies bekräftigt die Vermutung, dass es der Kommission vor allem um die Regulierung bzw. Deregulierung von transgenen Lebensmitteln ging. Im ursprünglichen Kommissionsentwurf von 1992 wären die GVO-Produkte, die 1996 auf den Binnenmarkt drängten, völlig aus der Kennzeichnung herausgenommen ge-

---

50 Selbiges gilt übrigens ebenso für die wissenschaftlich unbestimmte Frage, ab wann ein Lebensmittel als neuartig anzusehen ist oder nur eine Neukombination von herkömmlichen Elementen darstellt.
51 Die sechs genehmigten neuartigen Lebensmittel sind: gelbe Streichfette mit Phytosterinesterzusatz; Phospholipide aus Flüssigeigelb; mit Hilfe von Leuconostoc mesenteroides hergestelltes Dextran; hochdruckpasteurisierte Fruchtzubereitungen; Trehalose und koagulierte Kartoffelproteine (KOM 2002a).

wesen. Doch hier kommt es im endgültigen Verordnungstext zu einer Ausweitung der Etikettierungsvorschriften. Nach Artikel 8 der Verordnung sind neuartige Lebensmittel zu kennzeichnen, wenn sie nach einer wissenschaftlichen Beurteilung als nicht mehr gleichwertig angesehen werden können.

*Tabelle 9:* Genehmigungsanträge gemäß der Novel Food-Verordnung

| | |
|---|---|
| Gesamtzahl der von den Mitgliedstaaten entgegengenommenen Anträge | 37 |
| Zurückgezogene Anträge | 2 |
| Irrtümlicher Antrag (Artikel 2) | 1 |
| Bericht über die Erstprüfung in Arbeit | 10 |
| WLeA-Gutachten angefordert | 5 |
| WLeA-Gutachten ausgesetzt | 2 |
| WLeA-Gutachten abgegeben, aber noch keine Entscheidung (März 2002) | 2 |
| Bericht über die Erstprüfung fertiggestellt – Klarstellung/WLeA-Konsultation angefordert | 4 |
| Zusätzliche Prüfung erforderlich (Entscheidung der Gemeinschaft) | 2 |
| Genehmigt | 6 |
| Abgelehnt | 2 |

Quelle: Europäische Kommission 2002a Stand März 2002

Für gentechnische Produkte wurde nochmals eine speziellere Regelung eingeführt. Bei ihnen kommt es darauf an, ob die gentechnische Veränderung im Endprodukt nachweisbar ist (z.B. die herbizidresistente Gen-Soja): dann muss gekennzeichnet werden. Ist sie nicht mehr nachweisbar, obwohl das Produkt mithilfe von gentechnischen Methoden hergestellt wurde, dann muss nicht gekennzeichnet werden (z.B. Rapsöl aus transgenem Raps). Dieser im Vermittlungsausschuss ausgehandelte Kompromiss entspricht genau den vom Parlament vorgeschlagenen Kennzeichnungsvorschriften. Es ist zwar eine restriktivere Regulierung als von Kommission, Rat und Industrie gefordert, dennoch muss sie als eindeutig evidenzbasierte Regulierung angesehen werden, da sie sich an der wissenschaftlichen Nachweisbarkeit des Vorkommens von GVO in Lebensmitteln orientiert.

Ansonsten ist die Verordnung ähnlich wie die Freisetzungsrichtlinie aufgebaut. Der Ablauf der Sicherheitsprüfung, das Komitologieverfahren und auch die Einbeziehung der wissenschaftlichen Ausschüsse (Wissenschaftlicher Lebensmittelausschuss, Ständiger Lebensmittelausschuss) sind ähnlich normiert. Die von Art. 16 der Richtlinie bekannte Sicherheitsklausel findet sich in Artikel 12 der Verordnung wieder. Als Bewertungskriterien sind über Artikel 3 hinzugekommen, dass nicht nur Gefahren für den Verbraucher ausgeschlossen werden sollen, sondern dass auch keine Irreführung des Verbrauchers bewirkt werden darf und dass ein normaler Verzehr keine Ernährungsmängel hervorrufen darf.

Zusammenfassend kann man sagen, dass die Novel Food-Verordnung einen markanten Wechsel im europäischen Lebensmittelrecht vom Prinzip der freien Verkehrsfähigkeit hin zu einem generellen Genehmigungsvorbehalt für neuartige Lebensmittel eingeleitet hat. Diese Umkehrung der Beweislast stellt eine konsequente Umsetzung des Vorsorgeprinzips dar.

Bemerkenswerterweise sind die Bemühungen, eine Deregulierung der Gentechnik via Novel Food-Verordnung zu erreichen, gescheitert. Es handelt sich zwar um eine Produktregulierung und insofern um eine Abkehr vom Prozessansatz der Freisetzungsrichtlinie, sie ist jedoch weit restriktiver ausgefallen als ursprünglich von der Kommission geplant. Auch die Einführung des Prinzips der substanziellen Äquivalenz konnte diesen Trend nicht umkehren. Die Einführung der Kennzeichnungsvorschriften und des Genehmigungsverfahrens für neuartige Lebensmittel ist nicht nur dem Machtzuwachs des Europäischen Parlaments geschuldet, sondern liegt auch in der stärkeren öffentlichen Wahrnehmung und den Vorbehalten der Verbraucher gegenüber gentechnisch veränderten Lebensmitteln in zahlreichen Mitgliedstaaten. Dass die transgenen Lebensmittel gerade zur selben Zeit in die Supermarktregale kamen, als britische Rindfleischprodukte daraus verschwanden, erwies sich aus Sicht der Biotechnologieunternehmen als schwerwiegender Marketingfehler. Aus Sicht der Verbraucher zeigte sich, dass weder Rindfleisch noch GVO lückenlos und umfassend gekennzeichnet werden mussten, noch dass sie zurückverfolgt werden konnten. Der Ruf nach strengerer Regulierung konnte nicht ausbleiben. Vor allem in denjenigen Mitgliedstaaten, in denen sich die Verbraucher bisher noch nicht mit transgenen Lebensmitteln auseinandergesetzt hatten, kippte die öffentliche Meinung in eine zunehmend kritischere Position gegenüber der Gentechnik. Die jeweiligen mitgliedstaatlichen Regierungen reagierten auf die risikoaverser gewordenen Gesellschaften und wechselten ihrerseits ihre Positionen im Rat. Zu stark war der öffentliche Druck nach stärkerem Verbraucherschutz auf die Mitgliedstaaten geworden, als dass sie ihn hätten ignorieren können. So endete, was 1992 als hoffnungsvoller Aufbruch in die Deregulierung begann, 1997 in verschärften Kennzeichnungs- und Genehmigungsvorschriften und der Übernahme des hohen Niveaus der Freisetzungsrichtlinie.

### 5.5 Vorsorge „de luxe": Vom „de facto"-Moratorium zum neuen europäischen Gentechnikrecht

Doch nicht nur in der öffentlichen Meinung, sondern auch in den mitgliedstaatlichen Regierungen verschoben sich die Präferenzen in Bezug auf transgene Lebensmittel. Vor allem in Österreich entbrannte 1997 erneut eine Debatte über den transgenen Mais (Zea Mays L.) der Firma Ciba-Geigy, der im Januar 1997 von der Kommission zugelassen worden war (97/98/EG). Für diesen wurde der Antrag 1994 in Frankreich gestellt und die zuständige nationale Behörde befürwortete die Zulassung. Frankreich galt zu diesem Zeitpunkt als klarer Gentechnikbefürworter, so dass die meisten (9 von 15) der in der EU gestellten Anträge in Frankreich eingereicht und auch positiv beschieden wurden (Amman/Vogel 2001). Da wiederum, wie schon bei der herbizidresistenten Soja, einige Mitgliedstaaten Bedenken anmeldeten, landete der Antrag vor dem Artikel-21-Ausschuss der Freisetzungsrichtlinie. Da sich die Mitgliedstaaten weder im Komitologieausschuss noch im Rat einigen konnten, erteilte die Kommission, nach drei positiven Stellungnahmen des Wissenschaftlichen Futtermittelausschusses, des Wissenschaftlichen Lebensmittelausschusses und des Wissenschaftlichen Ausschusses für Schädlingsbekämpfungsmittel schließlich eine Genehmigung für den Gen-Mais:

> „Es besteht kein Grund zu der Annahme, daß die in den Mais eingeführten Gene für Mensch oder Umwelt negative Auswirkungen haben. Die Möglichkeit der Resistenzentwicklung gegenüber dem verkürzten CryIA(b)-Protein in Insekten ist nicht als umweltschädlich zu betrachten, da die in der Landwirtschaft bisher zur Bekämpfung solcher resistenter Insektenarten angewandten Praktiken weiterhin verfügbar sein werden. Es gibt keine Sicherheitsgründe, die einen Vermerk auf dem Kennzeichnungsschild erfordern, daß das Produkt durch genverändernde Techniken entstanden ist" (97/98/EG).

Das Besondere an dieser Entscheidung ist, dass sie gegen den Willen aller Mitgliedstaaten (außer der französischen Regierung, die den Antrag stellte) von der

Kommission via Komitologieverfahren durchgesetzt wurde. Möglich wurde dies, da es dem Rat innerhalb der vorgesehenen Frist weder gelang eine zustimmende noch eine ablehnende Mehrheit zu organisieren (vgl. Kapitel 3). Das Europäische Parlament kritisierte prompt das einseitige Vorgehen der Kommission in einer Resolution und wies auf die bei den Verbrauchern bestehenden „beträchtlichen Besorgnisse" gegenüber gentechnisch veränderten Erzeugnissen hin:

> „[Das Europäische Parlament] verurteilt den Mangel an Verantwortungsgefühl bei der Kommission, die einseitig beschlossen hat, das Inverkehrbringen von genetisch verändertem Mais trotz all der negativen Stellungnahmen der meisten Mitgliedstaaten und des Europäischen Parlaments und vor dem Inkrafttreten der Verordnung des Europäischen Parlaments und des Rates über neuartige Lebensmittel und neuartige Lebensmittelzutaten zu genehmigen" (Europäisches Parlament 1997b).

Den Vorwurf des Europäischen Parlaments, dass die Kommission nur aus wirtschafts- und handelspolitischen Gründen die Zulassung erteilt habe, wies die zuständige Kommissarin Bjerregaard unter Bezug auf die positiven Stellungnahmen der drei wissenschaftlichen Ausschüsse zurück. Außerdem halte die Kommission sich nur an das rechtlich vorgeschriebene Verfahren der Freisetzungsrichtlinie:

> „Gestützt auf diese Stellungnahmen und nicht aus wirtschaftlichen oder sonstigen Gründen hat die Kommission ihren Beschluß über die Vermarktung des betreffenden Mais getroffen. Die Stellungnahmen haben der Kommission also keine wissenschaftliche Grundlage oder Begründung gegeben, den GMO-Mais nicht zur Vermarktung zuzulassen" (Bjerregaard 1997).

Der stärkste Widerstand gegen die Kommissionsentscheidung ging von Österreich aus, das sich in Folge der Genehmigung auf die Sicherheitsklausel des Artikels 16 der Freisetzungsrichtlinie berief und den Gen-Mais kurzerhand auf seinem Hoheitsgebiet verbot. Damit wurde am 14. Februar 1997 das erste nationale Verbot (Import, Verkauf, Konsum, Anbau) für ein transgenes Lebensmittel verhängt. Derartige nationale Alleingänge nach Artikel 16 sind nur möglich, wenn der Mitgliedstaat einen Grund zu der Annahme hat, dass der GVO eine Gefahr für die Gesundheit oder die Umwelt darstellt. Sie erfordern zudem eine wissenschaftliche Begründung gegenüber der Kommission und den anderen Mitgliedstaaten. Die österreichische Regierung kam dieser Verpflichtung nach und legte ein wissenschaftliches Gutachten vor, das sich auf eine Reihe von hypothetischen Risiken bezog, die im Zusammenhang mit dem transgenen Mais auftreten könnten. Die wissenschaftlichen Argumente der österreichischen Regierung sollen im Folgenden dargestellt und mit den Gutachten der wissenschaftlichen Ausschüsse (Wissenschaftlicher Ausschuss für Lebensmittel, Pflanzen, Tierernährung) kontrastiert werden. Welche Risiken wurden diskutiert? Erstens wurde auf das Problem des verwendeten Antibiotikaresistenzgens (bla-Gen) hingewiesen:

> „Obwohl das ‚bla-Gen' im Mais selbst nicht exprimiert wird, könnte es durch bakterielle regulatorische Sequenzen wieder funktionsfähig werden, wenn es in andere Bakterien transferiert wird, speziell in Bakterien des Intestinaltraktes von Menschen oder Tieren. Auch wenn die Wahrscheinlichkeit eines Gentransfers gering erscheint, ist das Risiko der Verbreitung einer Antibiotikaresistenz nicht zu akzeptieren" (Bundesministerium für Gesundheit und Frauen 1997).

Zweitens wurde auf Studien verwiesen, die eine unerwartet lange Überlebensfähigkeit der DNA im Verdauungstrakt belegen, und in diesem Zusammenhang auf die potentielle Möglichkeit eines Gentransfers aufmerksam gemacht:

> „Ferner muß die potentielle Rolle eines Gentransfers unter Bakterien im Intestinaltrakt induziert durch Transduktion abgeschätzt werden, da nur sehr limitierte Information über die Faktoren verfügbar ist, welche in physiologischen Situationen ausgetauscht werden" (Bundesministerium für Gesundheit und Frauen 1997).

Drittens wurde die Möglichkeit eines horizontalen Gentransfers im Zusammenhang mit der Antibiotikaresistenz angesprochen:

> „Die Signifikanz eines horizontalen Gentransfers als Risikobegriff könnte Realität werden, wenn die Gene dem Empfängerorganismus einen selektiven Vorteil übermitteln (K. Harding, 1996) wie etwa eine Antibiotikaresistenz" (Bundesministerium für Gesundheit und Frauen 1997).

Viertens wurde auf den Unterschied herkömmlicher Bt-Anwendung zur gentechnischen Variante eingegangen und auf die bisher wenig erforschten Auswirkungen auf Nichtzielorganismen im Boden hinzuweisen:

> „Wenn Pflanzenmaterial in den Boden gelangt, könnten dort höhere Konzentrationen an ‚B.t.-Toxin' im Vergleich zum herkömmlichen Gebrauch auftreten. Diese Konzentrationen können Inaktivierung und Zersetzung überdauern. Die resultierende Akkumulation könnte Nicht-Zielorganismen negativ beeinflussen oder die Selektion von resistenten Zielinsekten beschleunigen" (Bundesministerium für Gesundheit und Frauen 1997).

Fünftens wurden die indirekten Effekte einer Resistenzentwicklung durch das Bt-Toxins, das in transgenem Mais kontinuierlich produziert wird und dadurch die Resistenzentwicklung von Schadinsekten beschleunigen könnte, hervorgehoben. Dabei wies die österreichische Regierung auf eine ungeklärte extreme Plage des Baumwollkapselwurms 1996 beim Anbau von transgener Bt-Baumwolle in den USA hin, die möglicherweise auf eine extrem rasche Resistenzentwicklung zurückzuführen sei. Dazu bemerkt die österreichische Regierung, dass ein Programm zum Resistenzmanagement, wie es in den USA von der amerikanischen Umweltagentur (EPA) vorgeschrieben wurde, im Kommissionsantrag fehle:

„Unbegreiflicherweise sieht der Vorschlag für die Kommissionsentscheidung kein Resistenz-Management-Programm zur Reduzierung der Resistenzentwicklung in Schadinsekten vor. Das bedeutet einen Rückschritt im Vergleich mit den USA in Hinblick auf Sicherheit für die Umwelt und menschliche Gesundheit" (Bundesministerium für Gesundheit und Frauen 1997).

Letztlich kommt die österreichische Regierung zu einer erweiterten Risikobewertung bei der Resistenzbildung von Schadinsekten, da sie nicht nur ein landwirtschaftliches Problem sei, sondern auch andere Ökosysteme beeinflussen könnte und insofern ein Umweltrisiko sei.

Die österreichische Regierung ging mithin auf die bereits in der wissenschaftlichen Risikoforschung debattierten hypothetischen Risiken wie Antibiotikaresistenzmarker, schnellere Resistenzentwicklung von Schädlingen und Wirkung auf Nicht-Zielorganismen ein. Neue Daten konnte sie (bis auf die ungeklärte Baumwollkapselwurmplage bei der Verwendung eines Bt-Toxins) nicht anführen, aber der Artikel 16 schreibt das auch nicht vor, insofern konnte sich Österreich auch auf eine Reinterpretation bereits vorhandener Daten stützen.

Wie reagierte die Kommission auf diese hypothesenbasierte Risikobewertung und das österreichische Import- bzw. Vermarktungsverbot? Wie schon bei der BSE-Problematik geschehen, stellte sich die Kommission auf die Seite des Binnenmarktes und interpretierte das Importverbot als Angriff auf den gemeinsamen Markt für transgene Pflanzen, der ja durch die Freisetzungsrichtlinie geschaffen werden sollte. Die österreichische Risikobewertung akzeptierte sie nicht, und unter Rückgriff auf die extra für diesen Zweck eingeholten Stellungnahmen der Wissenschaftlichen Ausschüsse konnte sie behaupten, die Zulassung berge keine (nachweisbaren) Gefahren für Gesundheit und Umwelt. Dabei sollte sich zeigen, dass die wissenschaftlichen Ausschüsse, wie auch schon in der BSE-Frage, an einer evidenzbasierten Risikobewertung festhielten und einen nachsorgenden Ansatz präferierten. Zudem zeigte sich deutlich, dass die wissenschaftlichen Ausschüsse ihren Risikobewertungen eine andere normative Basis zugrundelegten (Scientific Committee for Animal Nutrition

1997, Scientific Committee for Pesticides 1996, Scientific Committee on Food 1996, 1997).

Der Wissenschaftliche Pflanzenausschuss (WPA) stimmte mit der österreichischen Einschätzung überein, dass hinsichtlich der Wirkung auf Nicht-Zielorganismen noch erhebliche wissenschaftliche Ungewissheiten existierten und sprach sich deshalb auch dafür aus, derartige Wirkungen näher zu untersuchen (Sauter/Meyer 2000). Letztendlich kommt der WPA aber trotzdem zu dem Schluss, dass die Zulassung zu erteilen ist, und schlägt vor, die Wirkung auf Nichtzielorganismen erst im Nachhinein durch ein Nachzulassungsmonitoring zu erforschen. Uneinigkeit bestand also darin, *wann* derartige hypothetische Risiken erforscht werden sollen: vor oder nach der Zulassung. Der WPA arbeitete zudem mit einer anderen Bewertungsgrundlage. Für ihn war eine Wirkung auf Nicht-Zielorganismen ein akzeptiertes Risiko, das auch bei der Verwendung von herkömmlichen chemischen Pestiziden auftreten kann (Scientific Committee for Pesticides 1996, 1997). Da die Wahrscheinlichkeit, dass Bt-Mais schädlicher wirkt als bisherige Pestizide, recht klein sein dürfte, ist diesem Risiko auch keine besondere Bedeutung beizumessen (Scientific Committee on Plants 1998a, b, 1999). Die österreichischen Experten haben dagegen eine andere normative Bezugsgröße gewählt. Sie beziehen sich auf die Wirkung des Bt-Maises im Vergleich zur herkömmlichen Verwendung von Bt-Spritzmitteln. Hier scheint durch das Vorhandensein des Bt-Toxins über die gesamte Vegetationsperiode ein höheres Risiko für Nicht-Zielorganismen zu bestehen als bei der nur vorübergehend wirkenden herkömmlichen Spritzmethode. Da der Einsatz des Bacillus thuringiensis als umweltfreundliche Schädlingsbekämpfungsmethode gilt, geht die österreichsche Position von der Grundannahme aus, dass eine Schädigung von Nicht-Zielorganismen generell als Umweltschaden zu interpretieren ist.

Die gleiche Argumentation kann man mit dem hypothetischen Risiko einer schnelleren Resistenzentwicklung durchspielen: Der Wissenschaftliche Pflanzenausschuss verneinte negative Effekte, die durch eine Insektenresistenz entstehen könnten (Scientific Committee on Plants 1998a, 1999). Aber auch hier kommt es auf den normativen Bezugspunkt an, ob eine schnellere Resistenzentwicklung von Schädlingen als gute landwirtschaftliche Praxis oder Umweltschaden zu beurteilen ist. Die österreichische Regierung vertrat hierbei die Position, dass Resistenzentwicklungen durch Schädlingsbekämpfungsmittel generell als negativ einzuordnen seien.

Bei der Risikobeurteilung der Antibiotikaresistenzgene zeigte sich, dass die österreichischen Behörden stärker auf die vorhandenen wissenschaftlichen Ungewissheiten hinwiesen. Gerade den geringen Kenntnisstand beim horizontalen Gentransfer nahmen sie zum Anlass, vor einer Zulassung diese Ungewissheiten noch weiter erforschen zu wollen. Die wissenschaftlichen Ausschüsse wiesen dagegen auf die geringe Wahrscheinlichkeit eines horizontalen Gentransfers und damit auch einer Resistenzentwicklung hin (Scientific Committee for Animal Nutrition 1996, 1997, Scientific Committee on Food 1996). Während die Österreicher eine Zulassung aus Vorsorgegründen verweigerten, schlug der Wissenschaftliche Ausschuss für Lebensmittel vor, die Verwendung von Antibiotikaresistenzmarkern erst *in Zukunft* zu überdenken (Scientific Committee on Food 1996, 1997). Sein Vorschlag lautete, dass zukünftige Produkte ohne die Antibiotikamarkergene entwickelt werden sollten, die bereits vorhandenen gentechnisch veränderten Produkte aber angesichts des hypothetischen Charakters trotzdem zugelassen werden sollen. Nach Ansicht der wissenschaftlichen Ausschüsse brachten die von der österreichischen Regierung vorgelegten Argumente keine wissenschaftlichen Beweise für gesundheitliche Risiken von transgenen Pflanzen und enthielten zudem auch keine neuen relevanten Daten, die eine andere Risikobewertung erfordert hätten (Scientific Committee for Animal Nutrition 1997, Scientific Committee on Food 1997, Scientific Committee on Plants 1999).

Es war nicht unwahrscheinlich, dass die Kommission früher oder später ein Vertragsverletzungsverfahren gegen Österreich einleiten würde, falls die Regierung ihr Import- und Anbauverbot aufrechterhielte. Erstens stellte der österreichische Alleingang eine ernste Gefährdung des Binnenmarktes dar, insbesondere wenn das Verhalten Nachahmer finden sollte. Zweitens war aus Sicht der Kommission die Sache aufgrund der Stellungnahmen ihrer wissenschaftlichen Ausschüsse eindeutig: Es bestand kein wissenschaftlich nachgewiesenes Risiko, so dass eine Aufrechterhaltung des Verbots nicht gerechtfertigt war. Es war allerdings auch absehbar, dass die österreichische Regierung, obwohl es sich nur um einen kleinen Mitgliedstaat handelte, der zudem gerade erst beigetreten war, an ihrem umfassenden Verbot festhalten würde. Der politische Durchhaltewille und das entschiedene Vorgehen Österreichs gründete, neben der frühzeitigen Festlegung der österreichischen Administration auf einen vorsorgeorientierten Ansatz, in der konsequent gentechnikkritischen öffentlichen Meinung in der österreichischen Bevölkerung, die durch ein im April 1997 durchgeführtes Plebiszit eindrucksvoll unter Beweis gestellt wurde (Torgersen/Seifert 2000). Das österreichische Anti-Gentechnikvolksbegehren gegen eine Freisetzung von genetisch veränderten Organismen, gegen die Anwendung der Gentechnik in der Landwirtschaft und gegen eine Patentierung von Lebewesen war das zweiterfolgreichste Volksbegehren in der österreichischen Geschichte (Seifert 2000). Es stellte die Regierung jedoch vor eine demokratietheoretisch unlösbare Aufgabe: Die strikten Forderungen des Volksbegehrens waren inkompatibel zu den bereits auf EU-Ebene verabschiedeten Richtlinien, die Österreich durch seinen EU-Beitritt ebenfalls anerkannt hatte. Die Freisetzungsrichtlinie forderte zwar einen vorsorgenden Umgang mit den GVO, aber sie war kein Instrument, um die Gentechnik vollständig zu verbieten. Angesichts des klaren Mandats des österreichischen Souveräns ist jedoch verständlich, dass die österreichische Position im Ministerrat seit dem Volksbegehren noch einmal restriktiver wurde und Österreich sich zum Vorreiter einer gentechnikfreien Landwirtschaft in der EU entwickelte (Grabner 2000).

Entscheidend für die weitere Entwicklung der Gentechnikpolitik in Europa war nun, wie sich die anderen Mitgliedstaaten verhalten würden. Denn letztlich hatte der Komitologieausschuss das letzte Wort, ob er die vorgebrachten hypothetischen Risikobewertungen akzeptieren oder wie die Kommission ablehnen würde – schließlich konnte Österreich von der „Ratsmehrheit" überstimmt werden. Die Mitgliedstaaten stellten sich jedoch hinter Österreich und sprachen sich gegen ein Vertragsverletzungsverfahren aus. Als erster Mitgliedstaat folgte Luxemburg dem österreichischen Vorgehen und verhängte ebenfalls 1997 ein Verbot auf seinem Hoheitsgebiet, gefolgt von Griechenland, Frankreich und Italien, später kamen noch Großbritannien und Deutschland hinzu (Levidow et al. 1999, 2000, 2005).

Überraschenderweise vollzog gerade Frankreich, das bis dahin der vehementeste Gentechnikförderer war, einen radikalen Kurswechsel seiner Politik (Marchi/Ravetz 1999). Durch das Missmanagement in der BSE-Krise sensibilisiert und vor dem Hintergrund der heranrückenden Parlamentswahlen Mitte 1997, verkündete Alain Juppé ein Anbauverbot des bereits von den französischen Behörden genehmigten Bt-Maises (Roy/Joly 2000). Diese Wende in der französischen Politik führte zu der paradoxen Situation, dass der Mais im gesamten Binnenmarkt (außer in denjenigen Mitgliedstaaten, die ebenfalls nationale Verbote verhängt hatten) verkauft, gehandelt und verzehrt, aber nicht in Frankreich angebaut werden durfte.[52] Auch in Frankreich kam es infolgedessen zu einer größeren öffentlichen Debatte über die grüne Gentechnik, die letztendlich zu einer völligen Neuausrichtung der französischen Position führte. Frankreich setzte sich seitdem für die Anwendung des Vorsorgeprinzips in der Gentechnik und mehr Transparenz für die Verbraucher ein. Auf europäischer Ebene bewirkte die radikal veränderte französische Position ein vehementes Eintreten für das europäische Gentechnikmoratorium und die Forderung nach Kennzeichnungs- und Rückverfolgbarkeitsvorschriften. Auf nationaler Ebene führte Frankreich ein Zulassungsmoratorium für gentechnisch veränderte Pflanzen ein, die (wie z.B. Raps) über heimische Verwandte in Europa verfügen.

---

52 Der EuGH urteilte am 21.03.2000, dass dieses französische Verbot nicht gerechtfertigt sei, da der Bt-Mais bereits auf europäischer Ebene durch die Kommissionsentscheidung genehmigt worden war.

Hatte sich die Kommission Ende 1996 noch gegen die Ratsmehrheit im Komitologieverfahren durchgesetzt und damit ihre Stärke demonstriert, so war sie 1997 aufgrund der BSE-Krise in die Defensive geraten. Einerseits war die Glaubwürdigkeit der Wissenschaftlichen Ausschüsse demontiert, andererseits die Risikomanagementfähigkeiten der Kommission in Frage gestellt. Als 1998 noch der Korruptionsskandal zum Rücktritt der gesamten Kommission führte, war die Kommission derart geschwächt, dass sie nicht noch mal das Risiko eingehen wollte, sich gegen die Mitgliedstaaten durchzusetzen.

1998 folgte auch Großbritannien und verhängte ein Moratorium für transgene Pflanzen mit Insektizidresistenz. War Großbritannien bisher unter den Gentechnikbefürwortern zu finden, so kippte nun auch hier die öffentliche Meinung. Das Vertrauen in die Sicherheitsbewertungen von Lebensmitteln, das durch die BSE-Krise bereits schwer angeschlagen war, wurde 1998/1999 nochmals durch einen „Gentechnikskandal" erschüttert. Der Lektinforscher Pusztai vom schottischen Rowett Research Institut hatte bei seinen Fütterungsversuchen mit transgenen Kartoffeln,(den Kartoffeln wurde ein Lektingen eingebaut, um sie gegen Schädlinge resistent zu machen) eine toxische Wirkung an den Laborratten festgestellt und war damit im August 1998 an die Presse gegangen. Die Ergebnisse waren deshalb so brisant, weil damit erstmals eine Gesundheitsgefährdung aufgrund einer gentechnischen Veränderung nachgewiesen worden wäre (Heine et al. 2002). Pusztai glaubte, dass er eine derartige Sicherheitslücke gefunden habe und führte sie auf einen „unintended effect" zurück (Heine et al. 2002). Die Ergebnisse des Versuchs sind nach wie vor heftig umstritten, und es ist unklar, was nun diesen Effekt verursacht hat und ob, da die Daten keine sehr hohe Signifikanz aufweisen, es ihn überhaupt gibt.

Die Interpretation des Fütterungsexperiments erfolgte entlang der üblichen beiden Lager der Befürworter und Gegner transgener Lebensmittel. Gentechnikkritiker nutzen die zweifelhaften Daten, um auf die unvorhersehbaren Risiken der Gentechnik aufmerksam zu machen. Die Befürworter kritisierten die Methodik des Versuchsaufbaus, bezweifelten die Aussagekraft der Daten und stellten sie als unseriöse Wissenschaft dar. Dabei wurden äußerst strenge Maßstäbe an den Versuchsaufbau und die statistische Auswertung gelegt, die, wenn man sie auf alle Versuche anwenden würde, dazu führen würden, dass:

> „wohl nahezu sämtliche Ergebnisse sonstiger Sicherheitsüberprüfungen genauso in Frage [gestellt werden würden] – einschließlich derjenigen, welche die Unbedenklichkeit der untersuchten Lebensmittel gezeigt haben [sollen]" (Sauter/Meyer 2000: 54).

Der Skandal aus Sicht der Öffentlichkeit waren aber nicht nur die Ergebnisse des Laborversuchs als solche, sondern der Umgang der Institutsleitung mit Pusztai nach dessen Fernsehinterview. Vermutlich aus Angst Forschungsgelder der Biotechnologieindustrie zu verlieren, kündigte das Institut kurzerhand dem Wissenschaftler und verbot weitere Forschungen auf diesem Gebiet. Auch die spätere Veröffentlichung seiner Studie in der Fachzeitschrift Lancet wurde zum Politikum (Ewen/Pusztai 1999). Das Review-Verfahren durch sechs unabhängige Gutachter wurde angezweifelt und es wurde unterstellt, dass die Studie nur wegen des öffentlichen Interesses, aber nicht wegen ihrer wissenschaftlichen Qualität veröffentlicht worden sei – aus diesem Grund wurde auch der Herausgeber der Zeitschrift angegangen (Horton 1999). Insgesamt entstand durch diese Ereignisse bei der britischen Öffentlichkeit der Eindruck, dass hier – wie schon bei BSE – unliebsame Ergebnisse der Lebensmittelsicherheitsforschung unterdrückt werden sollten. Die Bezeichnung der transgenen Lebensmittel als „Frankenstein-food" in den Massenmedien tat ein Übriges, um die Einstellung der Briten zur Gentechnik ins Negative zu kippen (Tait 2001). Auch in Großbritannien kam es infolgedessen zum Verschwinden der wenigen im Handel erhältlichen transgenen Lebensmittel, wie der transgenen Tomate TGT7F, vom Markt (Sauter/Meyer 2000).

Bis 1998 wurden in der EU lediglich 11 transgene landwirtschaftliche Nutzpflanzen zugelassen (Sauter/Meyer 2000). Bei allen Anträgen zum Inverkehrbringen wurden Bedenken von anderen Mitgliedstaaten angemeldet und die Verfahren landeten schließlich vor dem Rat. Seit März 1998 kam der Zulassungsprozess völlig zum Erliegen, da die nationalen Behörden einfach keine Anträge mehr bearbeiteten bzw. der Artikel 21-Ausschuss keine Anträge mehr bewilligte.

So hatten sich die Biotechnologieunternehmen den europäischen Binnenmarkt natürlich nicht vorgestellt, doch es sollte für sie noch schlimmer kommen: Ende des Jahres am 21.12.1998 brachte die für Umwelt zuständige Kommissarin Bjerregaard den Vorschlag für ein EU-weites Zulassungsmoratorium auf die Tagesordnung des Umweltministerrats. Angestoßen wurde der Antrag vom Umweltausschuss des Europäischen Parlaments, der die Kommission in einem Brief dazu aufgefordert hatte. Abermals wurde schnell deutlich, dass sich die Präferenzen einiger Mitgliedstaaten in Richtung Vorsorge verschoben hatten. Auf der Tagung ging der Streit gar nicht mehr um die Einführung eines Moratoriums, das breite Zustimmung fand, sondern nur noch darum, wann das Moratorium wieder beendet werden sollte. Die einen Mitgliedstaaten wollten es bis zur Verabschiedung einer neuen Freisetzungsrichtlinie aufrechterhalten, die anderen wollten es solange bestehen lassen, bis ausreichende wissenschaftliche Belege für die Sicherheit von transgenen Produkten vorliegen würden (Sauter/Meyer 2000).

Eine Einigung über diese Streitfrage konnte erst 1999 auf der Ratstagung in Luxemburg erzielt werden. Dort einigten sich die Umweltminister darauf, dass das Moratorium solange bestehen sollte, bis ein neues Gentechnikgesetz verabschiedet sei. In einer beigefügten Erklärung der Delegation, die sich auf der Ratstagung für die Verabschiedung neuer Gentechnikregeln stark gemacht hatte, heißt es:

> „Die Regierungen der Mitgliedstaaten Dänemark, Griechenland, Frankreich, Italien und Luxemburg [...] weisen darauf hin, daß die Kommission unverzüglich einen vollständigen Entwurf für Regelungen vorlegen sollte, damit die Kennzeichnung und Rückverfolgbarkeit von GVO und aus GVO hergestellten Erzeugnissen sichergestellt ist, und ferner erklären sollte, daß sie bis zur Festlegung solcher Regelungen gemäß dem Vorsorge- und Verhütungsprinzip Maßnahmen ergreifen wird, damit alle neuen Genehmigungen für das Züchten, den Anbau und das Inverkehrbringen ausgesetzt werden" (Rat der Europäischen Union 1999).

Die Ausrufung des Moratoriums bestätigte nochmals die bereits seit Anfang 1998 in den Mitgliedstaaten herrschende Verwaltungspraxis des Zulassungsstopps. Dabei war die Möglichkeit eines Moratoriums in der Freisetzungsrichtlinie gar nicht vorgesehen, so dass man sich auf rechtlich unsicherem Boden bewegte. Unklar war insbesondere, wie mit den bereits eingereichten und genehmigten Anträgen umgegangen werden sollte. Die Kommission schwenkte zwar auf die Linie der Mitgliedstaaten ein, dass ein neues Gentechnikrecht geschaffen werden müsse, betonte aber die rechtlich problematische Situation, die durch das Moratorium geschaffen wurde:

> „The Commission agrees fully with the Member States about the need to put in place a more transparent framework and to restore public and market confidence in genetically modified organisms (GMO). However, the general suspension of new - or existing - authorisations does not appear to be a practical way forward; the Commission has a clear legal obligation to pursue the procedures set out in the Directive" (European Commission 1999).

Die rechtlichen Verpflichtungen waren dabei eindeutig. Sowohl Freisetzungsrichtlinie als auch Novel Food-Verordnung waren bereits in Kraft getreten und es gab eindeutige Fristen, bis wann ein Antrag beschieden werden musste. Doch sowohl die Kommission als auch die Biotechnologieunternehmen verzichteten darauf, ihre Positionen rechtlich durchzusetzen. Statt dessen legte die Kommission einen überarbeiteten Entwurf für eine neue Freisetzungsrichtlinie vor und die Unternehmen kündigten an, freiwillig das neue Recht im Vorgriff anzuwenden.

### 5.5.1 Die Novelle der Freisetzungsrichtlinie: Europa auf dem Weg zum Vorsorgestaat?

Doch der erneut angestoßene Gesetzgebungsprozess erwies sich als langwieriger als von der Industrie erhofft. Der erste Kommissionsentwurf datiert vom 26.11.1997 und hatte seinen Ursprung noch in den Deregulierungsbemühungen, die unter Industrie Kommissar Bangemann Anfang der 90er Jahre begonnen wurden und das Ziel hatten, die Wettbewerbsfähigkeit der EU zu fördern (Europäische Kommission 1993, European Commission 1991). Das Entscheidungsverfahren hatte sich inzwischen allerdings geändert. Anders als noch bei der Freisetzungsrichtlinie galt nun das Mitentscheidungsverfahren und damit eine stärkere Einbindung des Parlaments. Rechtsgrundlage war erneut der Binnenmarktartikel 95 (der neu nummerierte 100a), obwohl die Kommission seit Maastricht auch die Kompetenz im Verbraucherschutz bekommen hatte. Federführend blieb die Generaldirektion Umwelt, als Verstärkung eines vorsorgenden, am Verbraucher orientierten Ansatzes kam allerdings die neu geschaffene Generaldirektion Verbraucherschutz (DG SANCO) hinzu. Am 11.02.1999 fand die erste Lesung im EP statt. Der Rat konnte sich am 24.06.1999 auf einen gemeinsamen Standpunkt einigen, der jedoch nicht die Zustimmung des Parlaments (12.04.2000 zweite Lesung) fand, so dass am 12.12.2000 der Vermittlungsausschuss einberufen werden musste. Am 12.03.2001 wurde die neue Freisetzungsrichtlinie schließlich von beiden Organen unterzeichnet (2001/18/ EG). Ihre Umsetzungsfrist in nationales Recht endete am 17. Oktober 2002. Spätestens zu diesem Zeitpunkt sollte auch das de facto Moratorium enden.

Nimmt man das Kommissionspapier von 1991 als Beginn der Novellierungsbemühungen, so zeigt sich, dass auch hier (wie bereits bei der Novel Food-Verordnung) über zehn Jahre vergangen sind, bis die Richtlinie rechtskräftig wurde. Schon allein dieser lange Gesetzgebungsprozess lässt auf erhebliche Widerstände und Unstimmigkeiten während des Verfahrens schließen. Gerade die offizielle Verabschiedungsphase (erste und zweite Lesung im EP und der gemeinsame Standpunkt des Rates) fiel genau in den Zeitraum des Gentechnikmoratoriums und wurde politisch damit verknüpft. Die ursprünglich industriepolitisch motivierten Argumente verschwanden aus dem Diskurs. Die Begründung für eine Novelle wurde nun auf die Verbraucher ausgerichtet.

Was wurde als Neuerungen in die Richtlinie eingeführt? Wie versuchte man die Sicherheit für die Verbraucher zu erhöhen? – Wurde in der alten Freisetzungsrichtlinie lediglich einmal von „Vorbeugung" gesprochen, so wird nun zusätzlich zur Vorbeugung auch das *Vorsorgeprinzip* an vier Stellen explizit erwähnt: Erw. 8, Art. 1, Art. 4 und im Anhang II B (2001/18/EG). Im 8. Erwägungsgrund heißt es deutlich:

„Der Grundsatz der Vorsorge wurde bei der Ausarbeitung dieser Richtlinie berücksichtigt und muss bei ihrer Umsetzung berücksichtigt werden" (Erwägungsgrund Nr. 8: 2001/18/EG).

Die verabschiedeten Maßnahmen der neuen Freisetzungsrichtlinie gehen nochmals über das ohnehin schon strenge Regulierungsniveau der alten Freisetzungsrichtlinie hinaus:

- Das Freisetzen bzw. Inverkehrbringen von GVO wird – wie schon in der alten Freisetzungsrichtlinie – unter einen generellen Genehmigungsvorbehalt gestellt. Das heißt, nur wer eine behördliche Zustimmung erhält, darf GVO-Produkte freisetzen bzw. vermarkten (Art. 4). Durch das Genehmigungsverfahren werden die nationalen Zulassungsbehörden in die Lage versetzt, zusätzliche Auflagen oder Einschränkungen der Verwendungsweise eines GVO den Antragstellern aufzuerlegen, wie z.B. die, nur den Import und die Weiterverarbeitung, nicht jedoch den Anbau zu genehmigen oder zusätzliche Vorschriften zur Abschirmung des Versuchsfeldes.
- Auch die fallweise Bewertung nach dem Stufenprinzip (step by step) wurde beibehalten. Das heißt, jede Freisetzung, ob zu kommerziellen oder Forschungszwecken, wird einzeln überprüft und die Containment-Maßnahmen werden nach und nach stufenweise gelockert, jedoch nur, wenn bei der vorherigen Stufe keine Sicherheitsbedenken aufgetreten sind (Art. 4).
- Beibehalten wurde auch die Schutzklausel für die Mitgliedstaaten, d.h. die Möglichkeit, bei Gefahren für Gesundheit und Umwelt vorübergehend bereits genehmigte GVO auf dem eigenen Hoheitsgebiet zu verbieten (Art. 23).
- Die Umweltverträglichkeitsprüfung wurde erheblich verschärft und ausgeweitet. So fordert die spezielle UVP eine Bewertung der direkten oder indirekten, sofortigen oder späteren Risiken für die menschliche Gesundheit und die Umwelt. Explizit sollte dabei auch auf „kumulative langfristige Auswirkungen" geachtet werden (Anhang II). Besondere Berücksichtigung erhält das Antibiotikaresistenzproblem, bei dem ein schrittweiser Ausstieg bei Freisetzungsversuchen bis zum 31. Dezember 2008 aus dieser Technologie vorgeschrieben wird. Für kommerzielle Produkte ist diese Frist bereits 2005 abgelaufen (Art. 4, Art. 5, Art. 12, Art. 13 sowie Anhang II).
- Neu eingeführt wurde die Kennzeichnungsvorschrift, die für alle Stufen des Inverkehrbringens GVO mit dem Hinweis „Dieses Produkt enthält genetisch veränderte Organismen" kennzeichnen sollte (Art. 12, Art. 13, Art. 21, Art. 26). Genaueres sollte durch weitere Durchführungsbestimmungen im Regelungsausschussverfahren vereinbart werden.

- Neu ist ebenfalls, dass die Mitgliedstaaten die Rückverfolgbarkeit eines GVO in jeder Phase ihres Inverkehrbringens gewährleisten müssen (Art. 4 Nr. 6). Auch hier wollten sich die Mitgliedstaaten noch nicht auf Details festlegen, diese sollte durch weitere Durchführungsbestimmungen im Regelungsausschussverfahren vereinbart werden.
- Als neues vorsorgendes Element wurde ein verpflichtendes Monitoring zur Überwachung der GVO-Anbauflächen eingeführt, um etwaige indirekte, spätere und unvorhersehbare schädliche Auswirkungen festzustellen (Art. 5, Art. 6, Art. 13, Art. 20). Ziel des anbaubegleitenden Monitorings ist – neben der Bestätigung bzw. Widerlegung von hypothetischen Risiken – auch die Suche nach neuen hypothetischen Risiken: „das Auftreten schädlicher Auswirkungen des GVO oder dessen Verwendung auf die menschliche Gesundheit oder die Umwelt zu ermitteln, die in der Umweltverträglichkeitsprüfung nicht vorhergesehen wurden" (Anhang VII).
- Neu ist ebenfalls, dass die Öffentlichkeit im Rahmen eines Zulassungsverfahrens informiert und angehört werden muss. Die Transparenz wurde durch Veröffentlichungspflichten erhöht. So müssen die Bewertungsberichte, die Stellungnahmen der wissenschaftlichen Ausschüsse, die Zusammenfassungen der Genehmigungsanträge und sämtliche Freisetzungen auf einem Hoheitsgebiet in einem Register veröffentlicht werden (Art. 5, Art. 7, Art. 9, Art. 12, Art. 24, Art. 31).
- Neu eingeführt wurde eine Begrenzung des Inverkehrbringens auf maximal 10 Jahre (Art. 13, Art. 15, Art. 17). Danach kann in einem differenzierten Verfahren (Art. 7) erneut eine Genehmigung beantragt werden. Bei dem differenzierten Verfahren handelt es sich im Wesentlichen um das bereits bekannte vereinfachte Verfahren.

Betrachtet man die Neuerungen, so wird sofort klar, dass die Richtlinie wesentlich verschärft wurde. Fast alle Neuerungen, die eingeführt wurden, sind, angesichts des Ausbleibens von schweren Schäden, nur aus einem Gedanken der Vorsorge heraus zu verstehen (Levidow 2001, Levidow/Carr 2005, Levidow et al. 2000, 2005). Interessanterweise wurde auch das bisher größte Hindernis für die Schaffung eines gemeinsamen Marktes für Gentechnikprodukte nicht beseitigt: die Sicherheitsklausel nach Artikel 23. Natürlich kann das Beibehalten der Sicherheitsklausel rein machtpolitisch mit der mangelnden Bereitschaft der Mitgliedstaaten, ihre Souveränität abzugeben, interpretiert werden. Aber gerade diese Klausel war es ja, die von zahlreichen Mitgliedstaaten unter Berufung auf das Vorsorgeprinzip in Anspruch genommen worden war, und die bisher einen freien Warenverkehr innerhalb des Binnenmarktes verhindert und damit den Vollzug der Richtlinie unmöglich gemacht hatte.

Gerade die Ausweitung der Umweltverträglichkeitsprüfung und das obligatorische anbaubegleitende Monitoring sind darauf ausgelegt, nach hypothetischen Risiken zu suchen. Aber auch die Begrenzung des Inverkehrbringens und das Beibehalten der schrittweisen Einzelfallprüfung können nur als Umsetzung des Vorsorgeprinzips verstanden werden. Die Regulierung von hypothetischen Risiken nimmt daher einen dominanten Platz innerhalb der neuen Freisetzungsrichtlinie ein. Von den Deregulierungsvorschlägen, wie sie noch Anfang der 90er Jahre von der Kommission und einigen Mitgliedstaaten vertreten wurden, konnte keiner durchgesetzt werden: weder kam es zu einem bloßen Anmeldeverfahren bei Freisetzungen noch zu einem einfacheren Verfahren beim Inverkehrbringen. Auch die Kommissions-Initiative, GVO-Produkte nicht zu kennzeichnen, musste fallengelassen werden.

Unter den neuen Vorschriften finden sich jedoch nicht nur vorsorgeorientierte, sondern es lassen sich auch andere Regelungsmuster erkennen: Einerseits wurde der in der Praxis ohnehin schon starke Einfluss der wissenschaftlichen Ausschüsse weiter institutionalisiert. Konnte die Kommission bisher frei darüber entscheiden, ob und wann sie den Rat der Experten einholt, so wurde durch die neue Freisetzungsrichtlinie festgelegt, dass im Falle von Einwänden gegen eine Zulassung der zuständige Wissenschaftliche Ausschuss konsultiert werden muss (Art. 28). Diese stärkere Entpolitisierung qua Verwissenschaftlichung wurde durch die vorgeschriebene Einbindung der Öffentlichkeit in das Zulassungsverfahren und die eingeführten Publikationspflichten (wie die Veröffentlichung der wissenschaftlichen Stellungnahmen) jedoch wieder repolitisiert (Art. 24). Es handelt sich, so gesehen, um eine gleichzeitig ablaufende Verwissenschaftlichung und Politisierung des Verfahrens.

Zusätzlich wurde das Europäische Parlament stärker als in der früheren Richtlinie eingebunden. So bestehen jetzt auch Informationspflichten der Kommission gegenüber dem Parlament (Art. 31). Nicht unwichtig ist in diesem Zusammenhang, dass das Parlament im Rahmen des Mitentscheidungsverfahrens seit dem neuen Komitologiebeschluss vom Juni 1999 ein Mitspracherecht in den Komitologieausschüssen und damit auch im Artikel-30-Ausschuss der Freisetzungsrichtlinie bekommen hat (Art. 30). Das Parlament kann nunmehr seine Zustimmung zu Kommissionsentscheidungen verweigern, die seiner Meinung nach über die in den Basisrechtsakten vorgesehenen Durchführungsbefugnisse hinausgehen (1999/468/EG).

Auch die Öffentlichkeit hat nun besseren Zugang zu den Ausschussdokumenten, die überdies in einem öffentlichen Register erfasst werden müssen. Gerade das öffentliche Register kann zu einer verstärkten Politisierung von Freisetzungsversuchen führen, da dadurch insbesondere lokale Anti-Gentechnikgruppen sich leichter über den Anbau von gentechnisch veränderten Pflanzen in ihrer Nachbarschaft informieren können. Wie sich in einigen Mitgliedstaaten zeigte, waren es gerade diese Freisetzungsversuche gewesen, die zu einer Mobilisierung gegen die grüne Gentechnik geführt hatten. Insbesondere in Frankreich entwickelte sich ein radikaler Widerstand gegen den Anbau, der vor der Zerstörung von transgenen Feldern nicht zurückschreckte.

Interessanterweise wurde auch ein Artikel eingeführt, der die Anhörung von Ethikausschüssen zu Fragen der Biotechnologie ermöglicht und insofern als Versuch gewertet werden kann, neue Grenzen zu ziehen (Art. 29). Explizit wird die bei der Kommission angesiedelte „Europäische Gruppe für Ethik der Naturwissenschaften und der Neuen Technologien" angesprochen, die auf Ersuchen der Kommission, des Parlaments, des Rates oder einzelner Mitgliedstaaten angehört werden kann.

Zusammenfassend lässt sich sagen, dass durch die neue Freisetzungsrichtlinie vor allem das Vorsorgeprinzip umgesetzt wurde. Einerseits durch eine Ausweitung der Umweltverträglichkeitsprüfung, andererseits durch die Begrenzung des Zulassungszeitraumes und das Nachzulassungsmonitoring. Interessanterweise lassen sich auch einige responsiv-partizipatorische Elemente ausmachen: So können die eingeführten Publikations- und Informationspflichten, aber auch die neuen Mitwirkungsrechte des Europäischen Parlaments als Aufbrechen der abgeschotteten Expertenzirkel und damit als Demokratisierung von Expertise gewertet werden. Die Einbindung des Ethikausschusses könnte als Versuch, neue Grenzen in einem fragwürdig gewordenen Bereich zu ziehen, interpretiert werden. Eine zentrale Ursache für diese eindeutig hypothesenbasierte Regulierung ist in einer geänderten öffentlichen Meinung in ehemals indifferenten oder gar der Gentechnik gegenüber positiv eingestellten Mitgliedstaaten zu sehen. Während die konkreten Anlässe von Mitgliedstaat zu Mitgliedstaat schwanken, ist doch ein gemeinsames Element das Fragwürdigwerden von wissenschaftlichen Expertisen und die verbleibenden wissenschaftlichen Ungewissheiten der grünen Gentechnik.

### 5.5.2 Die „left overs" der Freisetzungsrichtlinie

Mit der Verabschiedung der Freisetzungsrichtlinie hätten theoretisch die in der Warteschleife befindlichen Zulassungsanträge wieder aufgenommen werden können. Auch wenn die Richtlinie noch nicht in mitgliedstaatliches Recht umgesetzt worden war, waren die Anforderungen an das Genehmigungsverfahren bereits klar. Die Industrie hatte zudem angeboten, sich ex ante freiwillig an die neuen Auflagen zu halten. Die Kommission setzte sich vor dem Hintergrund des internationalen Drucks einer Marktöffnung und der Interessen der betroffenen

Unternehmen für dieses pragmatische Vorgehen ein. Doch erneut fand sich eine Gruppe von gentechnikkritischen Staaten (Frankreich, Österreich, Dänemark, Italien, Griechenland, Luxemburg und Belgien) zusammen, die sich unter Führung Frankreichs für die Aufrechterhaltung des Moratoriums einsetzte (Sauter/Meyer 2000). Sie waren der Überzeugung, dass die Richtlinie den berechtigten Sicherheits- und Informationsbedürfnissen der Bevölkerungen nicht gerecht werde. Ihre Kritik stützte sich auf drei in der Freisetzungsrichtlinie unvollständig regulierte Bereiche. Erstens die Kennzeichnungs-, zweitens die Rückverfolgbarkeitsvorschriften und drittens den Umwelthaftungsbereich. Hier konnten die Mitgliedstaaten sich nicht auf konkrete Vorgaben oder Schwellenwerte einigen, so dass es noch einige Gesetzeslücken zu schließen galt.

Es ist fraglich, ob man sich in diesen Punkten, die ja seit Anfang der 90er umstritten waren, auf einem derart hohen Regulierungsniveau hätte einigen können, wenn nicht im Vorfeld erneut Lebensmittelskandale und neue Forschungsergebnisse die Regulierung vorangetrieben hätten. Einmal ist es die erneut ausbrechende BSE-Krise in einigen Mitgliedstaaten, vor allem in Deutschland und Frankreich, die unter dem Eindruck steigender Fallzahlen auf die Persistenz des Erregers in den europäischen Viehbeständen ebenso aufmerksam machte wie auf die Probleme der Vermischung, Rückverfolgbarkeit und Futtermittelproduktion (vgl. Kapitel 4).

Der zweite Skandal ist der Nachweis von Dioxin in belgischem Geflügel, Eiern, Schweine- und Rindfleisch, das ebenfalls europaweit verbreitet wurde (Europäische Kommission 2001a). Auch wenn die Ursache der Dioxinverseuchung nicht restlos aufgeklärt werden konnte, so war eindeutig mit Dioxin verseuchtes Tierfutter der Grund für die erhöhte Dioxinbelastung gewesen.

Der dritte Skandal lag diesmal außerhalb Europas, eine Berichterstattung erfolgte aber wegen seiner Relevanz für die gerade stattfindenden Novellierungen des Gentechnikrechts auch hierzulande. Es handelte sich um die transgene Maissorte StarLink der deutsch-französischen Biotechnologiefirma Aventis (inzwischen Bayer Crop Science), die auf dem amerikanischen Markt lediglich eine Zulassung als Tierfutter erhalten hatte. Grund für die eingeschränkte Zulassung waren die hohe Verdauungsstabilität des eingebauten Cry9C-Proteins und das dadurch vermutete höhere Allergiepotential. Im Herbst 2000 wurde durch eine von Umwelt- und Verbraucherverbänden finanzierte Studie der Nachweis erbracht, dass der nur als Futtermittel zugelassene Mais in die normale Lebensmittelkette gelangt war. Nach einer Liste der FDA waren ca. 300 Produkte betroffen und wurden zurückgerufen (TransGen 05.12.2002).

Viertens wurde im November 2001 in der Fachzeitschrift *Nature* ein Artikel veröffentlicht, der vermutlich erstmals den Nachweis brachte, dass transgene Pflanzen auch außerhalb des Labors in ihre verwandten Wildarten einkreuzen können. Wissenschaftler von der Universität Berkeley fanden in vier von sechs Maisproben, die in einer Gebirgsregion in Südmexiko gesammelt worden waren, Gensequenzen, die typisch für transgenen Mais sind (Quist/Chapela 2001). Problematisch an diesem Befund war nicht nur, dass in Mexiko als Ursprungsland der Maispflanze die Biodiversität bedroht war, sondern dass aus diesem Grund auch der Anbau von gentechnisch verändertem Mais in Mexiko verboten war. Es konnte nun spekuliert werden, wie trotz des Verbots transgener Mais nach Mexiko gelangen konnte. Drei Hypothesen wurden diskutiert: Erstens, der transgene Mais sei durch Pollenflug aus den USA herübergeweht worden und dann in die heimischen Sorten eingekreuzt. Zweitens, es handele sich um aus den USA eingeführten transgenen Mais, der illegal angebaut wurde. Drittens, die Ergebnisse der Studie seien falsch.

Das Skandalöse daran war – wie schon bei den transgenen Kartoffeln von Pusztai –, wie mit dieser Studie umgegangen wurde. Obwohl die Ergebnisse nochmals von zwei weiteren unabhängigen Studien bestätigt wurden und die Zeitschrift *Nature* über ein strenges Reviewverfahren verfügt, wurde eine Rufmordkampagne gestartet, die die Wissenschaftlichkeit der Studie und der Autoren anzweifelte (bioSicherheit 10.02.2003). Die Herausgeber der Zeitschrift wurden derart unter Druck gesetzt, dass sie sich in der nachfolgenden Ausgabe für die Publikation entschuldigten – ein einmaliger Vorgang in der Geschichte der renommierten Zeitschrift (zu weiteren Einschüchterungsversuchen vgl.: GID 2004).

Schließlich wurden seit 1999 in zahlreichen Ländern darunter Österreich, Deutschland, Italien, Dänemark, Schweden, Frankreich, Großbritannien und Griechenland zahlreiche Verunreinigungen zwischen gentechnischen und konventionellen Pflanzen bzw. Saatgut festgestellt. Teilweise handelte es sich sogar wie im Falle Österreichs um in der EU nicht zugelassene transgene Maissorten (Öko-Institut 2003).

Diese Skandale bzw. wissenschaftlichen Studien machten noch einmal auf das Problem aufmerksam, dass es nahezu unmöglich ist, den Warenstrom von Lebensmitteln lückenlos in allen Verästelungen zu verfolgen, und dass es dabei unvermeidlich zu Vermischungen von Futter- und Lebensmitteln, von konventionellen und gentechnischen Produkten kommt. Infolgedessen rückten drei Bereiche einer weiteren Gentechnikregulierung in den Vordergrund: Kennzeichnung, Rückverfolgbarkeit und das Tierfutter.

Die Kommission, die inzwischen in ihrem Weißbuch zur Lebensmittelsicherheit ein umfassendes Programm zur Novellierung und Harmonisierung des europäischen Lebensmittelrechts vorgelegt hatte, äußerte sich darin auch zur Gentechnikregulierung (Europäische Kommission 2000d). Sie schlug vor, die bestehenden Kennzeichnungsvorschriften zu erweitern und außerdem eine Kennzeichnung für gentechnikfreie Produkte einzuführen. Die Rückverfolgbarkeit, die ein wichtiges Element des neuen Lebensmittelrechts werden sollte, wurde auch auf die GVO-Produkte ausgedehnt. Die beiden für transgene Lebensmittel zentralen Gesetze die Freisetzungsrichtlinie und die Novel Food-Verordnung sollten harmonisiert werden. Zusätzlich sollte eine Novel Feed-Verordnung eingeführt werden, die die Kontrolle, Zulassung und Sicherheitsbewertung von gentechnisch veränderten Futtermitteln regulieren sollte (Europäische Kommission 2000d).

Die Kommission legte am 25.07.2001 zwei Verordnungsentwürfe vor, die die Vorschläge des Weißbuchs umsetzen sollten: Einerseits die „Verordnung über gentechnisch veränderte Lebensmittel und Futtermittel" (1829/2003/EG). Sie sollte die beiden Genehmigungsverfahren der Freisetzungsrichtlinie und der Novel Food-Verordnung vereinheitlichen und erstmals auch die Futtermittel einer strengen Sicherheitsprüfung unterziehen. Federführend war die GD SANCO. Rechtsgrundlage waren Artikel 95 (Binnenmarkt), Artikel 152 (Gesundheitswesen) und Artikel 37 EGV (Agrarpolitik). – Anderseits die „Verordnung über die Rückverfolgbarkeit und Kennzeichnung von genetisch veränderten Organismen" (1830/2003/EG). Hier blieb wie bisher die GD Umwelt federführend. Die Rechtsgrundlage war lediglich Art. 95 EGV. Beide Verordnungen wurden parallel im Mitentscheidungsverfahren am 22.09.2003 verabschiedet.

Zum Hauptstreitpunkt des Gesetzgebungsverfahrens geriet die in der Freisetzungsrichtlinie offen gelassene Frage, ab welchem Schwellenwert ein GVO-Erzeugnis gekennzeichnet werden muss. Das Problem der Schwellenwerte entsteht dadurch, dass, wenn transgene Pflanzen in der Landwirtschaft zugelassen werden, es unvermeidlich zu Vermischungen mit konventionellen Produkten kommt. Die Verunreinigungen entstehen beispielsweise durch Windverwehungen oder unsaubere Transportbehälter, und es kann auf allen Produktionsstufen vom Anbau, bei der Ernte, beim Transport und Lagerung, aber auch durch die Verarbeitung von Lebensmitteln zu Vermischungen bzw. Verunreinigungen kommen. Will man Gentechnikprodukte extra kennzeichnen, kommt es aber zugleich zu unvermeidbaren Vermischungen zwischen gentechnischen und konventionellen Produkten; so muss ein Grenzwert festgelegt werden, ab wann ein Produkt als gentechnisch gilt und ab wann nicht. Dabei erzielten Rat und Parlament schnell Einigkeit darüber, dass bei bewusster Verwendung von gentechnisch veränderten Erzeugnissen, egal in welchem Umfang, immer gekennzeichnet werden muss.

Wie aber sollte man mit den unbeabsichtigten und technisch unvermeidbaren Verunreinigungen umgehen? Da die Freisetzungsrichtlinie den Anbau von transgenen Pflanzen unter streng definierten Bedingungen erlaubt und zudem außerhalb Europas in beträchtlichem Maße transgene Pflanzen angebaut werden, ist eine völlige Gentechnikfreiheit technisch nicht mehr realisierbar, so dass eine Null-Toleranzgrenze dazu führen würde, dass unzählige Lebensmittel als „gentechnisch verändert" gekennzeichnet werden müssten. Damit ginge aber der Sinn der Kennzeichnung verloren, die ja gerade dem Verbraucher die Wahlmöglichkeit zwischen „konventionell" und „gentechnisch verändert" ermöglichen wollte. Umgekehrt würde ein zu hoher Schwellenwert die Verbraucher in die Irre führen, weil sie nach der Kennzeichnungsverordnung erwarten könnten, dass ein nicht gekennzeichnetes Lebensmittel auch keine Gentechnik enthält. Da man sich im Vorfeld bereits darauf geeinigt hatte, sowohl den Verbrauchern die Wahlfreiheit zu ermöglichen als auch den Landwirten die Wahl zwischen konventionellen, biologischen und gentechnischen Landbau lassen wollte, musste ein Schwellenwert vereinbart werden, der auch in der Praxis umsetzbar war. Da es sich bei dem Schwellenwert nicht um einen toxikologischen Grenzwert handelt, der eine Gesundheitsgefährdung anzeigen soll, sondern um eine Kennzeichnung, die den Verbrauchern eine Kaufinformation vermitteln soll, war politischer Streit vorprogrammiert.

Die Umwelt- und Verbraucherverbände forderten 0,1%, dies entspricht in etwa der technischen Nachweisgrenze. Die Kommission schlug einen Wert von 1% vor, d.h. ab 1% GVO-Anteil des einzelnen Lebensmittels muss ein Produkt als „gentechnisch verändert" gekennzeichnet werden (TransGen 21.10.1999). Die Industrieverbände – sie forderten 2% – und die amerikanische Regierung bezeichneten den Kommissionsvorschlag als in der Praxis nicht durchführbar und zudem als unwissenschaftlich (Shaffer/Pollack 2004). Das Europäische Parlament forderte dagegen einen Schwellenwert von 0,5%. Im Rat waren die Mitgliedstaaten unterschiedlicher Auffassung: so forderten Österreich und Luxemburg ebenfalls wie das Parlament 0,5%, Deutschland und Frankreich waren für weniger als 1% und Großbritannien schloss sich der Kommissionsforderung von 1% an (TransGen 29.11.2002). Am Ende einigte sich der Rat auf einen gemeinsamen Kompromisswert und konnte sich damit gegenüber Kommission und Parlament durchsetzen. Herausgekommen ist ein Schwellenwert von 0,9% bei bereits zugelassenen transgenen Lebensmitteln und von 0,5% bei noch nicht zugelassenen, allerdings von der EFSA als sicher eingestuften GVO (Art. 12: 1829/2003/EG).[53]

Eine Ursache für die schnelle Einigung – der Vermittlungsausschuss musste nicht angerufen werden – ist sicherlich der enorme Druck, der von den europäischen Biotechnologiekonzernen, die mittlerweile seit 5 Jahren keine GVO-

---

53  Die rechtsdogmatisch nicht ganz unproblematische Duldung von nicht zugelassenen GVO galt allerdings nur für drei Jahre.

Produkte mehr auf den Markt bringen konnten, ausgeübt wurde. Ein weiterer Grund dürfte auf den internationalen Einfluss der WTO zurückzuführen sein: Die USA, Kanada Argentinien und Ägypten hatten im Mai 2003 wegen des nach wie vor bestehenden Moratoriums und der nationalen Importverbote eine Klage vor der WTO eingereicht.[54] Die Länder argumentierten, dass es sich dabei um ein nicht zulässiges Handelshemmnis handelte, da die Einfuhrverbote nicht wissenschaftlich begründet seien. Da in den USA keine Trennung von „konventionell" und „gentechnisch" existiert, waren insbesondere die amerikanischen Mais- und Sojaexporte von den Importverboten betroffen. So sind beispielsweise die Maisimporte aus den USA seit 1995 von 3,3 Mio. t auf 26.000 t im Jahr 2002 gesunken, die Sojaimporte von 9,8 Mio. t auf 5,5 Mio. t (bioSicherheit 15.05.2003). Die Kommission erwiderte unter anderem, dass man gerade dabei sei, ein neues Gentechnikrecht zu verabschieden, das sich an den neuesten wissenschaftlichen Erkenntnissen und internationalen Entwicklungen orientiere (Europäische Kommission 2003b).

Das Ergebnis waren zwei Verordnungen, die das europäische Gentechnikrecht nochmals stark veränderten: Einerseits wurden die gentechnikbezogenen Regelungen der Novel Food-Verordnung abgeschafft, andererseits wurden die Vorschriften zum Inverkehrbringen der gerade erst verabschiedeten Freisetzungsrichtlinie deutlich verändert. Die Freisetzungsrichtlinie ist zwar noch für alle experimentellen Freisetzungen zuständig, aber das Zulassungsverfahren für das Inverkehrbringen von GVO gilt nur noch für Produkte, die weder Lebensmittel noch Futtermittel sind (wie z.B. transgene Nelken mit veränderter Blütenfarbe). Für das Inverkehrbringen von Lebens- und Futtermitteln gilt das neue Zulassungsverfahren der Verordnung 1829/2003. Das Notifizierungsverfahren der Novel Food-Verordnung für „im Wesentlichen gleichwertige" Lebensmittel wurde abgeschafft. Alle transgenen Lebensmittel müssen nunmehr ein Genehmigungsverfahren (one key one door-Prinzip) mit umfassender Risikobewertung durchlaufen. Selbst bereits zugelassene Produkte genießen keinen Bestandsschutz und müssen nachgemeldet werden (Art. 8). Das Verfahren wurde zentralisierter und dadurch etwas effizienter ausgestaltet (Art. 5, Art. 6, Art. 7). Es findet lediglich eine einzige Risikobewertung auf europäischer Ebene durch die neugegründete Lebensmittelbehörde EFSA statt. Die Anträge müssen zwar nach wie vor bei einer nationalen Behörde eingereicht werden, aber diese leitet sie unmittelbar an die EFSA zur Risikobewertung weiter. Die EFSA leitet den

---

54 Rechtsgrundlage waren das WTO-Übereinkommen über sanitäre und phytosanitäre Maßnahmen (SPS-Übereinkommen), das Allgemeine Zoll- und Handelsabkommen (GATT), das WTO-Sonderabkommen über die Landwirtschaft und das Übereinkommen über technische Handelshemmnisse (TBT-Übereinkommen).

Zulassungsantrag an die anderen Mitgliedstaaten und die Kommission weiter und veröffentlicht eine Zusammenfassung des Antrages. Die wissenschaftlichen Ausschüsse der EFSA haben nun sechs Monate Zeit, eine Stellungnahme abzugeben. Wie alle Stellungnahmen der EFSA muss auch diese veröffentlicht werden.

Die Kommission legt wie bisher einen Vorschlag auf Zulassung oder Ablehnung des Antrags vor. Neu ist, dass die EFSA immer beteiligt werden muss, und dass, wenn die Kommission von der wissenschaftlichen Stellungnahme der EFSA abweicht, die Kommission ihre Abweichung begründen muss. Diese stärkere Kopplung an wissenschaftliche Expertise wurde durch zwei Formulierungen im Verordnungstext wieder aufgebrochen: Erstens wurde gleich zu Beginn in Artikel 1 eine zusätzliche Zielbestimmung eingeführt, die zusätzlich zu Gesundheits- und Umweltschutz auch die Verbraucherinteressen sichern soll. Zweitens wurde in Artikel 7 dieses Ziel unter anderem dadurch umgesetzt, dass die Kommission bei ihrer Zulassungsentscheidung neben den wissenschaftlichen Stellungnahmen der EFSA auch andere legitime Faktoren berücksichtigen kann. Nach Artikel 1 sind diese nichtwissenschaftlichen Kriterien vor allem Gesundheits-, Umwelt- und Verbraucherinteressen oder das Funktionieren des Binnenmarktes. Wie bisher entscheidet letztlich ein Regelungsausschuss mit qualifizierter Mehrheit über die Kommissionsentscheidung.

Neu ist aber, dass er auch mit qualifizierter Mehrheit einen Entschluss ablehnen kann. Bisher konnte nach dem alten Komitologieverfahren eine Kommissionsentscheidung nur einstimmig abgelehnt werden. Die Machtposition der Kommission im Komitologieverfahren wurde daher geschwächt. Im Falle einer Ablehnung des Kommissionsvorschlags legt die Kommission dem Rat einen Entwurf vor, der ebenfalls mit qualifizierter Mehrheit zustimmen oder ablehnen kann. Kommt keine qualifizierte Mehrheit dagegen zustande oder kann der Rat innerhalb von drei Monaten keine Entscheidung fällen, so kann die Kommission die Produktzulassung erteilen. Die zugelassenen Produkte müssen in ein öffentliches Register eingetragen werden. Die Zulassung ist auf zehn Jahre begrenzt. Beides entspricht dem Regulierungsstand der Freisetzungsrichtlinie. Zusätzlich wurde eine marktbegleitende Überwachung von transgenen Lebensmitteln eingeführt, die nur in begründeten Fällen entfallen kann (Art. 5, Art. 9, Art. 17).

Auffallend ist, dass – sicherlich vor dem Hintergrund der zahlreichen Futtermittelskandale – die transgenen Futtermittel einer ähnlich strengen Regulierung unterworfen wurden wie die gentechnisch veränderten Lebensmittel. Im Vergleich zur Novel Food-Verordnung wurde der Geltungsbereich insofern erheblich ausgeweitet.

Aber auch hinsichtlich der Kennzeichnungsregeln wurde der Geltungsbereich ausgeweitet. Die neue Verordnung rückte nämlich von dem bisherigen in der Novel Food-Verordnung verankerten Prinzip der *Nachweisbarkeit* ab. Mussten bisher nur im Endprodukt nachweisbare GVO gekennzeichnet werden, so gilt jetzt das prozessorientierte Anwendungsprinzip, bei dem alle Produkte gekennzeichnet werden müssen, bei denen im Verlauf des Herstellungsprozesses GVO verwendet wurden, unabhängig davon, ob die GVO noch nachweisbar sind oder nicht.[55] Durch diese neue Regelung mussten eine Reihe von Produkten, die bisher ohne Kennzeichnung auskamen, gekennzeichnet werden (vgl. Tabelle 10).

Um dieses neue Prinzip in der Praxis durchsetzen zu können, aber auch aus Gründen der Risikofrüherkennung und des Risikomanagements, wurden durch die Verordnung 1830/2003 Vorschriften für den Aufbau von Systemen zur „Rückverfolgbarkeit"[56] und zur warenstrombegleitenden Dokumentation eingeführt (vgl. dazu Kapitel 7). Jeder, der GVO erzeugt oder mit ihnen handelt, ist dazu verpflichtet worden, alle Informationen über die verwendeten GVO an die nächste Verarbeitungsstufe weiterzuleiten. Dazu wurde eine Art Strichcodesystem für zugelassene GVO eingeführt, mit dem ein GVO jederzeit identifiziert werden kann. Die Unterlagen sind fünf Jahre aufzubewahren.

Der enorme bürokratische Aufwand für die Kennzeichnung und Rückverfolgbarkeit wurde vor allem von der US-amerikanischen Biotechnologieindustrie scharf kritisiert (Shaffer/Pollack 2004). Die Kommission, die inzwischen ihre ursprüngliche Position der „Nicht-Kennzeichnung" aufgegeben hatte, verteidigte die umfassenden Vorschriften aus Gründen des Verbraucherschutzes, eines leichteren Risikomanagements und der Erkennung von potentiellen Risiken. So schafft das neue System nicht nur die Wahlfreiheit für die Verbraucher, sondern ermöglicht auch gezielte Rückrufaktionen von bestimmten GV-Lebensmitteln.

---

55  Ausnahmen gelten für Fleisch, Milch und Eier, wenn die Tiere mit gentechnisch veränderten Futtermitteln gefüttert worden sind, und für Lebensmittelenzyme oder Zusatzstoffe, die mit transgenen Mikroorganismen hergestellt wurden.
56  Im englischen Verordnungstext treffender „traceability", da nicht nur ein Zurückverfolgen der Produkte gemeint ist, sondern eine lückenlose Nachverfolgbarkeit.

*Tabelle 10:* Neue und alte Kennzeichnung von GVO im Vergleich

| GVO-Typ | Beispiel | bislang | künftig |
|---|---|---|---|
| GV-Pflanze | Chicoree | Ja | Ja |
| GV-Saatgut | Maissamen | Ja | Ja |
| GV-Lebensmittel | Mais, Sojasprossen, Tomaten | Ja | Ja |
| Aus GVO hergestellte Lebensmittel | Maismehl | Ja | Ja |
| | Hochraffiniertes Maisöl, Sojaöl, Rapsöl | Nein | Ja |
| | Glucosesirup aus Maisstärke | Nein | Ja |
| Lebensmittel aus Tieren, die mit GVO-Futtermittel gefüttert wurden | Eier, Fleisch, Milch | Nein | Nein |
| Lebensmittel, die mit Hilfe von GV-Enzymen hergestellt wurden | Backhilfsstoffe, die mit Hilfe von Amylase hergestellt wurden | Nein | Nein |
| Lebensmittelzusatzstoffe/Aromastoffe, die aus GVO hergestellt wurden | Hochgefiltertes Lecithin, aus GV-Sojabohnen hergestellt und in Schokolade verwendet | Nein | Ja |
| GV-Futtermittel | Mais | Ja | Ja |
| Aus GVO hergestellte Futtermittel | Maiskleber, Sojamehl | Nein | Ja |
| Aus GVO hergestellte Futtermittel-Zusatzstoffe | Vitamin B2 (Riboflavin) | Nein | Ja |

Quelle: Europäische Kommission 2002b

Fasst man die Neuerungen der beiden Verordnungen zusammen, so zeigt sich deutlich, dass das europäische Gentechnikrecht erneut verschärft wurde. Die Einführung des Anwendungsprinzips, die detaillierten Vorschriften zur Kennzeichnung und Rückverfolgbarkeit und die Ausweitung des hohen Regulierungsniveaus auf die Futtermittel können als Umsetzung des Vorsorgeprinzips verstanden werden. Gleichzeitig wurde die letzte Möglichkeit, GVO im einfachen Notifizierungsverfahren der Novel Food-Verordnung zuzulassen, abgeschafft. Der evidenz- und produktbezogene Ansatz der Novel Food-Verordnung ist damit hinfällig geworden und durch einen konsequent am Prozess gentechnologischer Herstellungsverfahren ausgerichteten ersetzt worden.

### 5.5.3 Das Ende des „de facto"-Moratoriums

Mit der Verabschiedung der beiden Gentechnikverordnungen war der Novellierungsprozess, der durch das „de facto"-Moratorium angestoßen wurde, beendet. Es blieben zwar erneut einige Fragen offen, wie z.B. die Forderung nach strengeren Schwellenwerten für transgenes Saatgut und die Frage nach konkreten Regelungen für eine „friedliche" Koexistenz von gentechnischem und konventionellem Landbau, aber der nunmehr geschaffene rechtliche Rahmen blieb bestehen und der zum Erliegen gekommene Zulassungsprozess konnte wieder aufgenommen werden (Europäische Kommission 2003a).

Die Kommission versuchte im November 2003 erstmals wieder, eine transgene Pflanze zuzulassen. Es handelte sich um eine gentechnisch veränderte Maissorte der Firma Syngenta. Die Zulassung bezog sich allerdings noch nicht auf den Anbau innerhalb der EU, sondern lediglich auf den Import, galt es doch einerseits die mitgliedstaatlichen Befindlichkeiten zu schonen, andererseits den USA die Argumente innerhalb des Streitbeilegungsverfahrens vor der WTO zu nehmen. Doch erneut konnte keine Einigung im zuständigen Regelungsausschuss erzielt werden und auch der Rat war nach wie vor gespalten: Sechs Staaten stimmten für den Kommissionsvorschlag (Irland, Italien, die Niederlande, Finnland, Schweden und Großbritannien) sechs stimmten dagegen (Dänemark, Griechenland, Frankreich, Luxemburg, Österreich und Portugal). Deutschland, Belgien und Spanien enthielten sich (Shaffer/Pollack 2004). Da auch im Rat innerhalb der Dreimonatsfrist keine Einigung zustande kam, lag es an der Kommission, die Zulassung zu erteilen. Am 19. Mai 2004 erteilte die Kommission die Genehmigung für den transgenen Mais und beendete damit nach über fünf Jahren das „de facto"-Moratorium (2004/657/EG).

In Anbetracht der bestehenden Vorbehalte zahlreicher Mitgliedstaaten ist das Genehmigungsverfahren für GVO-Produkte alles andere als alltägliche Verwaltungsroutine. Die nachfolgenden Zulassungsentscheidungen offenbarten die Zerstrittenheit des Rates und die Schwierigkeiten, ein GVO auf den europäischen Markt zu bringen. Selbst die Osterweiterung konnte daran nichts ändern. Sechs der neuen Mitgliedstaaten (Zypern, Estland, Ungarn, Malta, Litauen und Polen) schlossen sich der Koalition der gentechnikkritischen Staaten an, so dass erneut keine Mehrheit für die Zulassung von GVO zustande kam. Ungarn und Polen verhängten sogar eigene Import- bzw. Anbauverbote für transgenen Mais. Die meisten Mitgliedstaaten hielten ihre nationalen GVO-Verbote aufrecht und die Kommission konnte sich bisher nicht im Regelungsausschuss damit durchsetzen, die nationalen Sicherheitsmaßnahmen aufzuheben (Europäische Kommission 2007). Zusätzlich kam es auf regionaler Ebene zu einer Gründungswelle von „gentechnikfreien Regionen", die im klaren Widerspruch zum europäischen Binnenmarkt stehen und eine reibungslose Einführung transgener Lebensmittel erschweren (Grabner 2005).

Angesichts dieser Entwicklungen ist es nur allzu verständlich, dass die Vereinigten Staaten an der Aufrechterhaltung der WTO-Klage festhielten, obwohl das „de facto"-Moratorium de facto beendet wurde (Murphy et al. 2006, TransGen 07.02.2006).

Der Handelsstreit vor der WTO brachte die Kommission in eine missliche Lage, die erneut auf die verschwimmenden Grenzen zwischen wissenschaftlichen Argumenten und politischen Standpunkten aufmerksam machte und zu einer deutlichen Abwertung der involvierten wissenschaftlichen Institutionen führte: Einerseits verfolgte die Kommission gegenüber den Mitgliedstaaten – wie am Beispiel Österreichs demonstriert – einen unnachgiebigen, binnenmarktfreundlichen Kurs. Die Mitgliedstaaten sollten daran gehindert werden, auf Kosten des Binnenmarktes nationale Importverbote zu verhängen oder gar gentechnikfreie Zonen zu errichten. Um dies zu erreichen, berief sich die Kommission auf die Stellungnahmen der wissenschaftlichen Ausschüsse, die stets die Sicherheit der transgenen Produkte bescheinigten und sich für eine Zulassung aussprachen. Die Berufung auf das Vorsorgeprinzip, um nationale Verbote zu rechtfertigen, wurde von der Kommission nicht anerkannt. Den von der österreichischen Regierung formulierten hypothetischen Risiken wurde mit dem Verweis auf die fehlenden wissenschaftlichen Beweise begegnet.

Andererseits musste die für die gemeinsame Außenhandelspolitik zuständige Kommission auf internationaler Ebene gegenüber den USA und vor der WTO das europäische Gentechnikmoratorium und die eindeutig vorsorgeorientierte Gentechnikpolitik rechtfertigen.[57]

---

57 Hierbei gilt es zu bedenken, dass es sich nicht um die genuin eigenständige Position der Kommission handelt, sondern um eine zuvor mit den Mitgliedstaaten abgestimmte.

Wie sollte die Kommission in diesem Zusammenhang argumentieren? Ein unveröffentlichtes Dokument aus dem WTO-Streitbeilegungsverfahren, das den Umweltorganisationen Friends of the Earth und Greenpeace zugespielt wurde, zeigt die überraschende Argumentationsweise der Kommission innerhalb der WTO.[58] Während sie im Rahmen der Zulassungsverfahren die Sicherheit der transgenen Lebensmittel betonte, machte sie vor dem WTO-Panel deutlich, dass die vorhandenen wissenschaftlichen Informationen nicht auseichend sind, um die Sicherheit von GVO zu beurteilen (European Communities 2005: Nr. 38). Selbst bei den (gegenüber Umweltrisiken eher unwahrscheinlich auftretenden) Gesundheitsrisiken hob sie das fehlende wissenschaftliche Wissen hervor:

> „In particular, on the basis of existing research [...] it is impossible to know whether the introduction of GM food had had any human health effects other than acute toxic reactions" (European Communities 2005: Nr. 777).

Zudem wird auf den Umstand hingewiesen, dass der wissenschaftliche Kenntnistand bei transgenen Pflanzen nach wie vor umstritten ist und es daher zu Expertendissensen kommt:

> „In the limited areas of expertise in which there is overlap between the Panel's experts, or where independent scientific opinion has been sought by the European Communities on these expert replies, it is noteworthy that there is extensive disagreement between the experts or with independent scientists. This indicates a clear lack of consensus in the scientific circles on the issues at stake in these proceedings" (European Communities 2005: Nr. 36).

Um diese Aussage selbst zu bestätigen, werden einzelne Studien als methodisch ungenügend kritisiert. Die Kritik machte sogar vor den eigenen EU-Wissenschaftsinstitutionen nicht halt. Während die Kommission sich ansonsten stets auf die wissenschaftliche Expertise ihrer Ausschüsse bzw. der wissenschaftlichen Gremien der EFSA berief und deren fachliche Kompetenz betonte, wurden vor der WTO die Aussagen relativiert (European Communities 2005: Nr. 692, 696).

> „The publication by Zwahlen et al. (2003) on earthworms was apparently criticised by EFSA in July 2004 as not being conclusive and definitive. The EFSA also made comparisons between growing Bt crops with risks from using Bt sprays (the latter are known to be UV unstable, contain different toxins, only present on leaf surfaces etc) that have been subsequently criticised. The cited criticisms by EFSA should at

---

58 Inzwischen sind die Dokumente hierzu auf der Homepage der Generaldirektion Außenhandelspolitik abrufbar http://trade.ec.europa.eu/wtodispute/show.cfm?id=188&code=2 [12.06.2007].

least have required that further follow-on scientific investigations were performed (precautionary approach after some evidence of adverse effects to an important soil NT organism), not that the scientific evidence should be dismissed and the potential risk to earthworms ignored" (European Communities 2005: Nr. 696).

Den Schwerpunkt der Argumentation bilden jedoch die Umweltrisiken, hierbei besonders die mögliche schädliche Wirkung auf Nichtzielorganismen – gerade die nichtintendierten Effekte des Bt-Toxins auf die Bodenfauna werden hervorgehoben – und die mögliche Resistenzbildung bei herbizidresistenten Pflanzen. In diesem Zusammenhang wird erneut auf fehlende wissenschaftliche Daten, und die Unmöglichkeit, alle negativen Wirkungen bei einem Gentransfer vorherzusehen, verwiesen:

„No one can scientifically claim to be able to predict all consequences of the presence and functioning of a new gene (and even less for several) in a genome which has never been exposed or contained this gene. The potential hazard here is not a consequence of the action of modification the plant genome, but of the fact that it generates high levels of unpredictability" (European Communities 2005: Nr. 152).

Am interessantesten ist jedoch die Argumentation, die auf regionale geographische Besonderheiten Europas aufmerksam macht. Die Kommission zweifelt die prinzipielle Übertragbarkeit von in Kanada oder den USA gemachten Risikostudien zum Bt-Mais auf europäische Verhältnisse an (European Communities 2005: Nr. 139). Insbesondere weil es sich um unterschiedliche Ökosysteme handele, die unterschiedliche Spezies beherbergen, müsse eine Risikobewertung immer den regionalen Kontext berücksichtigen. Dies ist insofern interessant, als dasselbe Argument ebenso gut für die unterschiedlichen Vegetationszonen und Biotoptypen innerhalb der EU angewandt werden kann und damit einen Freibrief für nationale oder regionale Anbauverbote ausstellen würde. Hier zeigt sich deutlich, dass die Argumentation der Kommission gegenüber der WTO eine andere ist als gegenüber den nationalen Importverboten der EU-Mitgliedstaaten, denn hier machte sie sich stets für eine Harmonisierung der Verfahren auf EU-Ebene stark.

Die Interpretation dieser Janusköpfigkeit der Kommission, wie sie von einigen Umweltverbänden vorgenommen wurde, muss jedoch zurückgewiesen werden. Es handelt sich bei den Argumenten, die im Rahmen des WTO-Streitbeilegungsverfahrens vorgebracht wurden, nicht um die „wirklichen" Ansichten der Kommission, sondern um die im Konsens mit den Mitgliedstaaten ausgehandelte Verhandlungsposition der EU (Greenpeace 2006). Auch handelt es sich nicht um „verheimlichte Risiken", wie die Umweltverbände mutmaßten (Greenpeace 2006), sondern um die von den Mitgliedstaaten im Streit um nationale Alleingänge hervorgebrachten Argumente. Die Berufung auf wissenschaftliche Ungewissheiten, Nichtwissen und das Vorsorgeprinzip sind in diesem Zusammenhang nicht neu. Neu sind allerdings die deutlich geübte Kritik an den eigenen wissenschaftlichen Ausschüssen einschließlich der EFSA, die Anerkennung von regionalen Unterschieden bei der Risikobewertung und die Übernahme der mitgliedstaatlichen Argumentation durch die Kommission.

## 5.6 Fazit

Eines kann mit Sicherheit gesagt werden: das Vorsorgeprinzip ist innerhalb des europäischen Gentechnikrechts auf jeden Fall ein bedeutendes Rechtsprinzip.

Ebenso kann die anfangs gestellte Frage, ob die Orientierung am Vorsorgeprinzip lediglich symbolische Politik sei, verneint werden. Das strikte Regulierungsregime der Gentechnikpolitik ist nicht bloße Rhetorik. Die europäische Gentechnikregulierung ist von Anfang an hypothesenbasiert und darauf ausgerichtet, neue Risiken frühzeitig zu erkennen und systematisch zu vermeiden. Bereits in der alten Freisetzungsrichtlinie war das step by step-Prinzip verankert worden und gentechnisch veränderte Organismen wurden unter einen generellen Genehmigungsvorbehalt mit Einzelfallprüfung gestellt. Selbst in der als Deregulierungsoffensive gestarteten Novel Food-Verordnung findet sich eine Abkehr vom bisherigen Grundsatz der freien Verkehrsfähigkeit von Lebensmitteln und gerade die transgenen Lebensmittel wurden einer strikten Regulierung unterzogen. Diese vorsorgende Risikoregulierung wirkte sich deutlich auf die Anzahl der Freisetzungsanträge zum Inverkehrbringen und auf die Genehmigungspraxis der Novel Food-Verordnung aus. Bemerkenswerterweise kam es nicht zu der von vielen Kommentatoren prognostizierten Normalisierung und Deregulierung im Laufe der 90er Jahre, sondern im Gegenteil zu einem überraschenden Zulassungsmoratorium und einer umfassenden Verschärfung der Vorschriften. Dabei mangelte es nicht an politischen Vorstößen seitens einiger Mitgliedstaaten, der Kommission oder der Biotechnologieindustrie ein liberaleres Gentechnikrecht durchzusetzen. Vor dem Hintergrund zahlreicher Lebensmittelskandale und eines beachtlichen Meinungsumschwungs in einigen ehemals gentechnikfreundlichen bzw. indifferenten Mitgliedstaaten konnte sich jedoch keine Deregulierungsinitiative behaupten. Im Gegenteil: die zahlreichen negativen Ereignisse im Lebensmittelbereich verhalfen den Gentechnikkritikern zu immer neuen Argumenten für zusätzliche Risikoregulierungen. So können die eingeführten Instrumente der Kennzeichnung und Rückverfolgbarkeit von GVO und die Ausdehnung des Geltungsbereichs auch auf Futtermittel nur vor dem Kontext der BSE-Krise und dem generellen Wandel des europäischen Lebensmittelrechts verstanden werden (vgl. Kapitel 7). Das am Einzelfall durchzuführende Stufenprinzip, das verpflichtende anbaubegleitende Monitoring und die gegebenenfalls durchzuführende marktbegleitende Überwachung sind als Sicherheitssysteme zu verstehen, die frühzeitig Risiken erkennen sollen. Dabei liegt es in der Natur der Sache, dass nicht nach bekannten Risiken gesucht wird, da diese bereits durch die üblichen Sicherheitsprüfungen innerhalb des Genehmigungsverfahrens abgearbeitet worden sind. Die Suche nach hypothetischen Risiken nimmt daher einen breiten Raum innerhalb des europäischen Gentechnikrechts ein.

Doch wie die beiden Streitfälle zwischen Kommission und Österreich und der Kommission und den USA gezeigt haben, werden hypothetische Risiken nicht von allen Akteuren gleich bewertet. Die USA lehnen sowohl das Vorsorgeprinzip als auch die Beachtung von hypothetischen Risiken grundsätzlich ab. Auch die wissenschaftlichen Ausschüsse auf europäischer Ebene hielten an einer evidenzbasierten Argumentation fest, wohingegen die Stellungnahmen der österreichischen Regierung unter Berufung auf das Vorsorgeprinzip mit wissenschaftlicher Ungewissheit und wissenschaftlichem Nichtwissen argumentierten. Das österreichische Gentechnikverbot kann insofern als hypothesenbasiertes Risikomanagement bezeichnet werden. Es bediente sich nicht der ansonsten üblichen Sicherheitsrhetorik und handelte trotz verbliebener wissenschaftlicher Ungewissheiten. Ähnliches zeigte sich auch in der Argumentation der Kommission vor dem WTO-Streitbeilegungspanel.

In diesem Zusammenhang wurde ein Verschwimmen der klaren Grenzen zwischen wissenschaftlichen Fakten und unwissenschaftlichen Werten sichtbar, das auf eine Politisierung und Pluralisierung der wissenschaftlichen Expertisen zurückzuführen ist. Dabei zeigte sich, dass die unterschiedlichen Risikobewertungen zwischen den beteiligten Akteuren unter anderem in unterschiedlichen normativen Bezugssystemen begründet liegen. Insbesondere in den impliziten Definitionen, was als ökologischer Schaden zu gelten habe, und den unausgesprochenen Grundannahmen, welche Form der Landwirtschaft als Referenzgröße anzusehen sei, unterschieden sich die jeweiligen Positionen. Diese nur auf den zweiten Blick erkennbare Vermischung von Fakten und Werten offenbarte sich erst durch die öffentliche Aufmerksamkeit, die die Streitfälle begleitete. Eine weitere Politisierung und eine damit zusammenhängende Delegitimierung der beteiligten wissenschaftlichen Institutionen wurden dadurch unvermeidbar.

Selbst in denjenigen Fällen, bei denen es um die Publikation eines wissenschaftlichen Artikels in einer referierten Fachzeitschrift ging, setzte eine immense Politisierung ein, die letztlich sogar dazu führte, dass die ansonsten bewährten Verfahren wissenschaftlicher Qualitätssicherung in Frage gestellt wurden. Doch diese Politisierungsprozesse sind nicht die einzigen typischen Phänomene einer Risikovergesellschaftung, die bei der Gentechnikregulierung auftauchten: Zusätzlich politisierend dürfte sich die Einführung der zahlreichen Publikationspflichten, Transparenzanforderungen und erweiterten Konsultationsrechten der Öffentlichkeit auswirken. Durch die Ausweitung der Vorsorge, die Einbindung der Zivilgesellschaft und die Pluralisierung ehemals klarer Grenzziehungen kann der beobachtete Prozess dem responsiv-partizipatorisch Modell zugeordnet werden. Alles in allem sind in dem Politikfeld anschaulich die von der Theorie erwarteten Regulierungsprobleme und Vermischungsphänomene aufgetreten.

# 6 Warum wurde unterschiedlich reguliert? Ein Vergleich der BSE- und GVO-Regulierung

Vergleicht man die BSE- und GVO-Regulierung, so zeigen sich entsprechend den theoretischen Annahmen in beiden Politikfeldern Phänomene einer zunehmenden Risikovergesellschaftung und daraus resultierende Regulierungsprobleme. Sowohl in der öffentlichen Meinung als auch im Verbraucherverhalten wurde eine hohe Sensibilität gegenüber Risiken festgestellt. In beiden Fällen konnte ein wechselseitiger Prozess einer zunehmenden Verwissenschaftlichung der Politik, im Sinne einer starken Abhängigkeit von wissenschaftlichen Stellungnahmen, bei gleichzeitiger Politisierung wissenschaftlicher Expertise nachgewiesen werden. Dies wurde vielleicht am deutlichsten erkennbar im Fall der Einflussnahme der britischen Regierung auf den Wissenschaftlichen Veterinärausschuss und der zentralen Rolle dieses Ausschusses bei der Regulierung des BSE-Risikos, es zeigte sich aber auch an der Kritik der Kommission an den eigenen für die Risikobewertung von transgenen Pflanzen zuständigen Ausschüssen.

Ferner kam es in beiden Fällen zu einer Delegitimierung der wissenschaftlichen Stellungnahmen durch Expertise und Gegenexpertise – wie z.B. zwischen der Kommission und der österreichischen Regierung bei der Risikobewertung von transgenem Mais oder den unterschiedlichen wissenschaftlichen Gutachten zum Gelatineverbot und den Importverboten bei BSE. Die Folge waren Autoritätsverluste und Legitimationsdefizite der beteiligten Institutionen. In diesem Kontext fand die vermutete Pluralisierung von Expertise und eine Vermischung von Grenzen (bzw. kontextuelle Grenzziehungen) statt. Insbesondere die Grenzen zwischen Fakten und Werten und zwischen Politik und Expertise waren in beiden Politikfeldern nicht immer klar auszumachen. So gingen die Empfehlungen der wissenschaftlichen Ausschüsse über das bloße Bewerten von Risiken hinaus und enthielten immer zugleich auch konkrete Handlungsanweisungen. Eine klare Trennung von Risikobewertung, Risikomanagement und Risikokommunikation konnte deshalb – wie der Vorsitzende des WLA selbst bemerkte – nicht durchgehalten werden:

„Natürlich war es auf europäischer Ebene so, daß wir uns im Wissenschaftlichen Lenkungsausschuß im Grunde auf die Risikobewertung beschränkt haben, aber fest steht doch, daß uns sehr oft Fragen gestellt werden, die bei uns auch beste Kenntnisse des Risikomanagements voraussetzen. Außerdem ist uns in den letzten Jahren klar geworden, daß man dabei nicht weiterkommt, wenn man sich nicht an der Risikokommunikation beteiligt" (Europäische Kommission/Europäisches Parlament 1998: 68).

Zudem konnte gezeigt werden, dass die unterschiedlichen Risikobewertungen aus unterschiedlichen normativen Bezugssystemen herrührten oder durch wirtschaftliche Erwägungen geprägt waren. Gerade in der Gentechnikregulierung stellte sich die klassische Frage der Risikopolitik, was als Schaden anzusehen sei und was nicht. Die daraus resultierenden Wertunsicherheiten verbinden sich mit den ohnehin schon bestehenden wissenschaftlichen Ungewissheiten bei hypothetischen Risiken zu einer analytisch kaum trennbaren Emulsion zwischen Fakten und Werten. Die Phänomene einer zunehmenden Risikovergesellschaftung und die daraus resultierenden Regulierungsprobleme finden sich also in beiden Fällen gleichermaßen.

Die Unterschiede lassen sich vor allem im Umgang mit diesen Regulierungsproblemen finden. Die Regulierung von hypothetischen Risiken als typische Reaktion einer zunehmenden Risikovergesellschaftung fand (zumindest anfangs) nur in der Gentechnikpolitik statt. Bei der BSE-Politik dominierte über zehn Jahre eine nachsorgende Strategie, die sich auf eine evidenzbasierte Regulierung berief und von einer entsprechenden Gewissheits- und Sicherheitskommunikation begleitet wurde. Aus theoretischer Sicht stellt die BSE-Regulierung daher eine Anomalie dar, die zumindest erklärungsbedürftig ist. Weicht man nicht auf probabilistische Erklärungen aus, dann müsste der Theorie nach auch dort eine Zunahme an vorsorgender Regulierung beobachtbar sein, die (wie bei der Gentechnik) auf einer gestiegenen Risikosensibilität in den europäischen Gesellschaften fußt. Die in der Theorie angelegte Erklärung für unterschiedliche Regulierungsniveaus (Abhängigkeit der Risikosensibilität von der Wissenschafts- und Wirtschaftsentwicklung) trifft nicht zu. Da die beiden Politikfelder annähernd orts- (EU) und zeitgleich (Mitte der 80er bis Anfang 2000er Jahre) sind, können unterschiedliche Wohlstandsniveaus bzw. unterschiedliche Grade der Verwissenschaftlichung die Anomalie nicht erklären.

Der Unterschied zwischen dem anfänglich nachsorgenden Risikomanagement bei BSE und der hypothesenbasierten Regulierung transgener Lebensmittel und Pflanzen ist umso erstaunlicher, als das methodische Design der Fallstudie als „most similar" auf den ersten Blick ebenfalls einen „similar output" erwarten lassen würde. Auch ohne theoretische Annahmen bleibt also das empirische Rätsel der unterschiedlichen Regulierung bestehen. Dass sich auf der empirischen Ebene gezeigt hat, dass die beiden Politikfelder trotzdem höchst unterschiedlich reguliert wurden, lässt zwei Argumentationslinien zu. Entweder waren die beiden Fälle nicht ähnlich genug (bzw. gilt es nun nach den Unterschieden zu suchen) oder es handelt sich nur scheinbar um einen verschiedenen output. Und tatsächlich ergab die Analyse für den BSE-Fall, dass der unterschiedliche output nur für die Anfangsphase der BSE-Regulierung gilt. Bereits ab 1996/1997, deutlicher jedoch ab 2000/2001 lassen sich einige vorsorgeorientierte Elemente finden, die einen Wandel der BSE-Politik anzeigen und schließlich zu einer Konvergenz der beiden Politikfelder hinsichtlich des Regulierungsniveaus geführt haben. Auch wenn nur wenige Verschärfungen des BSE-Rechts als Vorsorgemaßnahmen interpretiert werden können, da sich die Beweislage im Laufe der Zeit zugunsten der Hypothese einer Übertragbarkeit des Erregers auf den Menschen änderte, so lassen sich doch einige regulative Maßnahmen aufzählen: wie das vollständige Tiermehlverfütterungsverbot, das Kannibalismusverbot, die Futtermittelherstellung und die Ausdehnung der Vorschriften auch auf andere Tierarten und TSE-Krankheiten. Diese Vorschriften wirkten umso vorsorgender, da sich die Fallzahlen sowohl der an BSE erkrankten Rinder als auch der an der neuen Variante der Creutzfeldt-Jakob-Krankheit erkrankten Menschen in allen Mitgliedstaaten inzwischen deutlich reduziert haben.

Beobachtet man den Konvergenzprozess genauer, so stellt er sich als Delta-Konvergenz heraus (Holzinger et al. 2007): Das heißt, die beiden Fälle nähern sich nicht gegenseitig an, sondern richten sich beide an dem Ideal einer vorsorgenden Regulierung aus. Dies zeigt sich daran, dass nicht nur die BSE-Vorschriften verschärft wurden, sondern dass auch das neue Gentechnikrecht deutlich vorsorgender wurde.

Betrachtet man die einzelnen Instrumente wie beispielsweise Rückverfolgbarkeits- und Kennzeichnungsvorschriften, aber auch die Verschärfungen bei der Futtermittelregulierung, so zeigt sich ein deutlicher Politiktransfer zwischen den Politikfeldern. Die im Zuge der BSE-Krise eingeführten Instrumente wurden kurze Zeit später auf die grüne Gentechnik übertragen. Man könnte diese Lernprozesse allein als funktionalen spill over interpretieren, übersähe dabei aber die treibende Kraft der Mitgliedstaaten innerhalb der europäischen Risikopolitik. Denn der Trend zu immer mehr Vorsorge auf europäischer Ebene kann aus einer akteurtheoretischen Perspektive vor allem durch das Handeln der Mitgliedstaaten erklärt werden. Bei der Gentechnikregulierung war es eine Mehrheit der gentechnikkritischen Mitgliedstaaten, die eine Verschärfung des ohnehin schon am Vorsorgeprinzip ausgerichteten Gentechnikrechts durchsetzte.

Umgekehrt zeigte sich, betrachtet man die BSE-Politik, dass vor allem eine Mehrheit der Mitgliedstaaten weitergehende Regulierungen auf EU-Ebene verhinderte, wohingegen die Kommission und sogar die wissenschaftlichen Ausschüsse manchmal gerne vorsorgender reguliert hätten. Erst als sich die

Positionen einiger Mitgliedstaaten änderten, wurde ein deutlicher Wechsel der BSE-Politik vollzogen. Dabei zeigte sich, dass es in beiden Politikfeldern oft innerhalb nur weniger Wochen zu einem radikalen Kurswechsel der Regierungspolitik kam, der nur vor dem Hintergrund eines Meinungsumschwunges bzw. erhöhter öffentlicher Aufmerksamkeit der Bevölkerung verständlich wird. Die Meinungsumschwünge wurden durch das öffentliche Bekanntwerden von einzelnen Ereignissen bzw. der Veröffentlichung von wissenschaftlichen Untersuchungen in den Massenmedien ausgelöst; so beispielsweise die Bekanntgabe der britischen Regierung, dass ein Zusammenhang zwischen BSE und der nCJK wahrscheinlich sei, der wissenschaftliche Nachweis von heimischen BSE-Fällen, die Genehmigung und Durchführung von Freisetzungsexperimenten, die Ankunft von mit transgenen Lebensmitteln beladenen Schiffen in europäischen Häfen, der Nachweis von transgenem Mais in Wildarten oder das Auffinden von nichtzugelassenen transgenen Verunreinigungen in Lebensmitteln. Dabei zeigte sich häufig, dass es weniger der Zeitpunkt der Veröffentlichung in einer Fachzeitschrift war, der den Politikwechsel einleitete als vielmehr die Veröffentlichung bzw. Skandalisierung in den Massenmedien. Die über die Medien informierte Öffentlichkeit reagierte meist sehr risikosensibel auf derartige Ereignisse oder Meldungen bzw. änderte ihre bisherige indifferente Haltung gegenüber den diskutierten Risiken beispielsweise durch Konsumverzicht. Die gestiegene öffentliche Aufmerksamkeit und das zurückhaltende Konsumverhalten der Verbraucher in den Mitgliedstaaten führten meist zu einem Wechsel der Präferenzen der jeweiligen Regierungen. Sowohl der Wandel der BSE-Politik als auch die Verschärfungen bei der Gentechnikregulierung wurden durch derartige Ereignisse in den Mitgliedstaaten ausgelöst, und die Mitgliedstaaten vertraten den gewandelten Bürgerwillen auch auf der europäischen Ebene.

Auch wenn sich im späteren Verlauf bei der BSE-Regulierung einige vorsorgende Elemente finden lassen und insofern eine deutliche Konvergenz der beiden Politikfelder festgestellt werden konnte, die zudem den theoretischen Annahmen aus Kapitel 2 entspricht, bleibt immer noch die Frage, warum die Risiken in Zusammenhang mit BSE über ein Jahrzehnt völlig konträr zu dem späteren Konvergenzprozess reguliert wurden? Wieso wurde bei BSE anfangs eine nachsorgende Strategie gewählt und bei der Gentechnik nicht? Dazu soll nun genauer nach den Unterschieden zwischen den beiden Fällen gesucht werden. Zwei wesentliche Unterschiede kommen dabei in Betracht: Erstens die unterschiedlichen Einflussmöglichkeiten der nationalen Öffentlichkeiten Ende der 80er Jahre und zweitens die unterschiedliche rechtliche Ausgangsposition zwischen BSE und GVO.

Zunächst stellt sich die Frage, warum die in den späteren Phasen so entscheidende öffentliche Meinung nicht auch in der Anfangsphase eine Rolle gespielt hat. Dazu sollen noch einmal die unterschiedlichen Einflussmöglichkeiten der zentralen Akteure beleuchtet werden. Wie oben gezeigt, kann der Einfluss des Europäischen Parlaments insofern vernachlässigt werden, als sich das Parlament in beiden Fällen für eine strengere, vorsorgende Regulierung einsetzte. Er müsste insofern in beiden Fällen annähernd gleich gewirkt haben und kann daher den Unterschied nicht erklären. Ein wichtiger verfahrenstechnischer Unterschied lässt sich jedoch feststellen. An der Verabschiedung der ersten Freisetzungsrichtlinie war das Parlament über das Zusammenarbeitsverfahren mitbeteiligt. Es konnte sich zwar letztendlich nicht gegenüber dem Rat durchsetzen, aber zumindest wurde dadurch eine größere Öffentlichkeit hergestellt als bei der BSE-Regulierung. Diese fand bis zur Verabschiedung der TSE-Verordnung ausschließlich hinter verschlossenen Türen über Kommissionsentscheidungen, Komitologiebeschlüsse oder auf Tagungen des Europäischen Rates und ohne Beteiligung des Parlaments statt.

Der Einfluss der Kommission und ihrer wissenschaftlichen Ausschüsse ist ebenfalls zu vernachlässigen bzw. legt sogar einen gegenteiligen Effekt nahe: Erstens dürfte auch hier der Einfluss in beiden Fällen gleich bedeutsam sein und kann so den anfänglichen Unterschied nicht erklären, zweitens machten die Kommission, aber auch die Wissenschaftlichen Ausschüsse, bei der BSE-Seuche einige Male strengere Regulierungsvorschläge als die Mitgliedstaaten. Bei der grünen Gentechnik plädierten sie dagegen eher für nachsorgende Strategien. Deutlich wurde dies beispielsweise bei der Beurteilung der Antibiotikaresistenzmarkergene, aber auch im Verhalten gegenüber nationalen Alleingängen und bei der Frage der Kennzeichnung von GVO. Bis auf die Argumentation vor dem WTO-Schiedsgericht folgte die Kommission stets den befürwortenden Stellungnahmen der Wissenschaftlichen Ausschüsse bei der Zulassung von gentechnisch veränderten Erzeugnissen. Sie präsentierte sich oftmals als Vorreiter eines liberaleren und deregulierten Gentechnikrechts bei gleichzeitig industriefreundlicher Zulassungspraxis und betrachtete bereits frühzeitig (seit dem FAST-Projekt in den 70er Jahren) die Biotechnologie als eine der zentralen Schlüsseltechnologien für die Zukunft. Weder der industriellen Tiermehlproduktion noch der Züchtung von Rindern wurde ein derartiges positives Zukunftspotential zugetraut wie der grünen Gentechnik. Die Kommission konnte sich jedoch selten mit ihren Positionen durchsetzen, außer wenn es darum ging, mit rechtlichen Schritten gegen nationale Importverbote vorzugehen, um den Binnenmarkt zu schützen. Dies gilt jedoch für beide Fälle gleichermaßen und kann nicht die verbleibenden Unterschiede erklären.

Die naheliegende Vermutung, dass es sich möglicherweise um einen unterschiedlichen Einfluss von organisierten Interessen handele, kann nicht bestätigt werden. Blickt man auf die organisierten Interessen, so zeigen sich auf der strukturellen Ebene keine relevanten Unterschiede, außer der Tatsache, dass in den beiden Fällen, zusätzlich zu den beide Politikfelder abdeckenden Dachverbänden (wie dem europäischen Bauernverband, den europäischen Verbraucher- und Umweltverbänden und der europäischen Lebensmittelindustrie), eine Reihe spezialisierter Interessenvertretungen existierten, die nur in einem der beiden Fälle relevant waren (so beispielsweise im BSE-Fall die Vereinigung der europäischen Tiermehlhersteller oder bei der grünen Gentechnik die auf Biotechnologie spezialisierten Industrieverbände). Die Rollen zwischen Umwelt-/Verbraucher- und Industrieverbänden sind in beiden Politikfeldern klar entlang der üblichen Konfliktlinie Umwelt-/Verbraucherschutz contra Wirtschaftsinteressen verteilt. Einzig der europäische Bauernverband COPA-COGECA nimmt bei der grünen Gentechnik eine moderate Zwischenstellung ein, da er dem eigenen Anspruch nach die gesamte Bauernschaft vertreten will und damit nicht nur die überwiegend konventionell, sondern auch die gentechnisch wirtschaftenden Landwirte vertritt. Im BSE-Fall existiert keine derartige Aufspaltung, da kein Landwirt von der Rinderseuche betroffen sein wollte.

Doch wie die genauere Analyse der BSE-Regulierung zeigte, lag es nicht an der Lobbyarbeit der europäischen Tiermehlhersteller oder des COPA-COGECA, dass lange Zeit keine strikte und vorsorgende Regulierung verabschiedet wurde, sondern am Agieren der britischen Regierung. Diese setzte lange Zeit auf eine konsequente Geheimhaltungstaktik und versuchte, das BSE-Thema aus der öffentlichen Wahrnehmung herauszuhalten. Begünstigt wurde diese Strategie durch den Umstand, dass BSE eine neue Krankheit war, von der nur wenige (vor allem britische) Experten wussten. Die Umwelt- und Verbraucherverbände verfügten nicht über die notwendige Gegenexpertise und waren daher auf die offiziellen Meldungen bzw. die britischen Angaben angewiesen. Sie behandelten das Thema daher weniger intensiv als die grüne Gentechnik, die Mitte der 90er Jahre zum Kampagnenschwerpunkt einiger Umweltverbände wurde. Zudem blieben die BSE-Fälle vorerst lokal begrenzt und begünstigten damit eine Wahrnehmung des Risikos als eines rein britischen Problems.

Anders sieht die Beteiligung der Öffentlichkeit im Fall der Gentechnik aus: Die technologischen Möglichkeiten und Risiken wurden bereits seit der Konferenz von Asilomar in Fachkreisen diskutiert und es gab dementsprechend auch zahlreiche Experten mit unterschiedlichen Meinungen zum Thema Gentechnik, die sich dazu auch in der Öffentlichkeit äußerten. Bereits seit den 70er, vor allem aber in den 90er Jahren wurden biotechnologische Verfahren als Schlüsseltechnologie für das nächste Jahrtausend angesehen, die neben Wirtschaftswachstum und Arbeitsplätzen auch eine Lösung für Umwelt- und Ernährungsprobleme bringen sollten. In einigen Mitgliedstaaten war sie aufgrund nationaler Diskurse wie der Enquetekommission des Deutschen Bundestages zu

„Chancen und Risiken der Gentechnik" und Gesetzesvorhaben wie in Dänemark bereits ein öffentliches Thema, an dem auch die Umweltverbände nicht vorbei kommen konnten.

Anders als bei BSE gab es auch keine regionale Begrenzung des Risikos, da prinzipiell im gesamten Binnenmarkt gentechnisch veränderte Pflanzen angebaut und verkauft werden konnten. Zusätzlich konnte man davon ausgehen, dass sich der Pollenflug und die Ausbreitung von GVO nicht an Landesgrenzen orientieren würden. Die bei BSE dominante Konfliktlinie zwischen dem Vereinigten Königreich und Kontinentaleuropa existierte bei der Gentechnik nicht. Angesichts der von den USA angeführten Klage vor der WTO könnte man von einer Konfliktlinie zwischen der EU und den USA sprechen. Die USA wiederum hatten nicht die gleichen rechtlichen und strategischen Möglichkeiten wie die britische Regierung im BSE-Fall, um sich Zugang zum europäischen Binnenmarkt zu verschaffen. Weder konnte sie die Wissenschaftlichen Ausschüsse mitbesetzen noch ihre Beamten in die Kommission einschleusen oder, wie Major, mit einer totalen Blockade des EU-Entscheidungsprozesses drohen.

Der anfängliche Erfolg der britischen Strategie lag also vor allem in der günstigen Ausgangsposition (lokale Begrenztheit des Risikos) und der fehlenden Öffentlichkeit begründet. Beides war im Gentechnikfall nicht gegeben. Sucht man nach den Gründen, warum die britische Regierung sich in dieser entscheidenden Anfangssituation für ein nachsorgendes Risikomanagement entschieden hat, so zeigt sich, dass die Regierung vor allem die Verbraucher nicht verunsichern wollte. Sie versprach die Sicherheit des Rindfleisches und musste deshalb die Risiken herunterspielen bzw. geheim halten. Nachdem diese Strategie einmal eingeschlagen war, musste sie konsequent durchgehalten werden, ansonsten hätte sich die Regierung unglaubwürdig gemacht. Die Europäische Kommission, geriet in genau dieselbe Pfadabhängigkeit und tat sich ebenfalls schwer damit, die einmal eingeschlagene Strategie des Abwartens, Beschwichtigens und Nicht-darüber-Redens zu ändern. Vorsorgendes staatliches Handeln kann im Gegensatz zu einer abwartenden Haltung schlecht unbemerkt bleiben. Eine hypothesenbasierte Regulierung verträgt sich nicht mit einer fehlenden bzw. unzureichenden Risikokommunikation. Ironischerweise sollte die Geheimhaltung bzw. die Leugnung von hypothetischen Risiken dazu dienen, die Verbraucher nicht unnötig zu verunsichern und verunsicherte sie genau dadurch.

Ähnliche Motive gab es auch bei den anderen Mitgliedstaaten, hier leugnete man jahrelang die Möglichkeit heimischer BSE-Fälle, um den heimischen Markt nicht zu gefährden und geriet in eine ähnliche Pfadabhängigkeit. Die Versprechen der Mitgliedstaaten „BSE-frei" zu sein führten dazu, dass man nicht aktiv nach eigenen Fällen suchte und bis zum Beweis des Gegenteils an der

These „BSE-frei" zu sein festhielt. Aus der Leugnung des hypothetischen Risikos folgte ebenfalls die Ablehnung von vorsorgenden Maßnahmen wie der Einführung von aktiven Überwachungsstrategien und Schnelltests. Erst nachdem sich das hypothetische als ein bekanntes Risiko herausstellte und die sensibilisierte Öffentlichkeit mit einem massiven Konsumverzicht reagierte, wurde umfassend gehandelt.

Der zweite bedeutsame Unterschied zwischen den beiden Fällen ist der zu Beginn der Regulierung vorhandene gemeinsame Rechtsbestand. Die in den 90er Jahren eingeführte BSE-Regulierung trifft auf einen stark vergemeinschafteten Politikbereich. Die Gemeinsame Agrarpolitik hatte bereits einen Binnenmarkt für Rindfleisch und Rindfleischprodukte hergestellt und auch das Tiermehl durfte im Binnenmarkt frei gehandelt werden. Es gab zwar Anfang der 90er Jahre kein allgemeines europäisches Lebensmittelrecht, grundsätzlich galten jedoch die Prinzipien der freien Verkehrsfähigkeit von Lebensmitteln und der gegenseitigen Anerkennung. Jegliche Regulierung, die in den Rindfleisch- oder Tiermehlmarkt eingreifen wollte, musste daher in bereits vorhandene Märkte intervenieren und bestehende Rechtsvorschriften ändern. Die Einführung des Tiermehlverfütterungsverbots beispielsweise brachte daher einen etablierten Markt einschließlich der davon abhängigen Arbeitsplätze zum Erliegen und war deshalb nur schwer durchzusetzen. Der Einstieg in die industrielle Tiermehlproduktion lag zu diesem Zeitpunkt bereits Jahrzehnte zurück und die Herstellung von Tier- und Knochenmehl war zudem ein gängiges Verfahren zur kostengünstigen Beseitigung von Schlachtabfällen und Tierkadavern.[59]

Die Gegner einer strengeren, vorsorgenden Regulierung mussten daher nur den status quo verteidigen. Dies galt auch gegenüber neuen wissenschaftlichen Erkenntnissen. Aufgrund der freien Verkehrsfähigkeit von Lebensmitteln lag die Beweislast prinzipiell bei demjenigen, der intervenieren wollte. Mit anderen Worten Rindfleisch durfte solange verkauft werden, bis der Nachweis seiner Schädlichkeit vorlag. Letzteres ist bei hypothetischen Risiken per Definition unmöglich. Daher war es eine naheliegende Strategie, erst einmal abzuwarten, wie sich die Risikobewertung entwickeln würde.

Umgekehrt ist die Lage bei der Gentechnik, hier handelt es sich um ein neues technologisches Verfahren, das, anders als die Herstellung von Rindfleisch, nicht auf eine jahrtausendealte Tradition zurückgreifen kann. Mit der Einführung der Freisetzungsrichtlinie wurde, noch bevor die ersten

---

59 Bei der Anfang des 20. Jahrhunderts eingeführten industriellen Herstellung von Tiermehl wurden bereits von einigen Experten seuchenhygienische Bedenken wegen der Verwertung von verendeten und kranken Tieren geäußert. Aufgrund der geringeren Risikosensibilität der damaligen Zeit wurden sie jedoch nicht berücksichtigt.

kommerziellen transgenen Lebensmittel auf den Markt kamen, bereits im Voraus reguliert. Das heißt, der Markt bestand noch gar nicht und die Regulierung stellte insofern auch keinen Eingriff in den Markt dar bzw. lediglich einen Eingriff in einen zukünftigen Markt. Allerdings kann ein großes Interesse der Biotechnologieunternehmen, ihr bereits in Forschung und Entwicklung von transgenen Pflanzen investiertes Kapital zurückzubekommen, unterstellt werden. Doch mit dem Schritt vom Labor ins freie Feld wurde zugleich ein hohes Regulierungsniveau geschaffen. Durch die Einführung der verschiedenen Zulassungsverfahren wurde die Beweislast erheblich zulasten der Biotechnologieunternehmen verschoben. Für transgene Produkte galt von Anfang an nicht einfach die freie Verkehrsfähigkeit: sie dürfen eben erst *nach* einer behördlichen Genehmigung auf den Markt gebracht werden, die eine umfassende Sicherheitsprüfung enthalten muss.

Zusammenfassend ergibt sich, dass in beiden Fällen die Mitgliedstaaten die treibenden Akteure der Risikoregulierung waren. Im BSE-Fall traten sie (anfangs) als Blockierer einer strikteren Regulierung auf, im Gentechnik-Fall hingegen als Vorreiter einer vorsorgenden Regulierung. Entscheidenden Einfluss übte die jeweilige nationale Öffentlichkeit auf den Regulierungsverlauf aus. Konnte sie weitgehend ausgeschaltet werden, so kam es zu einer evidenzbasierten Regulierung; gab es jedoch eine nationale Risikodebatte, so kam es schnell zur Verabschiedung von Vorsorgemaßnamen. Diese intergouvernementale Lesart von mitgliedstaatlichen Regierungen, die die gestiegene Risikosensibilität der jeweiligen Bevölkerung berücksichtigten, kann die radikalen Politikwechsel und auch die Delta-Konvergenz der beiden Politikfelder (d.h. die Ausrichtung am Vorsorgegedanken) recht gut erklären.

Die Kommission konnte sich mit ihren Vorstellungen nur selten behaupten: so wurde ihr während der BSE-Krise mangelndes Durchsetzungsvermögen gegenüber britischen Interessen vorgeworfen, bei der Gentechnik musste sie ihre ursprünglich marktliberale Position räumen. In denjenigen Fällen, bei denen sie sich durchsetzte, löste sie zuweilen heftige Gegenreaktionen bei den Mitgliedstaaten aus: So riefen, herausgefordert durch das umstrittenes Vorgehen der Kommission bei der Zulassung von transgenen Lebensmitteln, die Mitgliedstaaten das fünfjährige Gentechnikmoratorium aus.

Das Europäische Parlament blieb in beiden Fällen konsequent bei einer vorsorgenden Einstellung, die es von Beginn an eingenommen hatte, und setzte seit dem Vertrag von Maastricht zahlreiche vorsorgende Regulierungsvorschläge auf die Tagesordnung. Eine Besonderheit aus parlamentarischer Sicht stellt die Einberufung des nichtständigen Untersuchungsausschusses zu BSE dar, nicht zuletzt aufgrund der Arbeiten dieses Untersuchungsausschusses ist es gelungen, vor allem die Kommission zugunsten einer strengeren BSE-Regulierung zu bewegen.

Für die konzeptionelle Weiterentwicklung einer vorsorgenden Risikopolitik bedeutet das, dass die Regulierung von hypothetischen Risiken auch davon abhängt, ob es sich um Innovationen oder um „Altlasten" aus der Vergangenheit handelt. Dabei scheint es so zu sein, dass bereits etablierte Produktionsverfahren bzw. Produkte einen gewissen Bestandsschutz genießen, so dass eine Umstellung auf hypothesenbasierte Regulierung ungleich schwieriger ist als bei neuen riskanten Technologien. Wenig überraschend ist dagegen der große Einfluss der Öffentlichkeit, da diese gewissermaßen die theoretische Annahme einer gestiegenen Risikosensibilität von Risikogesellschaften widerspiegelt. Äußerst beachtlich ist allerdings, dass sich das höhere Bedürfnis nach Sicherheit auch europapolitisch durchsetzen konnte. Dies war so nicht erwartet worden (vgl. Kapitel 1.4). Hier zeigte sich, dass die nur lose miteinander verkoppelten nationalen Öffentlichkeiten sogar in der Lage waren, auf europäischer Ebene Politik maßgeblich zu beeinflussen. Umgekehrt lehrt der BSE-Fall, dass, wenn es eine Regierung schafft, eine öffentliche Risikodebatte zu verhindern bzw. durch Sicherheitsversprechen zu besänftigen, dann kommt es gar nicht erst zu einer hypothesenbasierten Regulierung.

# 7 Die Reform des europäischen Lebensmittelrechts: Auswirkung vorsorgender Risikopolitik?

Nachdem in den vorherigen Kapiteln analysiert wurde, wie die EU hypothetische Risiken reguliert und warum sie in den beiden untersuchten Fällen anfangs völlig unterschiedlich reguliert hat, soll nun der Frage nachgegangen werden, ob und inwieweit sich die Praxis einer vorsorgenden Risikoregulierung auch generell auf die Strukturen und Institutionen des europäischen Lebensmittelrechts ausgewirkt hat. Theoretisch müssten die durch die zunehmende Risikovergesellschaftung verursachten Regulierungsprobleme strukturelle Veränderungen hervorrufen, die über die BSE- und Gentechnikregulierung hinausweisen müssten (vgl. Kapitel 2). Mit anderen Worten: vorsorgendes Handeln benötigt andere institutionelle Arrangements als nachsorgendes. Dazu sollen die Ergebnisse der Reform des Lebensmittelrechts analysiert werden.

Aus Sicht einer vorsorgenden Risikopolitik sind vier Fragen bei der Regulierung von Risiken relevant, die sich vor allem aus der zunehmenden Politisierung von Expertise bei gleichzeitiger Verwissenschaftlichung der Politik und einer risikosensibler gewordenen Gesellschaft ergeben: Wie wird auf die Vermischung zwischen Fakten und Werten reagiert? Wie werden die Experten ausgewählt und kontrolliert? Wie wird mit Expertendissensen umgegangen? Wie wird mit wissenschaftlicher Ungewissheit umgegangen?

Die schwere Krise, in die die Kommission durch den BSE-Untersuchungsbericht und den bedingten Misstrauensantrag des Europäischen Parlamentes gekommen war, veranlasste sie, einen radikalen Kurswechsel ihrer bisherigen Regulierungsphilosophie vorzunehmen. 1997 legte sie zwei Dokumente vor, die eine Reform des europäischen Lebensmittelrechts und der wissenschaftlichen Ausschüsse vorschlugen: In ihrem Grünbuch über die „grundlegenden Prinzipien des Lebensmittelrechts" und in ihrer Mitteilung „Verbrauchergesundheit und Lebensmittelsicherheit" stellte die Kommission die zentralen Prinzipien ihres neuen Ansatzes vor und reformierte nach Maßgabe dieser Prinzipien ihr wissenschaftliches Ausschusswesen (European Commission 1997a, b). Die bisherigen wissenschaftlichen Ausschüsse wurden aufgelöst und durch neue, umstrukturierte Ausschüsse ersetzt (vgl. Kapitel 4). Zudem wurde ein Wissenschaftlicher Lenkungsausschuss gegründet, der die Arbeit der einzelnen Wissenschaftlichen Ausschüsse koordinieren sollte (97/404/EG, 97/579/EG). Dies war aber nur der Anfang, am Ende des Reformprozesses sollte ein einheitliches, kohärentes Lebensmittelrecht stehen, das den historisch bedingten Wildwuchs an lebensmittelrechtlichen Einzelentscheidungen beenden sollte (European Commission 1997b).

Der generelle Leitgedanke für die Reform des europäischen Lebensmittelrechts war der Versuch aus den Fehlern der BSE-Krise zu lernen, d.h. zukünftige Lebensmittelskandale zu vermeiden und das verlorene Verbrauchervertrauen zurückzugewinnen. Interessanterweise konzentrierte sich ein Großteil der Reformvorschläge auf eine Verbesserung der wissenschaftlichen Politikberatung und nicht nur auf eine Kodifizierung und Harmonisierung des vorhandenen Lebensmittelrechts (Europäische Kommission/Europäisches Parlament 1998). Hier setzte sich eine Tendenz fort, die zuvor im Untersuchungsbericht des Parlaments deutlich wurde. Bereits dort wurden nicht nur konkrete Maßnahmen zur BSE-Bekämpfung vorgeschlagen, sondern es wurde das der BSE-Regulierung zugrundeliegende System der wissenschaftlichen Politikberatung kritisiert.

Im Einzelnen waren die Kritikpunkte des Parlaments: die unzulässige Politisierung der wissenschaftlichen Gremien durch die britische Regierung, die Unterdrückung von Minderheitenmeinungen, die fehlende Multidisziplinarität, das undurchsichtige Berufungsverfahren, die unzureichende Kommunikation zwischen wissenschaftlichen und Komitologieausschüssen und die Intransparenz des Systems (Europäisches Parlament 1997a).

Die von der Kommission vorgelegten Reformvorschläge setzten genau an diesen Kritikpunkten an. Das neue System der wissenschaftlichen Politikberatung sollte anhand von drei Prinzipien ausgerichtet werden:

- Exzellenz der Experten, d.h., die fachliche Qualifikation sollte bei der Berufung die größte Rolle spielen
- Unabhängigkeit der Wissenschaftler sowohl von der Politik als auch gegenüber der Industrie oder anderen organisierten Interessen
- Transparenz gegenüber der Öffentlichkeit

In ihrer „Mitteilung zum gesundheitlichen Verbraucherschutz und zur Lebensmittelsicherheit" stellte sie die neuen Prinzipien für die Einholung von wissenschaftlichem Sachverstand erstmals offiziell vor:

„In reviewing its approach to scientific advice for consumer health protection the Commission will reinforce three main principles: *excellence, independence and transparency*" (European Commission 1997a: 9).

Diese drei Prinzipien werden in nahezu allen von der Kommission zum Thema Lebensmittelsicherheit und wissenschaftlicher Politikberatung veröffentlichten Dokumenten genannt (European Commission 1997a, b, 2000c). Ihre konkrete Umsetzung sollte durch eine konsequente Trennung von Risikobewertung und Risikomanagement, mehr Interdisziplinarität, transparentere Berufungsverfahren, umfassende Interessenerklärungen der Mitglieder, Offenlegung von Interessenkonflikten, angemessene Bezahlung und durch umfangreiche Informations- und Publikationspflichten geleistet werden. Auch der Umgang mit unterschiedlichen Expertenmeinungen sollte von dieser neuen Transparenz erfasst werden:

> "It may not always be possible to achieve consensus amongst the Members of Scientific Committees. The reports of the scientific evaluations and records of the meetings shall accurately mention the different views expressed during evaluation. The minutes of the meeting of the Scientific Committees, including minority views, shall be made publicly available" (European Commission 1997a: 14f).

Die Kommission machte immer wieder deutlich, dass das Transparenzprinzip sich als „roter Faden" durch das gesamte Lebensmittelrecht ziehen sollte (Europäische Kommission 2000d). Dabei forderte sie nicht nur einen größtmöglichen Zugang der Öffentlichkeit zu relevanten Inforationen, sondern sprach sich auch für eine interaktive Einbeziehung der Öffentlichkeit aus, die über den bisherigen Ansatz einer reinen Aufklärung über Risiken hinausgehen sollte (Europäische Kommission 2000d).

Ergänzend zu diesen drei Prinzipien schlug die Kommission vor, das ursprünglich aus dem Umweltbereich kommende Vorsorgeprinzip auch in die Lebensmittelpolitik und den Verbraucherschutz zu integrieren. Das Vorsorgeprinzip sollte im Rahmen der Risikoanalyse bei wissenschaftlicher Ungewissheit zur Anwendung kommen.

> "The Commission will be guided in its risk analysis by the precautionary principle, in cases where the scientific basis is insufficient or some uncertainty exists" (European Commission 1997a: 20).

Der Rat stimmte diesem Vorschlag auf seiner Tagung am 13. April 1999 zu und die Kommission legte daraufhin eine Mitteilung vor, in der sie die Leitlinien für die Anwendung des Vorsorgeprinzips nicht nur für den Lebensmittelbereich festlegte, sondern für alle Politikfelder, in denen die Regulierung von Risiken eine Rolle spielt. Die Mitteilung ist zwar rechtlich nicht bindend, soll aber – so die Absicht der Kommission – verdeutlichen, wie sie das Vorsorgeprinzip in Zukunft (z.B. auch gegenüber der WTO) anzuwenden gedenkt.

Gleich zu Beginn der Mitteilung konstatiert die Kommission bemerkenswerterweise, dass die Öffentlichkeit Risiken in „gesteigertem Maße" wahrnimmt. Einen Grund sieht sie darin, dass die Entwicklung der modernen Kommunikationsmittel dazu geführt hat, „dass die Öffentlichkeit immer besser in der Lage ist, neuartige Risiken zu erfassen, bevor diese wissenschaftlich vollständig geklärt sind" (Europäische Kommission 2000c: 9). Um dieser gestiegenen Risikowahrnehmung der Gesellschaft Rechnung zu tragen, müssen aus Sicht der Kommission die politischen Entscheidungsträger in die Lage versetzt werden, vorsorgende Entscheidungen treffen zu können.

Da das Vorsorgeprinzip aufgrund seiner rechtlichen Unbestimmtheit nicht automatisch zu kohärenten Entscheidungen führt und zudem stets dem Vorwurf ausgesetzt ist, nur als Vorwand für protektionistische Maßnahmen zu dienen, legte die Kommission eng definierte Grenzen für die Anwendbarkeit des Prinzips fest. Erstens beschränkte sie die Anwendung auf die Phase des Risikomanagements, also die im engeren Sinne politische Entscheidung zu handeln (einschließlich wie gehandelt werden soll) oder abzuwarten. Zweitens muss die Anwendung mit anderen Interessen abgewogen werden. Die Abwägung soll gewährleisten, dass es zu verhältnismäßigen, nichtdiskriminierenden, transparenten und kohärenten Entscheidungen kommt. Drittens gilt das Vorsorgeprinzip nur für Fälle, bei denen es sich um „potentielle Risiken" handelt:

> „Ein Rückgriff auf das Vorsorgeprinzip ist nur im Fall eines potentiellen Risikos möglich; ein potentielles Risiko kann aber auch dann vorliegen, wenn dieses Risiko nicht voll nachweisbar ist, wenn nicht meßbar ist, in welchem Umfang ein Risiko besteht oder wenn wegen unzureichender oder nicht eindeutiger wissenschaftlicher Daten nicht feststellbar ist, wie sich das Risiko auswirken kann" (Europäische Kommission 2000c: 14).

Damit ist nicht gemeint, dass immer, wenn ein „potentielles Risiko" vorliegt, automatisch vorsorgend gehandelt werden muss, sondern auch, dass nur bei potentiellen Risiken die Abwägung, ob gehandelt werden soll oder nicht, ansteht.[60] Bevor diese Entscheidung jedoch getroffen wird, ist eine umfassende wissenschaftliche Risikobewertung durchzuführen, die dazu dienen soll, das Ausmaß der wissenschaftlichen Unsicherheit zu ermitteln. Die Kommission unterteilt dazu den Risikobewertungsprozess in vier aufeinander folgende

---

60 Implizit nimmt die Kommission damit an, dass bei realen Risiken (im Sinne von unmittelbar drohenden Gefahren) sofort gehandelt werden muss. Damit wird deutlich, dass der Kommissionsansatz über eine bloße Gefahrenvorsorge hinausgeht.

Stufen: Gefahrenermittlung, Gefahrenbeschreibung, Abschätzung des Risikos, Risikobeschreibung.[61]

Auch hierbei fordert die Kommission, dass das Transparenzgebot berücksichtigt werden sollte, und zwar auch dann, wenn die politischen Entscheidungsträger sich für eine abwartende Strategie (nachsorgendes Risikomanagement) entscheiden sollten. Viertens wird das Vorsorgeprinzip dadurch eingeschränkt, dass es an die Entwicklung des wissenschaftlichen Kenntnisstandes gekoppelt wird: Liegen neue wissenschaftliche Erkenntnisse vor, die ein harmloseres Risikopotential (als zunächst vermutet) nachweisen, so müssen die getroffenen Maßnahmen geändert bzw. abgeschafft werden. Die im Zuge des Vorsorgeprinzips getroffenen Maßnahmen haben daher immer nur *vorläufigen* Charakter.

Bei der für das Vorsorgeprinzip wichtigen Regelung, wer die Beweislast der Gefährlichkeit/Ungefährlichkeit zu tragen habe, vermeidet die Kommission eine klare Antwort und verweist lediglich darauf, dass eine Umkehrung der Beweislast (der Produzent muss die Sicherheit seines Produktes nachweisen) möglich ist, bzw. dass durch die Einführung von Zulassungsverfahren im Bereich der Arzneimittel, der Schädlingsbekämpfungsmittel oder der Lebensmittelzusätze bereits eine Verschiebung der Beweislast auf europäischer Ebene stattgefunden hat.

Während das Vorsorgeprinzip den Umgang mit hypothetischen Risiken und wissenschaftlicher Ungewissheit regeln sollte, wurde die Trennung von wissenschaftlicher Expertise und politischen Entscheidungen zu *dem* Strukturprinzip der Organisation wissenschaftlicher Politikberatung. In ihrem Weißbuch zur Lebensmittelsicherheit, das bereits zahlreiche detaillierte Vorschläge zur Neugestaltung des europäischen Lebensmittelrechts machte, schlug die Kommission die Gründung einer unabhängigen Lebensmittelbehörde vor, das das bisherige wissenschaftliche Ausschusssystem ersetzen sollte:

„Die Kommission faßt die Einrichtung einer unabhängigen Europäischen Lebensmittelbehörde ins Auge, die insbesondere für Risikobewertung und Risikokommunikation in Fragen der Lebensmittelsicherheit zuständig ist" (Europäische Kommission 2000d: 17).

Die Kompetenzen, für die die Behörde zuständig sein sollte, gerieten zum Streitpunkt zwischen Kommission, Rat und Parlament. Die Kommission und die Mitgliedstaaten waren dafür, der Behörde nur die Kompetenzen für Risikobewertung

---

61 Zusätzlich führt sie eine an der Risikoformel orientierte Unterscheidung zwischen Gefahr (ohne Einschätzung der Eintrittswahrscheinlichkeit) und Risiko (mit Einschätzung der Eintrittswahrscheinlichkeit) ein.

und Risikokommunikation zu übertragen, das Risikomanagement sollte aber bei dem zuständigen Komitologieausschuss verbleiben, wohingegen das Parlament eine strikte Trennung zwischen wissenschaftlicher Risikobewertung und politischem Risikomanagement für undurchführbar hielt. Die Kommission argumentierte dagegen, dass nur durch eine konsequente Trennung von Wissenschaft und Politik Transparenz und Unabhängigkeit der Behörde gewährleistet werden können (Europäische Kommission 2000d). Als nun die Kommission ihren ersten Vorschlag für eine Lebensmittelbasisverordnung im November 2000 vorlegte, versuchte das Europäische Parlament durch zahlreiche Änderungsanträge, die strikte Trennung zwischen Risikobewertung und Management abzuschwächen (Europäisches Parlament 2001a). Die Kommission blieb ebenfalls bei ihrer Meinung und lehnte alle diesbezüglichen Änderungsanträge ab (Europäische Kommission 2001c). Auch die Mitgliedstaaten waren mehrheitlich dafür, weiterhin ihre Kontrollmöglichkeiten via Komitologieausschuss zu behalten und waren deshalb nicht bereit, ihre Kompetenzen an die neu zu gründende Behörde abzutreten. In den weiteren Verhandlungen konnte sich das Parlament diesmal nicht durchsetzen. Im Januar 2002 wurde die neue Lebensmittelbasisverordnung von Rat und Parlament im Mitentscheidungsverfahren verabschiedet. Bis auf einige Ausnahmen, die der Industrie mehr Zeit (bis 2005) zum Anpassen an die neuen Vorschriften zugestanden, trat sie am 21.02.2002 in Kraft und gilt seitdem in allen Mitgliedstaaten unmittelbar (178/2002/EG).

Was wurde von dem neuen Ansatz der Kommission tatsächlich übernommen? Welche responsiv-partizipatorischen Elemente lassen sich in dem Verordnungstext nachweisen? Wie sieht das neue System der wissenschaftlichen Politikberatung im Lebensmittelbereich aus? Die Verordnung übernahm die bereits 1997 im Grünbuch und in der Kommissionsmitteilung vorgeschlagenen Leitideen Exzellenz, Unabhängigkeit und Transparenz. Vor allem die beiden Prinzipien Unabhängigkeit und Transparenz wurden betont. In den Erwägungsgründen der Verordnung heißt es dazu:

„Über ihre an Unabhängigkeit und Transparenz ausgerichteten Leitprinzipien hinaus sollte die Behörde für Kontakte mit Verbrauchern und anderen Beteiligten offen sein" (178/2002/EG: Erw. 56).

Um das Vertrauen der Öffentlichkeit in die neue Lebensmittelbehörde zu stärken, sollten Risikobewertungen unabhängig, objektiv und transparent durchgeführt werden (Erw. 18). Um die Unabhängigkeit zu gewährleisten, wurden der Behörde nur die Kompetenzen im Bereich Risikobewertung und Risikokommunikation übertragen (Art. 22, 23). Die europäische Behörde für Lebensmittelsicherheit ist daher hauptsächlich für die wissenschaftliche Beratung der

Politik und für die Kommunikation über Risiken mit der Öffentlichkeit zuständig. Die Behörde kann aus eigener Initiative oder auf Ersuchen der Kommission, des Parlaments oder eines Mitgliedstaates tätig werden und besitzt eine eigene Rechtspersönlichkeit (Art. 29, Art. 46). Die politischen Entscheidungen über Risiko- und Krisenmanagementmaßnahmen wurden an einen „Ständigen Ausschuss für die Lebensmittelkette und Tiergesundheit" delegiert (Art. 58).

Wie ist die Behörde aufgebaut? Die Organe der Behörde bestehen aus einem Verwaltungsrat, einem geschäftsführenden Direktor, einem Beirat, einem wissenschaftlichen Ausschuss und weiteren wissenschaftlichen Gremien (Art. 24). Der Beirat besteht aus Vertretern nationaler für die Lebensmittelsicherheit zuständiger Behörden. Eine institutionelle Besonderheit stellt der Verwaltungsrat dar. Er setzt sich aus staatlichen Vertretern und organisierten Interessen aus dem Bereich der Lebensmittelpolitik (wie z.B. Lebensmittelindustrie und Verbraucherschutzorganisationen) zusammen, die vom Rat nach Konsultation des Europäischen Parlaments anhand einer Vorschlagsliste der Kommission ernannt werden (Art. 25). Die Sitzungen sind öffentlich und werden zudem live im Internet übertragen (Art. 38 Nr. 2). Es wurde ein Wissenschaftlicher Ausschuss gegründet, der annähernd dieselben Funktionen übernimmt wie der frühere WLA, d. h., er ist für die Koordinierung der einzelnen wissenschaftlichen Gremien zuständig und bearbeitet interdisziplinäre Fragestellungen. Er setzt sich aus den Vorsitzenden der „Wissenschaftlichen Gremien" sowie sechs unabhängigen Wissenschaftlern, die keinem der Wissenschaftlichen Gremien angehören, zusammen (Art. 28). Die bisherigen wissenschaftlichen Ausschüsse wurden erneut umstrukturiert und umbenannt als „Wissenschaftliche Gremien" in die neue Lebensmittelbehörde integriert.[62] Zurzeit bestehen die in Tabelle 11 aufgelisteten Gremien innerhalb der EFSA.

Den beiden Leitprinzipien Unabhängigkeit und Transparenz ist jeweils ein eigener Artikel gewidmet. Artikel 37 verpflichtet die Mitglieder der Behörde und der wissenschaftlichen Gremien/Ausschüsse darauf, im öffentlichen Interesse und unabhängig zu handeln. Dies soll durch die Abgabe von Verpflichtungs- und Interessenerklärungen erreicht werden, die einmal pro Jahr schriftlich abgegeben werden müssen. Artikel 38 führt zahlreiche Veröffentlichungspflichten ein. So müssen unverzüglich folgende Dokumente veröffentlicht werden:

---

62 Die nicht für Lebensmittelsicherheit zuständigen Wissenschaftlichen Ausschüsse verblieben jedoch im alten System. So z.B. der für die Umweltpolitik bedeutsame Wissenschaftliche Ausschuss für Toxizität/Ökotoxizität und Umwelt.

- die Tagesordnungen und Protokolle der Sitzungen des Wissenschaftlichen Ausschusses und der Wissenschaftlichen Gremien
- die Gutachten des Wissenschaftlichen Ausschusses und der Wissenschaftlichen Gremien sofort nach ihrer Annahme, unter Beifügung der Positionen von Minderheiten
- die von den Mitgliedern des Verwaltungsrats, dem Geschäftsführenden Direktor, den Mitgliedern des Beirats und den Mitgliedern des Wissenschaftlichen Ausschusses und der Wissenschaftlichen Gremien jährlich abgegebenen Interessenerklärungen sowie die Interessenerklärungen in Bezug auf Tagesordnungspunkte von Sitzungen
- die Ergebnisse ihrer wissenschaftlichen Studien
- ihren jährlichen Tätigkeitsbericht
- abgelehnte oder geänderte Ersuchen des Europäischen Parlaments, der Kommission oder eines Mitgliedstaats um wissenschaftliche Gutachten sowie die Gründe für die Ablehnung bzw. Änderung

*Tabelle 11:* Wissenschaftliche Gremien der Europäischen Lebensmittelbehörde

| |
|---|
| Das Gremium für Lebensmittelzusatzstoffe, Aromastoffe, Verarbeitungshilfsstoffe und Materialien, die mit Lebensmitteln in Berührung kommen (AFC) |
| Das Gremium für Tiergesundheit und Tierschutz (AHAW) |
| Das Gremium für biologische Gefahren (BIOHAZ) |
| Das Gremium für Kontaminanten in der Lebensmittelkette (CONTAM) |
| Das Gremium für Zusatzstoffe, Erzeugnisse und Stoffe in der Tierernährung (FEEDAP) |
| Das Gremium für genetisch veränderte Organismen (GMO) |
| Das Gremium für diätetische Produkte, Ernährung und Allergien (NDA) |
| Das Gremium für Pflanzengesundheit (PLH) |
| Das Gremium für Pflanzengesundheit, Pflanzenschutzmittel und ihre Rückstände (PPR) |

Quelle: Fischer 2008

Zudem ermöglicht die Behörde weitgehenden Zugang zu den in ihrem Besitz befindlichen Unterlagen, sofern es sich nicht um vertrauliche Informationen wie z.B. Betriebsgeheimnisse von Unternehmen handelt (Art. 41). Auch für andere EU-Organe und Behörden wurden Transparenzvorschriften eingeführt, die die Partizipation und Information der Öffentlichkeit sicherstellen sollen (Art. 9, 10).

Bemerkenswerterweise finden sich in der Verordnung auch einige Hinweise, wie mit hypothetischen Risiken, abweichenden wissenschaftlichen Meinungen und wissenschaftlicher Ungewissheit umzugehen ist. Der Behörde wurde die Aufgabe übertragen, nach neu auftretenden Risiken zu suchen und von sich aus auf Risiken aufmerksam zu machen (Art. 22, 23, 34). Zudem wurde ein Schnellwarnsystem für die Meldung von ernsten Gesundheitsrisiken eingerichtet, das allerdings von der Kommission verwaltet wird (Art. 50). Revolutionär mutet der Umgang mit Expertendissensen an: Bei divergierenden wissenschaftlichen Gutachten muss nach Artikel 30 ein gemeinsames Papier verfasst werden, in dem die strittigen wissenschaftlichen Fragen verdeutlicht und die entsprechenden Unsicherheiten in Bezug auf die Daten ermittelt werden müssen. Dieses Dokument muss veröffentlicht werden.

Die neue Lebensmittelbasisverordnung legte nicht nur die Strukturen der EFSA fest, sondern führte auch einige neue vorsorgende Elemente in das europäische Lebensmittelrecht ein. Grundsätzlich gilt nach der neuen Verordnung, dass Lebensmittel, die nicht sicher sind, nicht in Verkehr gebracht werden dürfen (Art. 14). Bei der Sicherheitsbewertung ist nicht nur auf die wahrscheinlichen, sofortigen und/oder kurzfristigen, sondern auch auf langfristige und/oder kumulativ toxische Auswirkungen des Lebensmittels zu achten (Art. 14). Auch nachfolgende Generationen und empfindliche Risikogruppen sind bei der Bewertung zu berücksichtigen.

In Artikel 5, der die allgemeinen Ziele des Lebensmittelrechts festlegt, wird gleich zu Beginn deutlich, dass das innerhalb der Gemeinschaft angestrebte „hohe Schutzniveau" nicht nur für den Gesundheitsschutz und Verbraucherschutz gilt, sondern auf die Tiergesundheit, den Tierschutz, den Pflanzenschutz und den Umweltschutz ausgeweitet wurde. Das neue Lebensmittelrecht bezieht konsequenterweise auch die Futtermittelsicherheit in die Risikoregulierung mit ein und unterwirft sie damit strengeren Vorschriften als bisher. Auch für Futtermittel gilt nun, dass sie bei Sicherheitsbedenken nicht mehr in Verkehr gebracht oder an der Lebensmittelgewinnung dienende Tiere verfüttert werden dürfen (Art. 15).

Einen festen Bestandteil im Rahmen des Risikomanagements nimmt bei wissenschaftlicher Ungewissheit das *Vorsorgeprinzip* ein (Art. 6). In Artikel 7 wird es wie folgt definiert:

„In bestimmten Fällen, in denen nach einer Auswertung der verfügbaren Informationen die Möglichkeit gesundheitsschädlicher Auswirkungen festgestellt wird, wissenschaftlich aber noch Unsicherheit besteht, können vorläufige Risikomanagementmaßnahmen zur Sicherstellung des in der Gemeinschaft gewählten hohen Gesundheitsschutzniveaus getroffen werden, bis weitere wissenschaftliche Informationen für eine umfassendere Risikobewertung vorliegen" (178/2002/EG).

Ein aus der BSE- und Gentechnikregulierung bereits bekanntes Instrument wurde gegen erbittertem Widerstand der Lebensmittelindustrie auch für das allgemeine Lebensmittelrecht eingeführt. Artikel 18 schreibt den Lebens- und Futtermittelunternehmen vor, die Rückverfolgbarkeit (traceability) ihrer Produkte sicherzustellen. Dabei sollte nicht nur zurückverfolgt werden können, woher die Lebens- und Futtermittelunternehmen ihre Produkte erhalten haben, sondern auch, an wen die Produkte geliefert wurden. Damit soll die Rückverfolgbarkeit von Produkten über die gesamte Lebens- und Futtermittelkette in allen Produktions-, Verarbeitungs- und Vertriebsstadien möglich werden, um in Krisenfällen schnell handeln zu können. Für Krisenfälle wurde ein eigenes Managementsystem eingerichtet (Art. 55 ff).

Vergleicht man nun die Strukturen des neuen Lebensmittelrechts mit dem vorangegangenen System Anfang der 90er Jahre, so lassen sich einige Neuerungen ausmachen. Die Neuerungen versuchen allesamt auf die vom BSE-Untersuchungsausschuss gemachten Vorwürfen einzugehen. Betrachtet man zunächst die Neuerungen bei der Gründung der EFSA, so wurde die strikte Trennung zwischen Risikomanagement und Risikobewertung eingeführt, um die frühere Politisierung der wissenschaftlichen Ausschüsse zu verhindern. Während die früheren Ausschüsse direkt der Kommission zuarbeiteten und nur von ihr einberufen werden konnten, ist die EFSA organisatorisch von den Generaldirektionen unabhängig und verfügt über ein Selbstbefassungsrecht und eine eigene Rechtspersönlichkeit. Sie hat explizit den Auftrag bekommen, neu auftretende Risiken zu identifizieren und kann dazu auch externe wissenschaftliche Studien in Auftrag geben. Die disziplinäre Beschränktheit des alten Systems ist durch den für interdisziplinäre Fragen zuständigen Wissenschaftlichen Ausschuss und flexiblere Reorganisationsmöglichkeiten der wissenschaftlichen Gremien verbessert worden. Einziger verbleibender Schwachpunkt ist die fehlende Zuständigkeit für das Schnellwarnsystem. Die umfassenden Publikations- und Informationspflichten beenden die Undurchsichtigkeit der Arbeit der ehemaligen Ausschüsse. Während früher die wissenschaftlichen Stellungnahmen nicht veröffentlicht werden mussten, müssen nunmehr sogar divergierende wissenschaftliche Meinungen veröffentlicht werden. Das Parlament wird nun in das Berufungsverfahren mit einbezogen und die Mitgliederlisten der Ausschüsse und Gremien müssen veröffentlicht werden. Neben der Kommission wurde auch dem Parlament und einzelnen Mitgliedstaaten das Recht zugesprochen, von der Behörde wissenschaftliche Gutachten anfordern zu können. Doch auch die in das Lebensmittelrecht eingeführten Neuerungen können als „policy learning" aus den vorangegangenen Lebensmittelkrisen angesehen werden. So erfolgte die Einführung des Rückverfolgbarkeitsprinzips aus der Erkenntnis, dass aufgrund der Komplexität der industriellen Lebensmittelherstellung und der Warenverkehrsfreiheit innerhalb des Binnenmarktes in Krisenfällen eine Rückverfolgbarkeit bisher nahezu unmöglich war. Die Ausdehnung der Sicherheitsanforderungen von den Lebensmitteln auch auf die Futtermittel ist nicht zuletzt den beiden Futtermittelskandalen um BSE und Dioxin zu verdanken.

Fragt man danach, welche der eingeführten Neuerungen als responsiv-partizipatorische Lösungsversuche interpretiert werden können, so ergibt sich kein eindeutiges Ergebnis der durchgeführten Reformen. Die durch die Lebensmittelbasisverordnung eingeführten Prinzipien und Institutionen können zwar einerseits als Reaktion auf durch Risikovergesellschaftungsprozesse hervorgerufene Regulierungsprobleme aufgefasst werden, doch sind die zur Lösung der Probleme (Autoritätsverlust, Vermischung, Ungewissheit) gewählten Strategien nicht automatisch responsiv-partizipatorisch. Dies zeigt sich deutlich an dem neu eingeführten Separationsprinzip, welches als Versuch gewertet werden kann, die *neuen* Probleme mit den *alten* Lösungen zu beheben, da es die klassische moderne Vorstellung einer konsequenten Trennung von Wissenschaft und Politik zu erneuern sucht (Haas 2004). Ebenso kann die Einforderung von Unabhängigkeit und Exzellenz als Versuch gewertet werden, durch mehr und bessere Wissenschaft dem drohenden Autoritätsverfall von Expertisen entgegenzuwirken. Die Lösung von Expertendissensen und von wissenschaftlicher Ungewissheit durch mehr und bessere Wissenschaft ist eine typische Strategie des technokratisch-szientistischen Modells. Angesichts der Vielzahl von Expertisen wäre dazu eine Harmonisierung und Hierarchisierung auf europäischer Ebene notwendig, damit nur eine einheitliche wissenschaftliche Meinung vertreten wird. Konsequenterweise fordert der WLA genau dies:

„As a consequence the risks from the same agent (stressor) as assessed within the EU may vary substantially. This is the source of much confusion and tends [to] undermine the credibility of the risk assessment process. The addition of more member states and the establishment of an increasing number of agencies that have risk assessment responsibilities could exacerbate this problem further unless firm steps are taken to harmonise the process" (Scientific Steering Committee 2003).

Der EFSA wurde deshalb auch der Auftrag erteilt, die Erarbeitung einheitlicher Risikobewertungsverfahren zu fördern und zu koordinieren (Art. 23). Wenn es nur gelingt, die Experten wirklich unabhängig zu machen und nur exzellente Wissenschaftler ausgewählt werden, dann setzt sich das objektive wissenschaftliche Wissen automatisch durch.

Dieser Idee der Überlegenheit wissenschaftlichen Wissens steht der responsiv-partizipatorische Ansatz von mehr Partizipation, Transparenz und Vorsorge entgegen. Hierbei sollen die Glaubwürdigkeitsprobleme von wissenschaftlichen Expertisen durch mehr und bessere Kontrolle der Experten durch die Öffentlichkeit und die Zivilgesellschaft gelöst werden. Der wissenschaftlichen Ungewissheit wird mit einer hypothesenbasierten Regulierung begegnet. Aus diesem Grund sind die zahlreichen Publikationspflichten, die Öffnung der Behörde gegenüber der Öffentlichkeit, der transparente Umgang mit Expertendissens und die Einbindung zivilgesellschaftlicher Akteure in den Verwaltungsrat der Behörde als responsiv-partizipatorische Lösungsstrategien anzusehen. Am deutlichsten erweist sich die Einführung des Vorsorgeprinzips als Abkehr von auf Gewissheit ausgerichteten technokratischen Vorstellungen. Es ermöglicht als grundlegendes Rechtsprinzip erst eine zukünftige hypothesenbasierte Regulierung. Umgesetzt wird es beispielsweise durch den Auftrag der EFSA, *neue* Risiken zu identifizieren, die vorsorgliche Integration der Futtermittel in die Sicherheitsregulierung und die Rückverfolgbarkeitsvorschriften.

Insgesamt zeigt sich, dass die Lebensmittelbasisverordnung versucht, auf die in der Praxis aufgetretenen Regulierungsprobleme wie der Politisierung von Expertengremien, des Autoritätsverlustes durch Expertendissense und dem Umgang mit wissenschaftlicher Ungewissheit zu reagieren. Die institutionellen Lösungen, die durch die Verordnung umgesetzt wurden, sind allerdings nicht alle als responsiv-partizipatorisch einzuordnen, sondern folgen teilweise noch dem Muster der technokratischer Regulierung. Das heißt, sie setzten auf altbewährte Prinzipien wie mehr Exzellenz und weitere funktionale Differenzierung durch rechtlich normierte Trennung von Risikobewertung und Risikomanagement. Doch es lassen sich auch deutliche vorsorgende Elemente finden. Explizit geschieht dies durch die Etablierung des Vorsorgeprinzips im Lebensmittelbereich, aber auch durch vorsorgliche Einführung von Rückverfolgbarkeitsvorschriften und die Einbeziehung der Futtermittel in die Lebensmittelverordnung.

# 8 Risiken und Nebenwirkungen hypothesenbasierter Regulierung

In diesem Kapitel wird der Frage nachgegangen, warum das technokratisch-szientistische Modell wissenschaftlicher Politikberatung in Bedrängnis geraten ist, welche Spannungen sich aus dem Nebeneinander von vorsorgender und nachsorgender Regulierung ergeben und welche Probleme daraus entstehen könnten. Was sind die Risiken einer hypothesenbasierten Regulierung? Kann das neue Lebensmittelrecht diesen Herausforderungen gerecht werden und welche Widersprüche und Aporien ergeben sich aus der bestehenden Regulierungspraxis?

Aus Sicht einer reflexiven Risikosoziologie geraten grundlegende Institutionen der Moderne (z.b. die neuzeitliche Wissenschaft) in Bedrängnis, ohne dass jedoch der Modernisierungsprozess (z.B. Verwissenschaftlichung der Gesellschaft) als solcher außer Kraft gesetzt wird (vgl. Kapitel 2). Auf die Regulierung von Risiken bezogen bedeutet das, dass ein technokratisch-szientistisches System der wissenschaftlichen Politikberatung, das sich lediglich auf die Überlegenheit wissenschaftlichen Wissens stützt, nicht mehr ohne weiteres auf unhinterfragte Zustimmung stoßen kann; andererseits kann die Gesellschaft – will sie nicht zu vormodernen Zeiten zurückkehren – nicht auf wissenschaftliche Expertise verzichten. Die Schnittstelle zwischen Wissenschaft und Politik scheint daher reformbedürftig zu sein. Die Probleme, denen sich eine derartige Reform gegenübersieht, sind die Politisierung der Wissenschaft, der Autoritätsverlust der Experten und der rationale Umgang mit wissenschaftlicher Ungewissheit.

Diesen theoretischen Annahmen entsprach im Wesentlichen die Kritik des BSE-Untersuchungsausschusses an dem damaligen System wissenschaftlicher Politikberatung (vgl. Kapitel 4). Bemerkenswerterweise kritisierte selbst die Kommission in zahleichen Dokumenten ihr altes System der wissenschaftlichen Ausschüsse: In ihrer Mitteilung zur Lebensmittelsicherheit legte sie dar, worin ihrer Meinung nach die Grenzen des bisherigen technokratisch-szientistischen Ansatzes liegen: Erstens könnten moralische oder ökologische Überlegungen dafür sprechen ein höheres Schutzniveau als von den Experten empfohlen anzustreben. Zweitens sei umgekehrt die Bevölkerung in einigen Bereichen toleranter als die von den Experten vorgegebenen Grenzwerte einfordern. Drittens könnte es sein, dass der ungenügende oder lückenhafte wissenschaftliche Kenntnisstand keine Risikomanagementempfehlungen erlaubt. Schließlich sei viertens der wissenschaftliche Kenntnisstand einem ständigen Wandel unterworfen und prinzipiell falsifizierbar (European Commission 1997a: 15f).

In einem vorbereitenden Bericht für das Weißbuch „Europäisches Regieren" wurde zwar dem „technocratic approach" zuerkannt, dass er in zeitlicher Hinsicht effizienter sei, dafür aber an Legitimität, Akzeptanz und sogar (wegen des eingeschränkten Expertenpools) an Qualität einbüße (Report of the Working Group 2001: 14); Eine ähnliche skeptische Einstellung wurde auch in das Weißbuch übernommen. Dort konstatierte die Kommission selbstkritisch, dass die mangelnde Transparenz des technokratischen Ausschusswesens nicht mehr *zeitgemäß* sei, und dass den von ihm produzierten Expertenempfehlungen zunehmend mit Misstrauen begegnet werde:

> „Das undurchsichtige System der EU-Sachverständigenausschüsse und die fehlenden Informationen über deren Arbeitsweise tragen nicht unbedingt zu einer positiven Wahrnehmung in der Öffentlichkeit bei. Oft ist nicht klar erkennbar, wer eigentlich die Entscheidungen trifft - Sachverständige oder Politiker. Zudem werden Inhalt und Objektivität der Expertenempfehlungen von einer besser informierten Öffentlichkeit zunehmend in Zweifel gezogen" (Europäische Kommission 2001b: 25).

Diese Problemsicht teilten auch die anderen EU-Institutionen, und die von Rat und Parlament verabschiedete Lebensmittelbasisverordnung stellt einen Versuch dar, die wahrgenommenen Probleme bei der Einspeisung von wissenschaftlicher Expertise in das politische System zu lösen.

Ob die eingeführten Neuerungen die Lebensmittelpolitik dauerhaft in das normale administrative „Fahrwasser" alltäglicher Routineentscheidungen führen werden und dem gestiegenen gesellschaftlichen Sicherheitsbedürfnis gerecht werden, ob also bei der Zulassung transgener Lebensmittel eine ähnliche Unaufgeregtheit wie bei der Kfz-Zulassung einkehren wird, ist fraglich. Fünf Gründe sprechen aus theoretischer Sicht dagegen, dass durch den neuen Ansatz der europäischen Lebensmittelpolitik Regulierungsprobleme, Risikokonflikte und Lebensmittelkrisen ein für alle Mal beseitigt sind:

*Erstens* bestehen die durch zunehmende Risikovergesellschaftung und geschärfte Risikowahrnehmung hervorgerufenen Regulierungsprobleme weiterhin und werden geradezu durch den eingeschlagenen Weg einer hypothesenbasierten Regulierung am Leben erhalten bzw. sogar noch verschärft. Hierfür lassen sich eine Reihe von Gründen anführen, die zeigen, dass auch auf der konzeptionellen Ebene einer vorsorgenden Risikopolitik noch einiges an Theoriearbeit zu leisten sein wird, will man an der regulativen Idee einer „rationalen Risikopolitik" festhalten.

Eine hypothesenbasierte Regulierung ist vor allem deshalb problematisch, weil sie, sofern es sich um eine vorsorgende Regulierung von innovativen Produkten wie beispielsweise transgenen Pflanzen handelt, neue Risiken allein dadurch produziert, dass technologische Chancen nicht wahrgenommen werden. Dies ist der Sinn des eingangs erwähnten Satzes von Wildavsky, dass kein Risiko einzugehen das größte Risiko sei (1979). Wie hoch aber die Risiken einer vorsorgenden Risikopolitik sind, ist schwer zu berechnen, da die Chancen ebenfalls wie die Risiken oftmals rein hypothetischen Charakter haben.

In diesem Kontext birgt der eingeschlagene Weg einer vorsorgenden Risikopolitik das ständige Risiko der Überregulierung im Sinne von „falsch positiven Fällen" (vgl. Kapitel 2.3.4). Die Regulierung hypothetischer Risiken verursacht in diesem Fall unnötigerweise reale Kosten und bindet Ressourcen. Problematisch ist das vor allem deshalb, da durch die Regulierung von hypothetischen Risiken weniger Ressourcen für die beiden anderen Risikotypen zur Verfügung stehen und zudem unklar ist, wie das Verhältnis staatlicher Regulierung von bekannten und unbekannten Risiken zu den hypothetischen sein sollte. Für die unbekannten Risiken ist das nicht weiter problematisch, für die bekannten Risiken ist das jedoch insofern ein Problem, da wegen ökonomischer und politischer Widerstände längst noch nicht alle bekannten Risiken adäquat (im Sinne eines „hohen Schutzniveaus" für Umwelt und Gesundheit nach Art. 174 und Art. 153 EGV) reguliert worden sind. Gerade im Agrarsektor gibt es eine Reihe von Umwelt- und Gesundheitsrisiken über deren Ursachen und Schädlichkeit nicht mehr kontrovers diskutiert wird, so dass man sich gar nicht erst auf das Vorsorgeprinzip berufen müsste, um regulativ tätig werden zu können (Sachverständigenrat für Umweltfragen 2004, WBGU 1999).

Durch das ungeklärte Verhältnis von bekannten Risiken zu hypothetischen Risiken kommt es leicht zu „inkonsistenten" Regulierungsregimen. Da einerseits für viele ältere Politikbereiche eine evidenzbasierter Regulierung eingeführt wurde, die nach wie vor Bestand hat, andererseits in einigen Politikfeldern neue vorsorgende Elemente eingeführt wurden, kommt es zu unterschiedlichen Regulierungsniveaus zwischen alten und neuen Politikfeldern wie zum Beispiel zwischen alter konventioneller Pflanzenzüchtung, die noch evidenzbasiert reguliert wird, und gentechnologischer Pflanzenzüchtung, die hypothesenbasiert reguliert wird, oder zwischen bereits zugelassenen Altchemikalien und neuen nach schärferen Zulassungsverfahren zu beurteilenden Chemikalien. Hier stellt sich die Frage wie mit derartigen „Altlasten" umgegangen werden soll. Erhält man den Status quo und gewährt ihnen Bestandsschutz, so kommt es unvermeidlich zu Inkonsistenzen, würde man allerdings alle auf dem Markt befindlichen

Verfahren und Produkte auf eine hypothesenbasierte Regulierung umstellen, käme es zum Stillstand, wie der Vorsitzende des WLA deutlich darlegte:

> „Würden wir das Vorsorgeprinzip in seiner Gesamtheit anwenden, dann kann ich Ihnen versichern, daß der Wissenschaftliche Lenkungsausschuß die gesamte Agrarindustrie in Europa sofort stillegen würde" (Europäische Kommission/Europäisches Parlament 1998: 69).

*Zweitens* ist der von der Kommission festgestellte Autoritätsverfall der Expertenempfehlungen nicht zuletzt der Regulierung von hypothetischen Risiken geschuldet. Da hypothetische Risiken per definitionem von wissenschaftlicher Ungewissheit gekennzeichnet sind, ist dort die Expertise auch leichter anzweifelbar bzw. die Irrtumswahrscheinlichkeit größer. Daher dürfte es eher zu Expertendissensen kommen, die wiederum einfacher zu politisieren sind. Eine Politisierung von Expertendissensen führt, wie die beiden Fallbeispiele deutlich gezeigt haben, zwangsläufig zu einer größeren Öffentlichkeit und einem Autoritätsverfall. Eine Risikobewertung, die nicht mehr über einen Nimbus von Objektivität und Neutralität verfügt, steckt in einer Legitimationskrise. So erging es beispielsweise dem Wissenschaftlichen Veterinärausschuss, der anschließend nur noch aufgelöst werden konnte. Der Autoritätsverfall wissenschaftlicher Expertise wird letztlich durch das Wissenschaftssystem und seinen eingebauten Skeptizismus zusätzlich gefördert: Alternative Theorien, Hypothesen und Bewertungen gehören zum wissenschaftlichen Alltagsgeschäft. Was wissenschaftsintern völlig unproblematisch ist, kann durch die hinzugeschaltete Öffentlichkeit schnell zu einem Glaubwürdigkeitsproblem werden. Derart in der Öffentlichkeit diskutierte unterschiedliche Expertisen werden infolgedessen als politisch motiviert wahrgenommen. Dies überträgt sich auch auf die Wissenschaftler selbst, die dann, unabhängig davon, wo sie sich selbst verorten würden, eben dem einen oder anderen politischen Lager zugeordnet werden können. Deutlich wurde dies bei den britischen BSE-Experten innerhalb des WVA, aber auch bei den Gentechnikexperten der EFSA, die von Friends of the Earth hinsichtlich ihrer „Industrienähe" unter die Lupe genommen wurden (Friends of the Earth Europe 2004). Der Grund für diese unvermeidbaren Zuschreibungen liegt in der unmittelbaren politischen und ökonomischen Relevanz der Expertisen begründet. Soll Tiermehl aus Säugetierproteinen verboten werden oder nicht? Sollen die Antibiotikaresistenzmarker entfernt werden oder nicht? Welcher GVO bekommt eine Zulassung? Wie das Gentechnikbeispiel um den transgenen mexikanischen Mais gezeigt hat, nützten dann selbst etablierte peer review-Verfahren nichts mehr, um die Glaubwürdigkeit einer Studie sicherzustellen.

Es liegt in der Natur der Sache, dass bei der Bewertung von hypothetischen Risiken Expertendissense an der Tagesordnung sind, da sowohl Schadensausmaß als auch Eintrittswahrscheinlichkeit eben noch nicht wissenschaftlich geklärt sind. Trotzdem verlangt die politische Situation aber eine Entscheidung, die paradoxerweise gleichwohl auf die wissenschaftliche Expertise angewiesen ist. Denn trotz aller Kritik bleibt die Wissenschaft – in diesem Fall die wissenschaftlichen Gremien der EFSA – der Ort, der für die Identifizierung und Bewertung von neu auftretenden Risiken zuständig ist. Nach dem neu eingeführten Transparenzprinzip müssten dann allerdings die vorhandenen wissenschaftlichen Ungewissheiten kommuniziert werden. Dies wird jedoch in der Praxis noch kaum umgesetzt. Offenbar ist die Angst zu groß, dass die Ungewissheit als Inkompetenz ausgelegt wird oder dass es zu übereilten Verbraucherreaktionen kommt.

Erschwerend kommt hinzu, dass die EFSA – auch wenn von politischer Seite (insbesondere der Kommission) aus so gewollt – nicht über eine Monopolstellung im Wissenschaftsbetrieb verfügt und aufgrund der zahlreichen anderen Wissenschaftsinstitutionen weltweit auch gar nicht verfügen kann. Tatsächlich ist sie auf die Zuarbeit von Universitäten, Forschungsinstituten und nationalen Wissenschaftsbehörden angewiesen. Die EFSA ist daher nur *eine* von zahlreichen Stimmen im Konzert der wissenschaftlichen Meinungen und angesichts ihrer doch geringen Ressourcenausstattung wird sie es schwer haben, überhaupt gehört zu werden.

Werden die wissenschaftlichen Kontroversen zusätzlich, wie beispielsweise in der EFSA-Verordnung, durch die eingeführten Transparenzpflichten einer interessierten Öffentlichkeit zugänglich gemacht, so dürfte das einer weiteren Politisierung Vorschub leisten; selbst wenn es sich nur um eine Fachöffentlichkeit wie den an der Gentechnikregulierung interessierten Umweltverbänden handelt. Die NGOs haben sich prompt die neuen Transparenzpflichten zunutze gemacht und auf die unterschiedlichen Risikobewertungen zwischen nationalen Behörden und der EFSA hingewiesen:

„In fact, member states raised a large number of concerns about the quality of the assessment of MON 863 [eine transgene Maissorte der Firma Monsanto]. But the GMO Panel dismissed every one of the concerns and questions about MON 863 listed in its opinion as having been raised by scientific committees of the member states. This seems astonishing as it is hard to credit that so many scientists across Europe could be wrong in their concerns. It appears that the GMO Panel takes a far less precautionary approach to food safety than many of the member states own scientific bodies" (Friends of the Earth Europe 2004: 13).

Für die Öffentlichkeit ergibt sich daraus das Problem, dass bei derartigen divergierenden Stellungnahmen nicht mehr entscheidbar ist, wer nun irrt und warum.

Überhaupt ist die Einbindung der Öffentlichkeit, die Partizipation von stakeholdern im Verwaltungsrat und die Einführung der umfassenden Transparenzvorschriften durch die Lebensmittelbasisverordnung höchst ambivalent zu beurteilen. Einerseits soll dadurch der Glaubwürdigkeitsverlust aufgefangen und demokratische Kontrolle ermöglicht werden, andererseits ist gerade die Öffentlichkeit die Ursache für die Regulierung von hypothetischen Risiken. Risikogesellschaft bedeutet ja gerade, dass die Gesellschaft sensibler gegenüber Risiken geworden ist. In den beiden untersuchten Politikfeldern erwiesen sich die nationalen Öffentlichkeiten mit ihrem Bedürfnis nach mehr Sicherheit als treibende Kraft zu immer mehr und strengerer hypothesenbasierter Regulierung auf europäischer Ebene. Die überwiegende Mehrheit der nationalen Regierungen, gleich welcher parteipolitischen Couleur, folgten (früher oder später) den Sicherheitsbedürfnissen ihrer Bürger und setzten sich innerhalb der EU für eine Verschärfung der Vorschriften ein. Der auf europäischer Ebene entstandene „Risikoregulierungsstaat" kann daher zu Recht als ein Produkt der Risikogesellschaft angesehen werden.

*Drittens* hat man bei der Reform des Lebensmittelrechts nicht alle technokratisch-szientistischen Elemente entfernt, so dass nach wie vor die Gefahr eines Rückfalls in alte Gewohnheiten besteht. Deutlich wird dies unter anderem an den Vorstellungen der Kommission, wie sie sie im Weißbuch über europäisches Regieren vorgestellt hat (Europäische Kommission 2001b). Die politikwissenschaftliche Bewertung des Weißbuchs konstatierte der Kommission durchweg einen technokratischen Ansatz, der beispielsweise die Einbindung von zivilgesellschaftlichen Akteuren lediglich aus Effizienzgründen befürworte (Eriksen 2001, Kohler-Koch 2001). Diese Einschätzung ist indes wenig überraschend, da der Kommission bereits seit ihrer Gründung 1952 als „Hohe Behörde" nachgesagt wurde eine bürokratisch-technokratische Institution par excellence zu sein (Christiansen 1997, Wallace/Smith 1995). Solange die Kommission für die Initiierung von Gesetzesvorhaben zuständig bleibt und dazu auch die notwendige Expertise einbringt, aber zugleich nicht demokratisch legitimiert ist, solange wird sie sich diesem Vorwurf nicht entziehen können. Doch es spricht auch einiges dafür, dass sich die Kommission in ihrem Selbstverständnis (das Kollegium einmal ausgenommen) als technokratische Bürokratenelite sieht, der es vor dem Hintergrund dieser administrativen Tradition schwerfallen dürfte, mit den neu geschaffenen responsiv-partizipatorischen Strukturen zurechtzukommen (SZ 05.10.2006).

*Viertens* stehen die technokratisch-szientistischen Elemente in einem gewissen Spannungsverhältnis zu den neu eingeführten responsiv-partizipatorischen Elementen. So setzt das neue Lebensmittelrecht nach wie vor auf wissenschaftliche Exzellenz und damit auf die Überlegenheit, Eindeutigkeit und

Verfügbarkeit wissenschaftlichen Wissens. Das Exzellenzprinzip gründet sich auf positives wissenschaftliches Wissen („sound science") und steht deshalb einer hypothesenbasierten Regulierung ablehnend gegenüber bzw. befindet sich im Widerspruch zu dem ebenso eingeführten Vorsorgeprinzip, das vor allem die Ungewissheit und die Grenzen wissenschaftlichen Wissens hervorhebt. Der technokratischen Leitidee entspringt auch der Versuch, der Pluralisierung von Expertisen und dem Problem der divergierenden Expertenmeinungen durch Monopolisierung und Hierarchisierung von Expertise auf europäischer Ebene zu begegnen. Deswegen wurde der EFSA der Auftrag erteilt, eine Harmonisierung der Risikobewertungsverfahren in Europa voranzutreiben. Und zumindest aus Sicht der Kommission wäre es von Vorteil, die EFSA würde sich zur letztinstanzlichen Wissenschaftsautorität in Lebensmittelfragen entwickeln. Das responsiv-partizipatorische Modell sieht im Gegensatz dazu in der Pluralisierung wissenschaftlicher Expertise die Möglichkeit zu einer Qualitätssteigerung.

Ferner ist das eingeführte Separationsprinzip kein responsives Element, sondern soll die Unabhängigkeit der EFSA sichern, indem es die Risikobewertung vor nichtwissenschaftlichen Einflüssen schützen möchte. Gerade die nach außen sichtbare organisatorische Herauslösung der Risikobewertung aus dem Policy-Making-Prozess ermöglicht es, die angefertigten Expertisen als objektive Wissenschaft darzustellen, die quasi noch im „vorpolitischem Raum" zustande kamen.

Während also das technokratische Modell die Unabhängigkeit und Neutralität der Experten sicherstellen will, möchte das responsive mehr Kontrolle der Experten durch Transparenz und Partizipation erreichen. Im ersten Fall sind die Experten daher möglichst von äußeren Einflüssen (Mitgliedstaaten, stakeholdern, Medien) abzuschirmen, wohingegen im zweiten Fall die Einbindung der Zivilgesellschaft und die Kommunikation mit der Öffentlichkeit gesucht wird. Dies wirkt sich auch auf die Risikokommunikation aus. Wird im technokratischen Modell allenfalls die Aufklärung der Bevölkerung durch gesicherte Erkenntnisse geleistet, so sucht das responsive Modell dagegen einen Dialog mit der Öffentlichkeit auch über die verbleibenden wissenschaftlichen Ungewissheiten zu führen. Dabei ist die zugrundeliegende Idee, dass das wissenschaftliche Wissen alleine nicht mehr genug Überzeugungskraft entfalten kann, sondern erst durch eine quasi erweiterte „peer review" der Öffentlichkeit zusätzlich an Überzeugungskraft gewinnt. Über die Güte der wissenschaftlichen Gutachten bestimmt dann nicht mehr allein die scientific community.

Angesichts dieser unvereinbaren Prinzipien wird es darauf ankommen, wie die EFSA in der Praxis damit umgehen wird. Aus der Zulassungspraxis transgener Lebensmittel lassen sich bereits erste empirische Hinweise finden: Im Streit um die Sicherheit transgener Pflanzen zwischen der EFSA und Österreich wurde deutlich, dass sich das wissenschaftliche Gremium für GVO im Konfliktfall zwischen Vorsorge und „sound science" für den althergebrachten technokratisch-szientistischen Ansatz entschieden hat. Es zeigte sich aber auch, dass die EFSA nicht in der Lage ist, eine Hierarchisierung der divergierenden Expertengutachten durchzusetzen, und dass man in Europa von einer Harmonisierung der Risikobewertung in der Gentechnik noch weit entfernt ist.

*Fünftens* liegt es an der besonderen Situation des europäischen Mehrebenensystems, dass responsiv-partizipatorische Modelle, denen in der Technikfolgenabschätzungsforschung viel zugetraut wird, nur schwer umgesetzt werden können (Hennen et al. 2004). Die Kommission gibt sich zwar große Mühe, eine europäische Zivilgesellschaft zu fördern: In ihrem Weißbuch zum europäischen Regieren fordert sie eine stärkere Einbindung der Zivilgesellschaft und hält dies für eine „Chance, um die Bürger aktiver an der Verwirklichung der Unionsziele zu beteiligen" (Europäische Kommission 2001b: 20) und gerade im Zuge des gescheiterten „Verfassungsvertrages" gab es zahlreiche Projekte die Unionsbürger direkt anzusprechen und zu beteiligen (Fehér 2007). Langfristig erhofft sich die Kommission davon, dass sich eine europäische Öffentlichkeit herausbilden wird.

In den hier untersuchten Politikbereichen war indes von einer europäischen Öffentlichkeit nicht viel zu bemerken. Trotz der zahlreichen Aktivitäten in diesem Bereich fehlt doch letztlich nach wie vor eine genuine europäische Öffentlichkeit, die die Kontrollfunktion, die ihr im responsiven Modell auferlegt wird, zufriedenstellend wahrnehmen könnte (Kielmansegg 2003). Die Öffentlichkeiten, die bei BSE und im Gentechnikfall eine vorsorgende Regulierung eingefordert haben, waren nationale Öffentlichkeiten, die zudem nicht immer synchronisiert, sondern zu unterschiedlichen Zeiten (je nach konkreten nationalen Anlässen) mit BSE oder Gentechnik befasst waren.

Gleiches gilt für die deklarierte Partizipation der Zivilgesellschaft innerhalb der europäischer Institutionen, die für wissenschaftliche Politikberatung zuständig sind. Auch hier dürfte es schwer sein, die Bürger „aktiv zu beteiligen". Die beispielsweise über den Verwaltungsrat in die EFSA eingebundenen stakeholder sind schlicht Interessenvertreter der auf europäischer Ebene angesiedelten Verbände der Lebensmittelwirtschaft und keine „einfachen" Bürger. Es ist zweifelhaft, ob die in Brüssel angesiedelten Euroverbände mit der Zivilgesellschaft gleichgesetzt werden können, bzw. ob sie die ihr zugedachte Funktion einer „extended peer review" erfüllen können. Wahrscheinlicher ist, dass die auf europäischer Ebene angesiedelten Dachverbände nur geringen Einfluss auf die nationalen Öffentlichkeiten haben werden. Die erhoffte Verstärkung der Glaubwürdigkeit wissenschaftlicher Expertisen durch Einbindung der Zivilgesellschaft kann so kaum erreicht werden.

Fasst man die fünf Problemkreise zusammen, so zeigt sich, dass der neue Ansatz der europäischen Lebensmittelpolitik und insbesondere die neue Lebensmittelbehörde es nicht leicht haben werden, sich zu etablieren. Zwar ist man sich in der Diagnose einig (dem Scheitern des technokratisch-szientistischen Ansatzes), bei der Problemlösung und Umsetzung blieb man jedoch einerseits nicht konsequent genug und schuf ein aus beiden Ansätzen bestehendes Mischsystem, anderseits schafft der neue responsiv-partizipatorische Ansatz wiederum neue Nebenfolgen und Risiken, die das als zentral erkannte Politisierungsproblem von wissenschaftlicher Expertise auch nicht zufriedenstellend lösen können. Zudem sieht sich eine vorsorgende Risikopolitik stets dem Vorwurf ausgesetzt zu Inkonsistenzen und Überregulierungen zu führen. Zu guter Letzt erweist sich die Europäische Union als besonders schwieriger Fall, da die vom responsiven Modell vorgeschlagene Lösungsmöglichkeit einer „Demokratisierung" der Expertise durch Partizipations- und Transparenzregeln aufgrund des fehlenden Demos nur schwer umgesetzt werden kann.

# 9 Fazit und Ausblick

Geht man von den drei anfangs gestellten Fragen – wie reguliert die EU Risiken, warum reguliert sie so und nicht anders und was sind die Folgen einer hypothesenbasierten Regulierung? – aus, so lässt sich folgendes Fazit ziehen:

Anfang der 90er Jahre wurde in den beiden Politikfeldern unterschiedlich reguliert. Bei der Bekämpfung der Rinderseuche ging die Gemeinschaft nur sehr zögerlich vor. Angesichts der zahlreichen wissenschaftlichen Ungewissheiten und der wirtschaftlichen Bedeutung des Rindfleischmarktes entschied man sich für eine konsequent nachsorgende Regulierung. Hypothetische Risiken wurden ignoriert, stattdessen entschied man sich für eine Risikokommunikation, die von Geheimhaltung, Beschwichtigung und Sicherheitsversprechen gegenüber dem Verbraucher („beef is safe", „BSE-frei") geprägt war.

Das Risikomanagement der Gentechnik dagegen war von Anfang an auf eine hypothesenbasierte Regulierung ausgerichtet. Noch bevor transgene Lebensmittel in den Supermärkten zum Verkauf auslagen, hatte sich die EU bereits einem strikten Gentechnikrecht unterworfen, das über einige vorsorgende Elemente verfügte. Die Risikokommunikation fiel dagegen unterschiedlich aus. Betrachtet man die Stellungnahmen der wissenschaftlichen Ausschüsse, so finden sich annähernd die gleichen Sicherheitsversprechen, wie sie auch bei BSE gemacht wurden. Die Mitgliedstaaten und das Parlament wiesen dagegen immer wieder auf den ungenügenden wissenschaftlichen Kenntnisstand und verbleibende Ungewissheiten hin. Die Kommission wiederum verfolgte eine teilweise widersprüchliche Doppelstrategie: Ging es um die Zulassung von transgenen Pflanzen für den Binnenmarkt, stellte sie sich hinter die „Sicherheitsversprechen" der wissenschaftlichen Ausschüsse, gegenüber der WTO argumentierte sie allerdings ebenfalls wie die Mitgliedstaaten und das Parlament mit bestehenden Forschungslücken und noch nicht geklärten hypothetischen Risiken, die eine vorsorgende Risikoregulierung rechtfertigen würden.

1996 wurde zum Wendejahr für beide sich wechselseitig beeinflussenden Fälle. Aufgrund des Auftretens der ersten nCJK-Fälle und des dadurch ausgelösten öffentlichen Drucks auf die Regierungen fand ein abrupter Politikwechsel in der BSE-Politik hin zu einer strengeren Regulierung statt. Ab 2001 ließen sich sogar einige vorsorgende Elemente wie z.B. die Ausdehnung der BSE-Regulierung auf andere Tierarten, das Tiermehlverfütterungsverbot und die

Einführung eines generellen Kannibalismusverbotes ausmachen. Die TSE-Verordnung erreichte aber nicht das hohe Vorsorgeniveau des Gentechnikrechts, das ab 2001 durch die Novelle der Freisetzungsrichtlinie und die darauf folgenden Gentechnikverordnungen nochmals immens angehoben wurde.

Während also das Gentechnikrecht von Anfang an vorsorgend war und dieser Aspekt immer weiter ausgebaut wurde, fand bei der BSE-Regulierung ein Wechsel von einem nachsorgenden zu einem vorsorgenden Risikomanagement statt. Insgesamt ergibt sich aus dem Vergleich der beiden Politikfelder eine deutliche Delta-Konvergenz hin zu mehr Vorsorge: Die beiden Fälle nähern sich nicht gegenseitig an – weder schafft es die BSE-Regulierung aufzuschließen noch wird im Gentechnikbereich dereguliert, sondern sie richten sich beide an dem Ideal einer vorsorgenden Regulierung aus.

Vor dem Hintergrund der politikwissenschaftlichen Debatte über das Vorsorgeprinzip und den Realisierungschancen einer präventiven Umweltpolitik ist dieser Befund völlig überraschend, geht er doch über eine rein symbolische Verwendung des Vorsorgeprinzips hinaus. In beiden Fällen wurden massive, staatliche Interventionen in den Markt vorgenommen und verbindliche, vorsorgende Regulierungen verabschiedet. Vor allem in der Gentechnikpolitik ist dies erstaunlich, da die Restriktionen einer vorsorgenden Regulierung im Prinzip gegeben sind (Jänicke 1988): Es handelt sich um eine der Schlüsseltechnologien des 21. Jahrhunderts von hohem industriepolitischem Interesse, viele WTO-Mitglieder darunter vor allem die USA sind für eine Liberalisierung, die Biotechnologieunternehmen haben ihre Investitionen in die Entwicklung von innovativen Produkten bereits getätigt und es besteht kein konkreter Handlungsdruck durch bereits eingetretene katastrophale Gesundheits- oder Umweltschäden. Aufgrund des Ausbleibens von konkreten Schäden wurde Mitte der 90er Jahre noch angenommen, dass es zu einer Deregulierung oder bloß symbolischer Politik in diesem Bereich kommen würde (Gill 1991, van den Daele 1995). Diese Einschätzungen können zumindest für den untersuchten Zeitraum zurückgewiesen werden. Damit ist aber auch die generelle Auffassung von Böhret, dass die Regulierung von „erahnten Folgen" unzulässig und politisch nicht durchsetzbar sei, ebenso widerlegt wie die Annahme, dass das Vorsorgeprinzip lediglich für „deklaratorische Bemühungen" gut sei (Böhret 1990, Zimmermann 1990). Als Fazit bleibt festzuhalten, dass eine vorsorgende Risikopolitik – wie gezeigt werden konnte – zumindest möglich ist.

Wann und wieso kommt es zu vorsorgender Regulierung? Der kontrastierende Vergleich mit dem BSE-Fall sollte Hinweise auf diese Frage bringen. Der Vergleich der beiden Politikfelder zeigte, dass sie tatsächlich in vielen Merkmalen übereinstimmen. So handeln annährend dieselben organisierten Interessen der Lebensmittelkette (Industrie-, Bauern-, Umwelt- und

Verbraucherverbände), es sind annähernd dieselben EU-Institutionen (Rat, Kommission und Parlament) beteiligt – gleiches gilt für die wissenschaftlichen Ausschüsse bzw. die EFSA –, die Fälle sind im gleichen Zeitraum angesiedelt und in beiden Fällen fehlte es an wissenschaftlicher Gewissheit über die zu regulierenden Risiken. Warum fällt die Risikoregulierung der beiden Fälle *anfangs* völlig unterschiedlich aus? Dass die hypothetischen Risiken einmal vorsorgend und einmal nachsorgend reguliert werden, wird vor allem durch zwei Faktoren erklärt: erstens durch den unterschiedlichen Einfluss der nationalen Öffentlichkeiten und zweitens durch die Frage, ob es sich zum Zeitpunkt des Auftretens eines Risikoverdachts um eine bereits etablierte Technologie bzw. um ein etabliertes Produktionsverfahren handelt oder nicht.

Gibt es ein großes öffentliches Interesse an dem Thema bzw. einen massenmedial geführten Risikodiskurs, in dem sich Expertise und Gegenexpertise gegenüberstehen, so drängt das merklich gestiegene Sicherheitsbedürfnis der Gesellschaft auf eine striktere, vorsorgendere Regulierung. Handelt es sich zudem um eine neue Technologie bzw. um ein neues Verfahren, bei dem sich noch kein Markt bilden konnte, so fällt es offenbar leichter, vorsorgend zu regulieren.

Handelt es sich dagegen um ein etabliertes bzw. altbewährtes Produktionsverfahren (wie der Tiermehl- und Rindfleischproduktion), so wirkt sich der Bestandsschutz zu Lasten von vorsorgenden Eingriffen bzw. einer hypothesenbasierten Regulierung aus. Aufgrund derartiger Altlasten kann es durchaus zu einer inkonsistenten Regulierung kommen, bei der dann das neue Verfahren bzw. Produkt strengeren Regulierungsanforderungen ausgesetzt ist als bereits etablierte Verfahren bzw. Produkte. Deutliches Beispiel ist der im Zuge der Novel Food-Verordnung eingeführte Stichtag. Die vor dem Stichtag eingeführten Lebensmittel bedürfen keiner Neuzulassung, sondern dürfen einfach weiter vermarktet werden. Dieser Bestandsschutz schützte auch den europäischen Binnenmarkt für Rindfleisch vor allzu schnellen regulativen Eingriffen.

Anders ist die Situation für die neuen gentechnisch veränderten Produkte: Als die Vorarbeiten für die Freisetzungsrichtlinie begannen, waren noch keine transgenen Pflanzen auf dem Markt erhältlich. Zudem gab es in einigen Mitgliedstaaten bereits öffentliche Diskurse über die Chancen und Risiken der Gentechnik, so dass die Öffentlichkeit in der Gentechnikregulierung von Anfang an stärker involviert war, als es ihr (wegen der Geheimhaltungstaktik der britischen Regierung und der Europäischen Kommission) bei der Rinderseuche möglich gewesen wäre.

Was sind die Folgen einer hypothesenbasierten Regulierung? Das Phänomen einer hypothesenbasierten Regulierung ist noch relativ neu. Dennoch sind bereits Prinzipien, Strukturen und Institutionen zu erkennen, die Hinweise darauf geben, welche Folgen es zeitigen und welche zukünftigen Probleme sich daraus ergeben könnten. Herausgearbeitet wurde das am Beispiel der neuen Kommissionsphilosophie, die durch die Lebensmittelbasisverordnung umgesetzt wurde. Der neue responsiv-partizipatorische Ansatz kann als Reaktion auf die Lebensmittelkrisen der 90er Jahre und das Scheitern des alten technokratisch-szientistischen Systems der wissenschaftlichen Politikberatung im Lebensmittelbereich gesehen werden. Indem er Vorsorge und Transparenz als neue Prinzipien in den Lebensmittelbereich einführt, stellt er das frühere (positivistische) Wissenschaftsverständnis auf den Kopf. Während das alte System auf Abschottung und Monopolisierung von wissenschaftlichem Sachverstand ausgelegt war, gilt nun mehr Offenheit und Pluralisierung von Expertise. Wo früher ein hierarchisches Verständnis von Risikokommunikation als bloße Aufklärungsarbeit vorherrschte, soll nun im Dialog mit der Zivilgesellschaft über Risiken debattiert werden. Diese „Demokratisierung von Expertise" versucht einerseits, die Überzeugungskraft der Expertise zu erhöhen (neben der scientific community überprüft nun auch die interessierte Öffentlichkeit dieses Wissen), andererseits dient sie der Kontrolle (welche Experten wurden wohin entsandt, welches Wissen wurde von wem produziert?). Während früher die Überlegenheit, Eindeutigkeit und Verfügbarkeit wissenschaftlichen Wissens betont wurde, betont der neue Ansatz auch die Ungewissheit, Nichtverfügbarkeit und Begrenztheit wissenschaftlichen Wissens. Zudem wurde die Möglichkeit eröffnet, wissenschaftsexterne Kriterien in die Managemententscheidung mit einfließen zu lassen. Der neue Ansatz führt deshalb an vielen Stellen Elemente einer *vorsorgenden Regulierung* ein, die sich schon allein daran zeigt, dass der Vorsorgegedanke als Rechtsprinzip in der neuen Lebensmittelbasisverordnung fest verankert wurde.

Der neue Ansatz bringt jedoch auch einige Probleme mit sich. Abgesehen davon, dass er nicht konsequent umgesetzt wurde, da einige technokratische Elemente beibehalten bzw. verstärkt wurden, kann er mit Sicherheit eines nicht leisten, nämlich die alte Eindeutigkeit, Gewissheit und Sicherheit des technokratischen Systems zurückbringen. Der als Politisierung der Wissenschaft bezeichnete Prozess wird durch die neu eingeführten Prinzipien keineswegs aufgehalten. Die verstärkte Einbindung zivilgesellschaftlicher Akteure, die zahlreichen Transparenzpflichten, die Pflicht divergierende Expertengutachten publik zu machen, der Auftrag, sich um die neuen „potentiellen Risiken" zu kümmern und die Vorgabe wissenschaftliche Ungewissheiten zu kommunizieren, führen im Gegenteil dazu den Politisierungsprozess zu verstärken. Die von der Öffentlichkeit vorgenommene Zuordnung von wissenschaftlichen Gutachten und Experten zu bestimmten politischen Überzeugungen macht eine Rückkehr zum alten Modell nahezu unmöglich. Wenn nicht mehr klar zwischen

Fakten und Werten unterschieden werden kann, wenn die Ergebnisse eines Gutachtens politischen Absichten zugeordnet werden können, dann ist sowohl die Unabhängigkeit der Expertise als auch die Glaubwürdigkeit dahin. Verschärft wird dieser Autoritätsverlust, wenn das zugrunde liegende Wissen aufgrund der Hypothetizität der Risiken an seine Grenzen stößt, ungewiss ist oder nicht schnell genug produziert werden kann.

Das innerhalb des responsiven Modells vorgesehene Korrektiv für den Autoritätsverlust wissenschaftlicher Expertise und damit einhergehend der Legitimationsgrundlage der darauf basierenden politischen Entscheidung, funktioniert auf europäischer Ebene allerdings nur in begrenztem Umfang. Mangels einer genuin europäischen Öffentlichkeit steht das Modell vor erheblichen Umsetzungsproblemen.

Verstärkt werden diese Probleme durch die verkürzte und zudem rein instrumentelle Sichtweise der Kommission auf die Zivilgesellschaft. So zeigte sich bei genauerem Hinsehen, dass die Kommission in ihren Dokumenten oft auf den Begriff „Zivilgesellschaft" rekurriert, allerdings sind in der Praxis damit vor allem die in Brüssel etablierten Interessengruppen (einschließlich spezialisierter Wirtschaftsverbände) und NGOs gemeint (Kohler-Koch 2004). Dieser verkürzte Begriff von „Zivilgesellschaft" zeigt, dass es letztlich die Kommission selbst ist, die definiert, wer dazugehört, und wem die Kommission Gehör schenkt. Doch es ist nicht nur diese recht eingeschränkte Bedeutung von „Zivilgesellschaft", die an diesem Konzept problematisch ist, sondern ebenso seine instrumentelle Verwendung durch die Kommission. Die Kommission erhofft sich von einer verstärkten Einbindung der Zivilgesellschaft im Wesentlichen zwei Vorteile:

Erstens sollen die zivilgesellschaftlichen Akteure europäische Themen einer breiten Öffentlichkeit vermitteln. Sowohl in ihrem Diskussionspapier zum „Ausbau der partnerschaftlichen Zusammenarbeit zwischen der Kommission und Nichtregierungsorganisationen" als auch in ihrem „Weißbuch über eine Europäische Kommunikationspolitik" macht die Kommission deutlich, dass gerade die „Zivilgesellschaft" Einfluss auf die Bildung einer europäischen Öffentlichkeit nehmen sollte (Europäische Kommission 2000a, 2006):

„Den Organisationen der Zivilgesellschaft (einschließlich Berufs- und Branchenverbänden) kommt ebenfalls eine Schlüsselrolle zu, wenn es darum geht, die Öffentlichkeit für europäische Themen und politische Debatten zu sensibilisieren und die Menschen dazu zu bewegen, aktiv an diesen Debatten teilzunehmen" (Europäische Kommission 2006: 14)

Dabei geht es der Kommission jedoch weniger um echte Partizipation als vielmehr um Informationsvermittlung, um vorhandene Informationsdefizite bei den Unionsbürgern abzubauen. Die Vorschläge des Weißbuchs zur Kommunikationspolitik zielen denn auch hauptsächlich darauf ab, den Zugang zu und die Distribution von Informationen zu erleichtern (Europäische Kommission 2006). Der Zivilgesellschaft kommt dabei lediglich die Rolle eines zusätzlichen Distributionsweges zu.

Zweitens erfolgt die Einbindung möglichst vieler zivilgesellschaftlicher Akteure vor allem, um „effizienter handeln zu können" (Europäische Kommission 2000a). Die Vorteile der Zivilgesellschaft werden in der Einspeisung von externer Expertise und der Einbindung von zusätzlichen Ressourcen gesehen. Diese „technokratische" Sichtweise fügt sich damit nahtlos in das Konzept des Weißbuchs über „good governance" ein (Europäische Kommission 2001b).

Es ist mehr als fraglich, ob eine derartige Auffassung von „Zivilgesellschaft" dazu taugt, den Autoritätsverlust wissenschaftlicher Expertisen auszugleichen oder ob es damit gelingt, eine breitere Legitimationsbasis für europäische Risikoentscheidungen zu schaffen.

Wendet man nun den Blick von der Lebensmittelpolitik auch auf andere Politikfelder oder gar auf das generelle Verhältnis von Politik und Wissenschaft innerhalb der EU, so stellt sich die Frage, inwiefern sich die gefundenen Ergebnisse verallgemeinern lassen.

Prinzipiell ist dabei aufgrund der Besonderheiten der Lebensmittelpolitik Vorsicht geboten, folgt man jedoch den theoretischen Prämissen aus Kapitel 2, so müssten sich die durch Verwissenschaftlichung und Politisierung verursachten Probleme (und entsprechende Reaktionen darauf) auch in anderen Bereichen finden lassen. Und tatsächlich lassen sich einige empirische Beispiele anführen, die auf die Einführung vorsorgender Maßnahmen, einen Wandel des Wissenschaftsverständnisses und eine Neujustierung der wissenschaftlichen Politikberatung hindeuten:

Naheliegendes Beispiel ist die Mitteilung der Kommission zum Vorsorgeprinzip selbst. Die Kommission folgte mit der Mitteilung einer Entschließung des Rates vom 13. April 1999, in der er die Kommission aufforderte klare und effiziente Leitlinien für die Anwendung des Vorsorgeprinzips zu entwickeln (Europäische Kommission 2000c). Der Ansatz der Kommission geht dabei weit über den im EG-Vertrag im Kapitel Umwelt erwähnten Grundsatz der Vorsorge (in der engl. Fassung „precautionary principle") hinaus:

> „Obgleich das Vorsorgeprinzip im Vertrag nur im Zusammenhang mit dem Umweltbereich ausdrücklich erwähnt wird, ist sein Anwendungsbereich wesentlich weiter. So ist es in konkreten Fällen anwendbar, in denen die wissenschaftlichen Beweise nicht ausreichen, keine eindeutigen Schlüsse zulassen oder unklar sind, in denen jedoch aufgrund einer vorläufigen und objektiven wissenschaftlichen Risikobewertung begründeter Anlass zu der Besorgnis besteht, daß die möglicherweise ge-

fährlichen Folgen für die Umwelt und die Gesundheit von Menschen, Tieren und Pflanzen mit dem hohen Schutzniveau der Gemeinschaft unvereinbar sein könnten." (KOM 2000: 10).

Diese Präzisierungsversuche seitens der Kommission machen deutlich, wohin sich die ursprünglich aus der deutschen Umweltpolitik der 70er Jahre kommende Idee des Vorsorgeprinzips entwickelt hat. Während es im deutschen Recht auch für einen schonenden Umgang mit natürlichen Ressourcen gedacht war, ist dieser Aspekt auf EU-Ebene völlig weggefallen. Zwei wesentliche Änderungen lassen sich feststellen:

- Erstens wurde es auf Risikoentscheidungen unter wissenschaftlicher Ungewissheit und Nichtwissen eingeschränkt.
- Zweitens wurde es weit über den Anwendungskontext der Umweltpolitik hinaus auf Probleme der Technik-, Verbraucher- und Gesundheitspolitik ausgedehnt.

Die beiden im Rahmen dieser Arbeit untersuchten Fälle der Gentechnik- und BSE-Regulierung sind nicht die einzigen Politikfelder, bei denen sich vorsorgendes Handeln nachweisen lässt. Auch im Klimaschutz und bei der Regulierung von mit Wachstumshormonen behandeltem Fleisch überwiegt der Vorsorgegedanke.

Aktuellstes Beispiel für die Ausweitung des Vorsorgeprinzips ist seine Einführung in die Chemikalienregulierung. Die Kommission entschied sich in ihrem „Weißbuch für eine zukünftige Chemikalienpolitik" für eine Ausdehnung des Vorsorgeprinzips auf die Risikobewertung und Registrierung von Chemikalien (Europäische Kommission 2001d). Die im Zuge der Neufassung des europäischen Chemikalienrechts im Dezember 2006 verabschiedete REACH-Verordnung (Registrierung, Bewertung, Zulassung und Beschränkung chemischer Stoffe) führte insofern zu einer Anhebung des Sicherheitsniveaus, da nun auch bereits in Gebrauch befindliche Altchemikalien (nach Schätzung der Kommission 30.000) einer erneuten und verschärften Risikobeurteilung unterzogen werden müssen (1907/2006/EG).

Auswirkungen der responsiv-partizipatorischen Philosophie lassen sich auch im Bereich der europäischen Forschungspolitik nachweisen. In ihrer Mitteilung zum „Europäischen Forschungsraum" Anfang 2000 machte sich die Kommission Sorgen über die im Vergleich zu Japan und den USA geringeren Ausgaben für Wissenschaft und Forschung und sah dadurch das Wachstum und den Wettbewerb innerhalb der EU gefährdet (European Commission 2000b). Bereits dort sprach sie sich für einen *neuen* Dialog zwischen Forschern und

Bürgern aus und schlug die Organisation von Bürgerkonferenzen auf europäischer Ebene vor. In dem Arbeitspapier „Science, society and the citizen in Europe" arbeitete sie diesen Ansatz weiter aus und forderte eine „neue Partnerschaft zwischen Wissenschaft und Gesellschaft" (European Commission 2000a). Diese sei notwendig, da Wissenschaft und Technologie „im Herzen" der Wirtschaft und Gesellschaft sind, aber zugleich mit wachsendem Skeptizismus konfrontiert werden. Die Kommission geht in diesem Arbeitspapier davon aus, dass die Gesellschaft weniger tolerant gegenüber Risiken geworden ist, und dass dies beim Risikomanagement Berücksichtigung finden müsse (European Commission 2000a: 11ff). In diesem Zusammenhang weist sie auf die Einführung des Vorsorgeprinzips für den Umgang mit wissenschaftlicher Ungewissheit hin (Europäische Kommission 2000c).

In dem darauf folgendem Weißbuch „Europäisches Regieren" und dem im selben Jahr veröffentlichten „Aktionsplan – Wissenschaft und Gesellschaft" wiederholte sie ihre Forderung nach einer „neuen Partnerschaft", einem „Dialog mit den Bürgern" und einer verstärkten Einbindung der Zivilgesellschaft (Europäische Kommission 2001b, European Commission 2001). Dabei machte die Kommission deutlich, dass die aus den vergangenen Lebensmittelskandalen gezogenen Lehren auch in anderen Politikfeldern Anwendung finden sollten:

> „Die Nahrungsmittelkrisen der jüngsten Zeit haben deutlich gemacht, wie wichtig es ist, die Öffentlicheit [sic] und die Entscheidungsträger über den Stand der Kenntnisse und die noch verbleibenden Wissenslücken zu informieren" (Europäische Kommission 2001b: 25).

Deutlicher wurde sie in einem Arbeitspapier, das eine Gruppe von Kommissionsbeamten als Vorbereitung für das Weißbuch zum Europäischen Regieren entwickelt hatte. Auch dort wurde auf das Paradoxon eingegangen, dass die Politik einerseits immer stärker von wissenschaftlicher Expertise abhängig wird, andererseits diese Expertise aber immer stärker angezweifelt wird. Zur Auflösung dieser Paradoxie wird eine „Demokratisierung von Expertise" vorgeschlagen (Report of the Working Group 2001). Darunter wird eine Ausweitung der wissenschaftlichen Qualitätssicherung durch die Öffentlichkeit und zivilgesellschaftlicher Akteure verstanden, die auch andere, nicht-wissenschaftliche Kriterien zur Bewertung der Expertise zulässt. Es geht bei der Demokratisierung von Expertise vor allem darum, den Prozess wie Expertise entsteht, verwendet und kommuniziert wird, möglichst transparent und für die Öffentlichkeit zugänglich zu machen. Diese sogenannte „extended peer review" soll sicherstellen, dass „sozial robustes" Wissen generiert wird (Report of the Working Group 2001). Das Ziel ist daher, einerseits es der Öffentlichkeit durch Transparenzvorschriften zu ermöglichen die Wissensproduktion zu kontrollieren, andererseits durch eine Pluralisierung von Expertise auch andere Wissensformen als „sound science" aufzunehmen:

> "Expertise should be multidisciplinary, multi-sectoral and should include input from academic experts, stakeholders, and civil society. Procedures must be established to review expertise beyond the traditional peer community, including, for example, scrutiny by those possessing local or practical knowledge, or those with an understanding of ethical aspects" (Report of the Working Group 2001: ii).

Folgerichtig entwickelte die Kommission daher Leitlinien für die Einholung und Nutzung von Expertenwissen, die politikfeldübergreifend Anwendung finden sollten und auch über reines wissenschaftliches Wissen hinausgingen. Bereits 2002 legte die Kommission eine diesbezügliche Mitteilung vor, die die neuen Leitlinien vorstellte: Erstens sollte die Expertise von hoher Qualität sein. Dies sollte durch Exzellenz, Unabhängigkeit und Vielfalt der eingeholten Perspektiven erreicht werden. Zweitens wurde ein hohes Maß an Offenheit durch umfassende Publikationspflichten, den Zugang zu Dokumenten und transparente Verfahren der Auswahl der Experten verlangt. Drittens sollten die Methoden, mit denen externer Sachverstand eingeholt wird, effektiv und verhältnismäßig sein (European Commission 2002). Auch wenn das dritte Prinzip neu eingeführt wurde und das Separationsprinzip der EFSA nicht extra aufgelistet wurde, so entsprechen die Leitlinien doch im Wesentlichen denen des Lebensmittelrechts, das insofern eine gewisse Vorreiterrolle für sich beanspruchen kann. Die Leitlinien haben zwar keine rechtliche Verbindlichkeit, sondern binden allenfalls die Generaldirektionen der Kommission, sie gelten aber dafür politikfeldübergreifend und generell für jegliche Art von Expertise.

Insgesamt lässt sich daher unter dem Schlagwort „neue Partnerschaft zwischen Gesellschaft und Wissenschaft" ein responsiv-partizipatorischer Reformprozess feststellen, der weit über das Lebensmittelrecht hinausgeht. Die Problemdiagnosen der Kommission gehen dabei deutlich von einem Fragwürdigwerden von wissenschaftlicher Expertise aus und versuchen zur Lösung dieses Glaubwürdigkeitsverlustes, auf eine Demokratisierung von Expertise und auf eine Ausweitung des Vorsorgeprinzips zu setzen. Es ist (zumindest innerhalb der Kommissionsdokumente) ein deutliches Bemühen festzustellen, eine neue Kultur des Dialogs, der Partizipation und der Transparenz im Bereich wissenschaftlicher Politikberatung zu schaffen und das Vorsorgeprinzip nicht nur auf supranationaler, sondern auch auf internationaler Ebene zu etablieren. Angesichts der im vorherigen Kapitel herausgearbeiteten Probleme und Widerstände dürfte es indes sehr schwer werden, diese Ideen auch in die Praxis umzusetzen.

# Interviewverzeichnis

| Nummer | Institution[63] | Personenanzahl | Datum |
|---|---|---|---|
| 1 | BEUC | 1 | 06.10.03 |
| 2 | CIAA | 1 | 08.10.03 |
| 3 | COOPA-COGECA | 1 | 17.10.03 |
| 4 | EEB | 1 | 09.10.03 |
| 5 | EFSA | 1 | 15.10.03 |
| 6 | EP | 1 | 09.10.03 |
| 7 | EP | 1 | 14.10.03 |
| 8 | EP | 3 | 15.10.03 |
| 9 | EP | 1 | 15.10.03 |
| 10 | GD Agrar | 1 | 13.10.03 |
| 11 | GD Agrar | 1 | 13.10.03 |
| 12 | GD SANCO | 1 | 10.10.03 |
| 13 | GD SANCO | 3 | 08.10.03 |
| 14 | GD SANCO | 1 | 10.10.03 |
| 15 | GD SANCO | 1 | 09.10.03 |
| 16 | GD Umwelt | 1 | 15.10.03 |
| 17 | GD Umwelt | 1 | 06.10.03 |

63 Die Interviews wurden anhand eines Leitfadens durchgeführt, der an den jeweiligen konkrete Zuständigkeitsbereich der interviewten Person angepasst wurde. Die Hintergrundgespräche dauerten zwischen 40 Minuten und 3 Stunden und wurden auf Tonträger aufgezeichnet (wo dies nicht möglich war, wurde ein Gedächtnisprotokoll angefertigt). Um die Anonymität der Interviewpartner zu wahren, werden nur allgemeine Institutionen in dem Interviewverzeichnis aufgeführt.

# Literaturverzeichnis

49/2000/EG Verordnung der Kommission vom 10. Januar 2000 zur Änderung der Verordnung (EG) Nr. 1139/98 des Rates über Angaben, die zusätzlich zu den in der Richtlinie 79/112/EWG aufgeführten Angaben bei der Etikettierung bestimmter aus genetisch veränderten Organismen hergestellter Lebensmittel vorgeschrieben sind, ABl. L 6 vom 11.1.2000, S. 13–14.

64/432/EWG Richtlinie des Rates vom 26. Juni 1964 zur Regelung viehseuchenrechtlicher Fragen beim innergemeinschaftlichen Handelsverkehr mit Rindern und Schweinen, Amtsblatt Nr. P 121 vom 29/07/1964, S. 1977–2012.

72/461/EWG Richtlinie des Rates vom 12. Dezember 1972 zur Regelung viehseuchenrechtlicher Fragen beim innergemeinschaftlichen Handelsverkehr mit frischem Fleisch, ABl. L 302 vom 31.12.1972, S. 24–27.

74/234/EWG Beschluß der Kommission vom 16. April 1974 zur Einsetzung eines wissenschaftlichen Lebensmittelausschusses, ABl. L 136 vom 20.5.1974, S. 1–2.

77/99/EWG Richtlinie des Rates vom 21. Dezember 1976 zur Regelung gesundheitlicher Fragen beim innergemeinschaftlichen Handelsverkehr mit Fleischerzeugnissen, ABl. L 26 vom 31.1.1977, S. 85–100.

77/101/EWG Richtlinie des Rates vom 23. November 1976 über den Verkehr mit Einzelfuttermitteln, ABl. L 32 vom 3.2.1977, S. 1–31.

79/373/EWG Richtlinie des Rates vom 2. April 1979 über den Verkehr mit Mischfuttermitteln, Amtsblatt Nr. L 086 vom 06/04/1979, S. 30–37.

80/1073/EWG Beschluß der Kommission vom 24. Oktober 1980 zur Einführung einer neuen Satzung des Beratenden Lebensmittelausschusses, ABl. L 318 vom 26.11.1980, S. 28–31.

87/373/EWG Beschluss des Rates vom 13. Juli 1987 zur Festlegung der Modalitäten für die Ausübung der der Kommission übertragenen Durchführungsbefugnisse, Amtsblatt Nr. L 197, vom 18/07/1987, S. 33–35.

88/344/EWG Richtlinie des Rates vom 13. Juni 1988 zur Angleichung der Rechtsvorschriften der Mitgliedstaaten über Extraktionslösungsmittel, die bei der Herstellung von Lebensmitteln und Lebensmittelzutaten verwendet werden, ABl. L 157 vom 24.6.1988, S. 28–33.

88/388/EWG Richtlinie des Rates vom 22. Juni 1988 zur Angleichung der Rechtsvorschriften der Mitgliedstaaten über Aromen zur Verwendung in Lebensmitteln und über Ausgangsstoffe für ihre Herstellung, ABl. L 184 vom 15.7.1988, S. 61–66.

89/107/EWG Richtlinie des Rates vom 21. Dezember 1988 zur Angleichung der Rechtsvorschriften der Mitgliedstaaten über Zusatzstoffe, die in Lebensmitteln verwendet werden dürfen, ABl. L 40 vom 11.2.1989, S. 27–33.

89/469/EWG Entscheidung der Kommission vom 28. Juli 1989 zum Erlass von Maßnahmen zum Schutz gegen spongiforme Rinderenzephalopathie im Vereinigten Königreich, Amtsblatt Nr. L 225 vom 03/08/1989, S. 51–51.

90/59/EWG Entscheidung der Kommission vom 7. Februar 1990 zur Änderung der Entscheidung 89/469/EWG zum Erlass von Massnahmen zum Schutz gegen spongiforme Rinderenzephalopathie im Vereinigten Königreich (90/59/EWG), ABl. L 41 vom 15.2.1990, S. 23–24.

90/134/EWG Entscheidung der Kommission vom 6. März 1990 zur zweiten Änderung der Richtlinie 82/894/EWG des Rates über die Mitteilung von Viehseuchen in der Gemeinschaft und zur zeitweiligen Änderung der Häufigkeit der Meldepflicht bei Auftreten der spongiformen Rinderenzephalopathie, Amtsblatt Nr. L 076 vom 22/03/1990, S. 23–23.

90/200/EWG Entscheidung der Kommission vom 9. April 1990 über zusätzliche Anforderungen an gewisse Gewebe und Organe im Hinblick auf Spongiforme Rinderenzephalopathie, Amtsblatt Nr. L 105, vom 25/04/1990, S. 24.

90/219/EWG Richtlinie des Rates vom 23. April 1990 über die Anwendung genetisch veränderter Mikroorganismen in geschlossenen Systemen, ABl. L 117 vom 8.5.1990, S. 1–14.

90/220/EWG Richtlinie des Rates vom 23. April 1990 über die absichtliche Freisetzung genetisch veränderter Organismen in die Umwelt, Amtsblatt Nr. L 117 vom 08/05/1990, S. 15–27.

90/261/EWG Entscheidung der Kommission vom 8. Juni 1990 zur Änderung der Entscheidung 89/489/EWG zum Erlass von Massnahmen zum Schutz gegen spongiforme Rinderenzephalopathie im Vereinigten Königreich und der Entscheidung 90/200/EWG über zusätzliche Anforderungen an gewisse Gewebe und Organe im Hinblick auf spongiforme Rinderenzephalopathie, Amtsblatt Nr. L 146 vom 09/06/1990, S. 29.

90/679/EWG Richtlinie des Rates vom 26. November 1990 über den Schutz der Arbeitnehmer gegen Gefährdung durch biologische Arbeitsstoffe bei der Arbeit, ABl. L 374 vom 31.12.1990, S. 1–12.

92/562/EWG Entscheidung der Kommission vom 17. November 1992 über die Zulassung alternativer Verfahren zur Hitzebehandlung gefährlicher Stoffe, ABl. L 359 vom 9.12.1992, S. 23–33.

94/381/EG Entscheidung der Kommission vom 27. Juni 1994 über Schutzmaßnahmen in bezug auf die spongiforme Rinderenzephalopathie und die Verfütterung von aus Säugetieren gewonnenen Futtermitteln, Amtsblatt Nr. L 172, vom 07/07/1994, S. 23–24.

94/382/EG Entscheidung der Kommission vom 27. Juni 1994 über die Zulassung alternativer Verfahren zur Hitzebehandlung von Wiederkäuerabfällen im Hinblick auf die Inaktivierung der Erreger der spongiformen Enzephalopathie, ABl. L 172 vom 7.7.1994, S. 25–28.

94/730/EG Entscheidung der Kommission vom 4. November 1994 zur Festlegung von vereinfachten Verfahren für die absichtliche Freisetzung genetisch veränderter Pflanzen nach Artikel 6 Absatz 5 der Richtlinie 90/220/EWG des Rates, Amtsblatt Nr. L 292 vom 12/11/1994, S. 31–34.

94/794/EG Entscheidung der Kommission vom 14. Dezember 1994 zur Änderung der Entscheidung 94/474/EG über Schutzmaßnahmen gegen die spongiforme Rinderenzephalopathie und zur Aufhebung der Entscheidungen 89/469/EWG und 90/200/EWG, Amtsblatt Nr. L 325 vom 17/12/1994, S. 60–61.

96/239/EG Entscheidung der Kommission vom 27. März 1996 mit den zum Schutz gegen die bovine spongiforme Enzephalopathie (BSE) zu treffenden Dringlichkeitsmaßnahmen, ABl. L 78 vom 28.3.1996, S. 47–48.

96/281/EG Entscheidung der Kommission vom 3. April 1996 über das Inverkehrbringen genetisch veränderter Sojabohnen (Glycin max. L.) mit erhöhter Verträglichkeit des Herbizids Glyphosat nach der Richtlinie 90/220/EWG des Rates (Text von Bedeutung für den EWR), ABl. L 107 vom 30.4.1996, S. 10–11.

96/362/EG Entscheidung der Kommission vom 11. Juni 1996 zur Änderung der Entscheidung 96/239/EG mit den zum Schutz gegen die bovine spongiforme Enzephalopathie zu treffenden Dringlichkeitsmaßnahmen, ABl. L 139 vom 12.6.1996, S. 17–20.

96/381/EG Entscheidung der Kommission vom 20. Juni 1996 betreffend die Genehmigung der Maßnahmen zur Bekämpfung der bovinen spongiformen Enzephalopathie in Portugal, Amtsblatt Nr. L 149, vom 22/06/1996, S. 25–26.

96/385/EG Entscheidung der Kommission vom 24. Juni 1996 zur Genehmigung des Plans zur Bekämpfung und Tilgung der bovinen spongiformen Enzephalopathie im Vereinigten Königreich, Amtsblatt Nr. L 151, vom 26/06/1996, S. 39–40.

96/449/EG Entscheidung der Kommission vom 18. Juli 1996 über die Zulassung alternativer Verfahren zur Hitzebehandlung von tierischen Abfällen im Hinblick auf die Inaktivierung der Erreger der spongiformen Enzephalopathie, Amtsblatt Nr. L 184 vom 24/07/1996 S. 43–46.

97/18/EG Entscheidung der Kommission vom 16. Dezember 1996 zur Genehmigung der Maßnahmen zur Tilgung der spongiformen Rinderenzephalopathie in Frankreich, Amtsblatt Nr. L 006, vom 10/01/1997, S. 43–44.

97/98/EG Entscheidung der Kommission vom 23. Januar 1997 über das Inverkehrbringen von genetisch verändertem Mais (Zea Mays L.) mit der kombinierten Veränderung der Insektizidwirkung des BT-Endotoxin-Gens und erhöhter Toleranz gegenüber dem Herbizid Glufosinatammonium gemäß der Richtlinie 90/220/EWG des Rates, ABl. L 31 vom 1.2.1997, S. 69–70.

97/312/EG Entscheidung der Kommission vom 12. Mai 1997 zur Genehmigung der Maßnahmen zur Tilgung der spongiformen Rinderenzephalopathie in Irland, Amtsblatt Nr. L 133, vom 24/05/1997, S. 38–39.

97/404/EG Beschluß der Kommission vom 10. Juni 1997 zur Einsetzung eines Wissenschaftlichen Lenkungsausschusses, ABl. L 169 vom 27.6.1997, S. 85–87.

97/534/EG Entscheidung der Kommission vom 30. Juli 1997 über das Verbot der Verwendung von Material angesichts der Möglichkeit der Übertragung transmissibler spongiformer Enzephalopathie, Amtsblatt Nr. L 216, vom 08/08/1997, S. 95–98.

97/579/EG Beschluss der Kommission vom 23. Juli 1997 zur Einsetzung der Wissenschaftlichen Ausschüsse im Bereich der Verbrauchergesundheit und der Lebensmittelsicherheit, Amtsblatt Nr. L 237, vom 28/08/1997, S. 18–23.

97/866/EG Entscheidung der Kommission vom 16. Dezember 1997 zur Änderung der Entscheidung 97/534/EG über das Verbot der Verwendung von Material angesichts der Möglichkeit der Übertragung transmissibler spongiformer Enzephalopathien, ABl. L 351 vom 23.12.1997, S. 69–69.

98/235/EG Beschluß der Kommission vom 11. März 1998 zur Arbeitsweise der Beratenden Ausschüsse im Bereich der Gemeinsamen Agrarpolitik, ABl. L 88 vom 24.3.1998, S. 59–71.

98/248/EG Entscheidung des Rates vom 31. März 1998 zur Änderung der Entscheidung 97/534/EG der Kommission über das Verbot der Verwendung von Material angesichts der Möglichkeit der Übertragung transmissibler spongiformer Enzephalopathien, ABl. L 102 vom 2.4.1998, S. 26–27.

98/256/EG Entscheidung des Rates vom 16. März 1998 mit Dringlichkeitsmaßnahmen zum Schutz gegen die spongiforme Rinderenzephalopathie sowie zur Änderung der Entscheidung 94/474/EG und zur Aufhebung der Entscheidung 96/239/EG, ABl. L 113 vom 15.4.1998, S. 32–43.

98/692/EG Entscheidung der Kommission vom 25. November 1998 zur Änderung der Entscheidung 98/256/EG hinsichtlich bestimmter Dringlichkeitsmaßnahmen zum Schutz gegen die spongiforme Rinderenzephalopathie, ABl. L 328 vom 4.12.1998, S. 28–35.

98/745/EG Entscheidung des Rates vom 17. Dezember 1998 zur Änderung der Entscheidung 97/534/EG der Kommission über das Verbot der Verwendung von Material angesichts der Möglichkeit der Übertragung transmissibler spongiformer Enzephalopathien, ABl. L 358 vom 31.12.1998, S. 113–113.

178/2002/EG Verordnung des Europäischen Parlaments und des Rates vom 28. Januar 2002 zur Festlegung der allgemeinen Grundsätze und Anforderungen des Lebensmittelrechts, zur Errichtung der Europäischen Behörde für Lebensmittelsicherheit und zur Festlegung von Verfahren zur Lebensmittelsicherheit, Amtsblatt Nr. L 031, vom 01/02/2002, S. 1–24.

258/97/EG Verordnung des Europäischen Parlaments und des Rates vom 27. Januar 1997 über neuartige Lebensmittel und neuartige Lebensmittelzutaten, ABl. L 43 vom 14.2.1997, S. 1–6.

999/2001/EG Verordnung des Europäischen Parlaments und des Rates vom 22. Mai 2001 mit Vorschriften zur Verhütung, Kontrolle und Tilgung bestimmter transmissibler spongiformer Enzephalopathien, Amtsblatt Nr. L 147, vom 31/05/2001, S. 1–40.

1139/98/EG Verordnung des Rates vom 26. Mai 1998 über Angaben, die zusätzlich zu den in der Richtlinie 79/112/EWG aufgeführten Angaben bei der Etikettierung bestimmter aus genetisch veränderten Organismen hergestellter Lebensmittel vorgeschrieben sind, ABl. L 159 vom 3.6.1998, S. 4–7.

1774/2002/EG Verordnung des Europäischen Parlaments und des Rates vom 3. Oktober 2002 mit Hygienevorschriften für nicht für den menschlichen Verzehr bestimmte tierische Nebenprodukte, ABl. L 273 vom 10.10.2002, S. 1–95.

1813/97/EG Verordnung der Kommission vom 19. September 1997 über Angaben, die zusätzlich zu den in der Richtlinie 79/112/EWG des Rates aufgeführten Angaben auf dem Etikett bestimmter aus genetisch veränderten Organismen hergestellter Lebensmittel vorgeschrieben sind, ABl. L 257 vom 20.9.1997, S. 7–8.

1829/2003/EG Verordnung des Europäischen Parlaments und des Rates vom 22. September 2003 über genetisch veränderte Lebensmittel und Futtermittel, ABl. L 268 vom 18.10.2003, S. 1–23.

1830/2003/EG Verordnung des Europäischen Parlaments und des Rates vom 22. September 2003 über die Rückverfolgbarkeit und Kennzeichnung von genetisch veränderten Organismen und über die Rückverfolgbarkeit von aus genetisch veränderten Organismen hergestellten Lebensmitteln und Futtermitteln sowie zur Änderung der Richtlinie 2001/18/EG, ABl. L 268 vom 18.10.2003, S. 24–28.

1907/2006/EG Verordnung des Europäischen Parlaments und des Rates vom 18. Dezember 2006 zur Registrierung, Bewertung, Zulassung und Beschränkung chemischer Stoffe (REACH), zur Schaffung einer Europäischen Agentur für chemische Stoffe, zur Änderung der Richtlinie 1999/45/EG und zur Aufhebung der Verordnung (EWG) Nr. 793/93 des Rates, der Verordnung (EG) Nr. 1488/94 der Kommission, der Richtlinie 76/769/EWG des Rates sowie der Richtlinien 91/155/-EWG, 93/67/EWG, 93/105/EG und 2000/21/EG der Kommission, ABl. L 396 vom 30.12.2006, S. 1–851.

1998/623/EG Vorschlag für eine Verordnung des Europäischen Parlaments und des Rates mit Vorschriften zur Verhütung und Bekämpfung bestimmter transmissibler spongiformer Enzephalopathien, KOM/98/0623 endg., ABl. C 45 vom 19.2.1999, S. 2.

1999/468/EG Beschluß des Rates vom 28. Juni 1999 zur Festlegung der Modalitäten für die Ausübung der der Kommission übertragenen Durchführungsbefugnisse, ABl. L 184 vom 17.7.1999, S. 23–26.

1999/514/EG Entscheidung der Kommission vom 23. Juli 1999 zur Festsetzung des Datums, an dem die Versendung von Rindfleischerzeugnissen aus dem Vereinigten Königreich im Rahmen der datumsgestützten Ausfuhrregelung (Data-Based Export Scheme) gemäß Artikel 6 Absatz 5 der Entscheidung 98/256/EG des Rates aufgenommen werden darf, ABl. L 195 vom 28.7.1999, S. 42–42.

1999/881/EG Entscheidung des Rates vom 14. Dezember 1999 zur Änderung der Entscheidung 97/534/EG der Kommission über das Verbot der Verwendung von Material angesichts der Möglichkeit der Übertragung transmissibler spongiformer Enzephalopathien, ABl. L 331 vom 23.12.1999, S. 78–78.

2000/418/EG Entscheidung der Kommission vom 29. Juni 2000 zur Regelung der Verwendung von bestimmtem Tiermaterial angesichts des Risikos der Übertragung von TSE-Erregern und zur Änderung der Entscheidung 94/474/EG, Amtsblatt Nr. L 158, vom 30/06/2000, S. 76–82.

2000/766/EG Entscheidung des Rates vom 4. Dezember 2000 über Schutzmaßnahmen in Bezug auf die transmissiblen spongiformen Enzephalopathien und die Verfütterung von tierischem Protein, Amtsblatt Nr. L 306, vom 07/12/2000, S. 32–33.

2001/18/EG Richtlinie des Europäischen Parlaments und des Rates vom 12. März 2001 über die absichtliche Freisetzung genetisch veränderter Organismen in die Umwelt und zur Aufhebung der Richtlinie 90/220/EWG des Rates - Erklärung der Kommission, ABl. L 106 vom 17.4.2001, S. 1–39.

2004/613/EG Beschluss der Kommission vom 6. August 2004 über die Einsetzung einer Beratenden Gruppe für die Lebensmittelkette sowie für Tier- und Pflanzengesundheit, ABl. L 275 vom 25.8.2004, S. 17–19.

2004/657/EG Entscheidung der Kommission vom 19. Mai 2004 über die Genehmigung des Inverkehrbringens von Süßmais aus der genetisch veränderten Maissorte Bt11 als neuartiges Lebensmittel oder neuartige Lebensmittelzutat gemäß der Verordnung (EG) Nr. 258/97 des Europäischen Parlaments und des Rates, ABl. L 300 vom 25.9.2004, S. 48–51.

Adams, John (2000): A Richter scale for risk? In: Morris, Julian (Hrsg.): Rethinking Risk and the Precautionary Principle. Oxford [u. a.], S. 1-285.

Adams, John (2002): The Precautionary Principle and the Rhetoric Behind it. In: Journal of Risk Research 5, 4, S. 301-316.

Amman, Daniel/Vogel, Benno (2001): Vom Risiko zur Vorsorge. In: SAG-Studienpapiere B6, S. 1-54.

Antonopoulou, Lila/van Meurs, Philip (2003): The precautionary principle within European Union public health policy. The implementation of the principle under conditions of supranationality and citizenship. In: Health Policy 66, S. 179-197.

Ayres, Ian/Braithwaite, John (1992): Responsive regulation: transcending the deregulation debate. New York, Oxford.

Baldwin, Robert/Cave, Martin (1999): Understanding regulation: theory, strategy and practice. Oxford [u.a.].

Bandelow, Nils C. (1999): Lernende Politik: Advocacy-Koalitionen und politischer Wandel am Beispiel der Gentechnologiepolitik. Berlin.

Banse, Gerhard (1996): Herkunft und Anspruch der Risikoforschung. In: Banse, Gerhard (Hrsg.): Risikoforschung zwischen Disziplinarität und Interdisziplinarität. Von der Illusion der Sicherheit zum Umgang mit Unsicherheit. Berlin, S. 15-72.

Banse, Gerhard (1998): Interdisziplinäre Risikoforschung. Eine Bibliographie. Opladen.

Barlösius, Eva (1999): Soziologie des Essens. Eine sozial- und kulturwissenschaftliche Einführung in die Ernährungsforschung. Weinheim u. München.

Barrett, Katherine/Raffensperger, Carolyn (1999): Precautionary Science. In: Raffensperger, Carolyn/Tickner, Joel A. (Hrsg.): Protecting Public Health and the Environment: Implementing the Precautionary Principle. Washington/D.C., Covelo, California, S. 107-122.

Baule, Sylvia (2003): BSE-Bekämpfung als Problem des Europarechts. Köln [u. a.].

Bechmann, Gotthard (1993): Risiko und Gesellschaft: Grundlagen und Ergebnisse interdisziplinärer Risikoforschung. Opladen.

Bechmann, Gotthard/Frederichs, Günter (1996): Problemorientierte Forschung: Zwischen Politik und Wissenschaft. In: Bechmann, Gotthard (Hrsg.): Praxisfelder der Technikfolgenforschung. Konzepte, Methoden, Optionen. Frankfurt am Main, New York, S. 11-37.

Beck, Ulrich (1986): Risikogesellschaft: auf dem Weg in eine andere Moderne. Frankfurt am Main.

Beck, Ulrich (1988): Gegengifte: Die organisierte Unverantwortlichkeit. Frankfurt am Main.

Beck, Ulrich (1993): Die Erfindung des Politischen: Zu einer Theorie reflexiver Modernisierung. Frankfurt am Main.
Beck, Ulrich (1996): Wissen oder Nicht-Wissen? Zwei Perspektiven ‚reflexiver Modernisierung'. In: Beck, Ulrich/Giddens, Anthony/Lash, Scott (Hrsg.): Reflexive Modernisierung – Eine Kontroverse. Frankfurt am Main, S. 289-315.
Beck, Ulrich/Bonß, Wolfgang (2001): Die Modernisierung der Moderne. Frankfurt am Main.
Beck, Ulrich/Bonß, Wolfgang/Lau, Christoph (2001): Theorie reflexiver Modernisierung - Fragestellungen, Hypothesen, Forschungsprogramme. In: Beck, Ulrich/Bonß, Wolfgang (Hrsg.): Die Modernisierung der Moderne. Frankfurt am Main, S. 11-62.
Beck, Ulrich/Bonß, Wolfgang/Lau, Christoph (2003): The Theory of Reflexive Modernization: Problematic, Hypotheses and Research Programme. In: Theory Culture Society 20, 2, S. 1-33.
Beck, Ulrich/Bonß, Wolfgang/Lau, Christoph (2004): Entgrenzung erzwingt Entscheidung: Was ist neu an der Theorie reflexiver Modernisierung? In: Beck, Ulrich/Lau, Christoph (Hrsg.): Entgrenzung und Entscheidung: Was ist neu an der Theorie reflexiver Modernisierung? Frankfurt am Main, S. 13-62.
Beck, Ulrich/Lau, Christoph (2005): Second modernity as a research agenda: theoretical and empirical explorations in the 'meta-change' of modern society. In: The British Journal of Sociology 56, 4, S. 525-557.
Becker, Ulrike (1993): Risiko ist ein Konstrukt. Wahrnehmungen zur Risikowahrnehmung. München.
Behrens, Maria/Meyer-Stumborg, Sylvia/Simonis, Georg (1997): Gen Food. Einführung und Verbreitung, Konflikte und Gestaltungsmöglichkeiten. Berlin.
Bennet, P.G. (2000): Applying the Precautionary Principle: A conceptual Framework. In: Cottam, M.P (Hrsg.): Foresight and Precaution. Rotterdam, Brookfield, S. 223-227.
Bernstein, Peter L. (2002): Wider die Götter. Die Geschichte von Risiko und Risikomanagement von der Antike bis heute. München.
Beyme, Klaus von (1997): Der Gesetzgeber. Der Bundestag als Entscheidungszentrum. Opladen.
bioSicherheit (10.02.2003): Fremdgene in Landsorten: Gefahr für die biologische Vielfalt? http://www.biosicherheit.de/de/mais/auskreuzung/101.doku.html.
bioSicherheit (15.05.2003): Handelskonflikt um Grüne Gentechnik. http://www.biosicherheit.de/de/archiv/2003/204.doku.html.
Bjerregaard, Ritt (1997): Verhandlungen des Europäischen Parlaments Sitzung am Montag, 7. April 1997, 5. Mais und gentechnisch veränderte Organismen.
Bockisch, Michael (2001): Lebensmittelsicherheit – Problem oder nur öffentliches Thema? In: Diätverband (Hrsg.): Diätische Lebensmittel in Praxis und Wissenschaft. Sicherheit in der Diätetik. Lebensmittelsicherheit vom Feld bis auf den Tisch – Wieterentwicklung des gesundheitlichen Verbraucherschutzes in der Europäischen Union. Bonn, S. 25-31.
Bodansky, Daniel (1991): Scientific Uncertainty and the Precautionary Principle. In: Environment 33, 7, S. 4-5 u. 43-45.
Böge, Reimer (1997): Verhandlungen des Europäischen Parlaments, Sitzung am Dienstag, 18. November 1997. Europäisches Parlament.

Böge, Reimer (2001): Die BSE-Krise und ihre Folgen. In: Kirt, Romain (Hrsg.): Die Europäische Union und ihre Krisen. Baden-Baden, S. 237-252.

Böhret, Carl (1990): Folgen. Entwurf für eine aktive Politik gegen schleichende Katastrophen. Opladen.

Böhret, Carl/Hartwich, Hans-Hermann (1990): Regieren in der Bundesrepublik. Konzeptionelle Grundlagen und Perspektiven der Forschung. Opladen.

Bongert, Elisabeth (2000): Demokratie und Technologieentwicklung. Die EG-Kommission in der europäischen Biotechnologiepolitik 1975 - 1995. Opladen.

Bonß, Wolfgang (1995): Vom Risiko: Unsicherheit und Ungewißheit in der Moderne. Hamburg.

Börzel, Tanja A. (1997): What's So Special About Policy Networks? - An Exploration of the Concept and its Usefulness in Studying European Governance. In: European Integration online Papers 1, 16, http://eiop.or.at/eiop/index.php/eiop/index.

Böschen, Stefan (2000a): Risikogenese - Prozesse gesellschaftlicher Gefahrenwahrnehmung: FCKW, DDT, Dioxin und Ökologische Chemie. Opladen.

Böschen, Stefan (2000b): Transdisziplinäre Forschungsprozesse und das Problem des Nicht-Wissens - Herausforderungen an Wissenschaft und Politik. In: Brand, Karl-Werner (Hrsg.): Nachhaltige Entwicklung und Transdisziplinarität. Besonderheiten, Probleme und Erfordernisse der Nachhaltigkeitsforschung. Berlin, S. 47-66.

Böschen, Stefan (2003): Wissenschaftsfolgenabschätzung: Über die Veränderung von Wissenschaft im Zuge reflexiver Modernisierung. In: Böschen, Stefan/Schulz-Schaeffer (Hrsg.): Wissenschaft in der Wissensgesellschaft. Wiesbaden, S. 193-219.

Böschen, Stefan/Dressel, Kerstin/Schneider, Michael/Viehöver, Willy (2002): Pro und Kontra der Trennung von Risikobewertung und Risikomanagement - Diskussionsstand in Deutschland und Europa - Gutachten im Rahmen des TAB-Projektes "Strukturen der Organisation und Kommunikation im Bereich der Erforschung übertragbarer spongiformer Enzephalopathien (TSE)".

Böschen, Stefan/Wehling, Peter (2004): Wissenschaft zwischen Folgenverantwortung und Nichtwissen: aktuelle Perspektiven der Wissenschaftsforschung. Wiesbaden.

Braun, Dietmar/Giraud, Olivier (2003): Steuerungsinstrumente. In: Schubert, Klaus/ Bandelow, Nils (Hrsg.): Lehrbuch der Politikfeldanalyse. München, Wien, S. 147-174.

Breyer, Stephen (1993): Breaking the vicious circle: Toward effective risk regulation. Cambridge, Massachusetts, London.

Brickman, Ronald/Jasanoff, Sheila/Ilgen, Thomas (1985): Controlling chemicals: the politics of regulation in Europe and the United States. Ithaca, London.

Bröchler, Stephan/Simonis, Georg/Sundermann, Karsten (Hrsg.) (1999): Handbuch Technikfolgenabschätzung. Berlin.

Buhl-Mortensen, Lene (1996): Type-II Statistical Errors in Environmental Science and the Precautionary Principle. In: Marine Pollution Bulletin 32, 7, S. 528-531.

Bundesministerium für Gesundheit und Frauen (1997): Gründe für die österreichische Entscheidung, den Gebrauch und Verkauf von gentechnisch veränderten Maislinien, notifiziert von CIBA-GEIGY in Übereinstimmung mit der Richtlinie 90/220/EWG und zugelassen von Frankreich am 5.2.1997 zu verbieten.

Buonanno, Laurie/Zablotney, Sharon/Richard, Keefer (2001): Politics versus Science in the Making of a New Regulatory Regime for Food in Europe. In: European Integration online Papers 5, 12, http://eiop.or.at/eiop/index.php/eiop/index.

Burkhardt-Reich, Barbara/Schumann, Wolfgang (1983): Agrarverbände in der EG: das agrarpolitische Entscheidungsgefüge in Brüssel und in den EG-Mitgliedstaaten unter besonderer Berücksichtigung des Euro-Verbandes COPA und seiner nationalen Mitgliedsverbände. Kehl am Rhein [u. a.].

Cafruny, Alan W./Ryner, J. Magnus (Hrsg.) (2003): A ruined fortress? neoliberal hegemony and transformation in Europe. Lanham, Md. [u.a.].

Cantley, Mark (1995): The Regulation of Modern Biotechnology: A Historical and European Perspective. In: Brauer, Dieter (Hrsg.): Legal, Economic and Ethical Dimensions. Weinheim, S. 505-681.

Christiansen, Thomas (1997): Tensions of European governance: politicized bureaucracy and multiple accountability in the European Commission. In: Journal of European Public Policy 4, 1, S. 73-90.

Christoforou, Theofanis (2003): The precautionary principle and democratizing expertise: a European legal perspective. In: Science and Public Policy 30, S. 205-212.

Codex Alimentarius (1999): Principles and Guidelines for the Conduct of Microbiological Risk Assessment. CAC/GL-30.

Cohen, Maurie J. (2000): Risk in the Modern Age. Social Theory, Science and Environmental Decision-Making. Basingstoke [u. a.].

Czada, Roland (2001): Legitimation durch Risiko – Gefahrenvorsorge und Katastrophenschutz als Staatsaufgaben. In: Simonis, Georg/Martinsen, Renate/Saretzki, Thomas (Hrsg.): Politik und Technik. Analysen zum Verhältnis von technologischem, politischem und staatlichem Wandel am Anfang des 21. Jahrhunderts. Wiesbaden, S. 319-345.

Czada, Roland/Lütz, Susanne/Mette, Stefan (2003): Regulative Politik. Zähmung von Markt und Technik. Opladen.

Dahl, Robert Alan (1971): Polyarchy: participation and opposition New Haven, Conn. [u.a.].

DEFRA (2002): Risk Management Strategy. Affairs, Department for Environment Food and Rural.

DEFRA (2003): Bovine Spongiforme Encephalopathy Chronology of Events. Department for Environment Food and Rural Affairs.

Di Fabio, Udo (1994): Risikoentscheidungen im Rechtsstaat: Zum Wandel der Dogmatik im öffentlichen Recht, insbesondere am Beispiel der Arzneimittelüberwachung. Tübingen.

Die Welt (2001): Die Briten haben BSE zu lang belächelt. Die Welt vom 04.01.2001.

Douglas, Mary (1985): Risk acceptability according to the social sciences. New York.

Douglas, Mary/Wildavsky, Aaron (1982): Risk and Culture. An Essay on the Selection of Technological and Environmental Dangers. Berkeley, Los Angeles, London.

Dratwa, Jim (2002): Taking Risks with the Precautionary Principle: Food (and the Environment) for Thought at the European Commission. In: Journal of Environmental Policy and Planning 4, S. 179-213.

Dressel, Kerstin (2002): BSE - The new dimension of uncertainty: The cultural politics of science and decision-making. Berlin.

Droz, Ralf (1997): Der Konflikt um die Novel Food Verordnung. In: Behrens, Maria/Meyer-Stumborg, Sylvia/Simonis, Georg (Hrsg.): Gen Food. Einführung und Verbreitung, Konflikte und Gestaltungsmöglichkeiten. Berlin, S. 105-134.

Du Bois-Reymond, Emil (1912): Über die Grenzen des Naturerkennens. In: Du Bois-Reymond, Estelle (Hrsg.): Reden von Emil Du Bois-Reymond. Leipzig, S. 441-473.

Durodié, Bill (2003): Limitations of Public Dialogue in Science and the Rise of New "Experts". In: Critical Review of International Social and Political Philosophy 6, 4, S. 82-92.

Dye, Thomas (1976): Policy Analysis: What Governments Do, Why They Do It, and What Difference It Makes. Univ. Alabama.

Easton, David (1957): An Approach to the Analysis of Political Systems. In: World Politics 9, 3, S. 383-400.

Eggers, Barbara (2001): The Precautionary Principle in WTO Law. Univ. Diss. Hamburg.

Ellwein, Thomas (1966): Einführung in die Regierungs- und Verwaltungslehre. Stuttgart [u.a.].

Enquete-Kommission (Hrsg.) (1987): Bericht der Enquete-Kommission "Chancen und Risiken der Gentechnologie" gemäß den Beschlüssen des Deutschen Bundestages - Drs. 10/6775. Bonn.

Eriksen, Erik Oddvar (2001): Democratic or technocratic governance? In: Joerges, Christian/Mény, Yves/Weiler, Joseph H.H. (Hrsg.): Jean Monnet Symposium: Mountain or Molehill?, http://www.iue.it/RSCAS/Research/OnlineSymposia/Governance.shtml.

Europäische Kommission (1973): 1. Aktionsprogramm der Europäischen Gemeinschaften für den Umweltschutz. ABl. vom 20.12.1973 Nr. C 112.

Europäische Kommission (1988): Vorschlag für eine Richtlinie des Rates über die absichtliche Freisetzung gentechnisch veränderter Organismen in die Umwelt, KOM/88/160, ABl. C 198 vom 28.7.1988, S. 19.

Europäische Kommission (1992): Vorschlag für eine Verordnung des Europäischen Parlaments und des Rates über neuartige Lebensmittel und Lebensmittelzutaten, KOM(1992) 295.

Europäische Kommission (1993): Wachstum, Wettbewerbsfähigkeit, Beschäftigung - Herausforderungen der Gegenwart und Wege ins 21. Jahrhundert - Weißbuch, KOM(93) 700, Dezember 1993.

Europäische Kommission (1994): Geänderter Vorschlag für eine Verordnung (EG) des Europäischen Parlaments und des Rates über neuartige Lebensmittel und neuartige Lebensmittelzutaten, KOM/93/631, ABl. C 16 vom 19.1.1994, S. 10.

Europäische Kommission (1997): Allgemeine Grundsätze des Lebensmittelrechts in der Europäischen Union. Grünbuch der Kommission, KOM 1997, 176 endg.

Europäische Kommission (1998): Vorschlag für eine Richtlinie des Europäischen Parlaments und des Rates zur Änderung der Richtlinie 90/220/EWG über die absichtliche Freisetzung genetisch veränderter Organismen in die Umwelt, KOM/98/0085, ABl. C 139 vom 4.5.1998, S. 1.

Europäische Kommission (2000a): Diskussionspapier der Kommission. Ausbau der partnerschaftlichen Zusammenarbeit zwischen der Kommission und Nichtregierungsorganisationen. Brüssel, den 18.1.2000, KOM(2000) 11 endg.

Europäische Kommission (2000b): Factsheet Agrarausschüsse. Die Agrarausschüsse - Instrumente der Gemeinsamen Agrarpolitik. Generaldirektion Landwirtschaft.

Europäische Kommission (2000c): Mitteilung der Kommission. Die Anwendbarkeit des Vorsorgeprinzips, KOM 2000, 1 endg.

Europäische Kommission (2000d): Weißbuch zur Lebensmittelsicherheit, KOM 1999, 719 endg.

Europäische Kommission (2001a): Dioxin in Futtermitteln und Lebensmitteln - Die Fakten, Brüssel 20. Juli 2001.

Europäische Kommission (2001b): Europäisches Regieren. Ein Weißbuch, KOM 2001, 428 endg.

Europäische Kommission (2001c): Geänderter Vorschlag für eine Verordnung des Europäischen Parlaments und des Rates zur Festlegung der allgemeinen Grundsätze und Erfordernisse des Lebensmittelrechts, zur Einrichtung der Europäischen Lebensmittelbehörde und zur Festlegung von Verfahren zur Lebensmittelsicherheit. Brüssel, KOM 2001, 475 endg.

Europäische Kommission (2001d): Weißbuch. Strategie für eine zukünftige Chemikalienpolitik, Brüssel, den 27.2.2001 KOM(2001) 88 end.

Europäische Kommission (2002a): Diskussionspapier: Durchführung der Verordnung (EG) Nr. 258/97 des Europäischen Parlaments und des Rates vom 27. Januar 1997 über neuartige Lebensmittel und neuartige Lebensmittelzutaten. GD SANCO.

Europäische Kommission (2002b): Kommissar David Byrne begrüßt die politische Einigung im Rat über die künftigen Kennzeichnungsvorschriften für GVO in Lebens- und Futtermitteln, IP/02/1770, Brüssel, 28. November 2002.

Europäische Kommission (2003a): Empfehlung der Kommission Brüssel, den 23. Juli 2003, K(2003) mit Leitlinien für die Erarbeitung einzelstaatlicher Strategien und geeigneter Verfahren für die Koexistenz gentechnisch veränderter, konventioneller und ökologischer Kulturen.

Europäische Kommission (2003b): Europäische Kommission bedauert Antrag auf Einsetzung eines WTO-Panels über GVO, IP/03/1165, Brüssel, 18 August 2003.

Europäische Kommission (2005): Fragen und Antworten zu TSE bei Ziegen, MEMO/05/29, Brüssel, den 28. Januar 2005.

Europäische Kommission (2006): Weißbuch über eine Europäische Kommunikationspolitik. Brüssel, den 1.2.2006, KOM(2006) 35 endg.

Europäische Kommission (2007): Fragen und Antworten zu den GVO-Bestimmungen in der Europäischen Union, MEMO/07/117 Brüssel, den 26. März 2007.

Europäische Kommission/Europäisches Parlament (1998): Die Europäische Union und die Sicherheit von Lebensmitteln: Lehren aus der BSE-Krise.

Europäischer Gerichtshof (1987): Rechtssache 178/84, Kommission der Europäischen Gemeinschaften gegen Bundesrepublik Deutschland, Vertragsverletzung – Reinheitsgebot für Bier, Sammlung der Rechtsprechung 1987, Seite 1227ff.

Europäischer Gerichtshof (1996): Beschluss des Gerichtshofes vom 12. Juli 1996. Vereinigtes Königreich Großbritannien und Nordirland gegen Kommission der

Europäischen Gemeinschaften. Rechtssache C-180/96 R. Sammlung der Rechtsprechung 1996 Seite I-03903.

Europäischer Gerichtshof (1998): Rechtssache C-180/96, Vereinigtes Königreich Großbritannien und Nordirland gegen Kommission der Europäischen Gemeinschaften, Sammlung der Rechtsprechung 1998 Seite I-02265.

Europäischer Gerichtshof (2001): Rechtssache C-1/00, Kommission der Europäischen Gemeinschaften gegen Französische Republik "Vertragsverletzungsklage – Wiegerung, das Embargo über britisches Rindfleisch zu beenden", Sammlung der Rechtsprechung 2001 Seite I-09989.

Europäischer Rat (1996): Europäischer Rat Florenz 21. und 22. Juni 1996 Schlussfolgerungen des Vorsitzes.

Europäischer Rechnungshof (1998): Sonderbericht Nr. 19/98 über die Finanzierung bestimmter infolge der BSE-Krise getroffener Maßnahmen durch die Gemeinschaft, zusammen mit den Antworten der Kommission (98/C 383/01). Europäischer Rechnungshof.

Europäischer Rechnungshof (2001): Sonderbericht 14/2001 Weiterverfolgung zum Sonderbericht Nr.19/98 des Hofes über BSE, zusammen mit den Antworten der Kommission (2001/C 324/01). Europäischer Rechnungshof.

Europäisches Parlament (1997a): Bericht über behauptete Verstöße gegen das Gemeinschaftsrecht bzw. Mißstände bei der Anwendung desselben im Zusammenhang mit BSE unbeschadet der Zuständigkeiten der nationalen und gemeinschaftlichen Gerichte, 7. Februar 1997. Nichtständiger Untersuchungsausschuß für BSE.

Europäisches Parlament (1997b): Entschließung zu genetisch verändertem Mais. Vom Parlament angenommene Texte endgültige Ausgabe 08/04/1997.

Europäisches Parlament (2000): Bericht über den Vorschlag für eine Verordnung des Europäischen Parlaments und des Rates mit Vorschriften zur Verhütung und Bekämpfung bestimmter transmissibler spongiformer Enzephalopathien, KOM(1998) 623 – C4-0025/1999 – 1998/0323(COD) 19. April 2000.

Europäisches Parlament (2001a): Bericht über den Vorschlag für eine Verordnung des Europäischen Parlaments und des Rates zur Festlegung der allgemeinen Grundsätze und Erfordernisse des Lebensmittelrechts, zur Einrichtung der Europäischen Lebensmittelbehörde und zur Festlegung von Verfahren zur Lebensmittelsicherheit. Berichterstatter: Phillip Whitehead, A5-0198/2001.

Europäisches Parlament (2001b): Bericht über die Weiterbehandlung der BSE-Krise im Hinblick auf die Volksgesundheit und die Sicherheit der Nahrungsmittel.

European Commission (1983): Biotechnology in the Community. Communication from the Commission to the Council. COM (83) 672 final/2, 4 October 1983.

European Commission (1991): Promoting the Competitive Environment for the Industrial Activities Based on Biotechnology within the Community. Commission Communication to Parliament and the Council. SEC (91) 629 final, 19 April 1991.

European Commission (1997a): Communication of the European Commission. Consumer Health and Food Safety, COM(97)183 final, 30. April 1997.

European Commission (1997b): The general principles of food law in the European Union. Commission Green Paper, COM (97) 176.

European Commission (1999): GMO's. Press Release IP/99/512, Brussels, 15 July 1999.

European Commission (2000a): Commission Working Document. Science, society and the citizen in Europe. Brussels, 14.11.2000, SEC(2000) 1973.

European Commission (2000b): Communication from the Commission to the Council, the European Parliament, the Economic and Social Committee and the Committee of the Regions. Towards a European Research Area, Brussels, 18 January 2000, COM (2000) 6.

European Commission (2000c): White paper on food safety. COM (1999) 719 final, Brussels, 12 January 2000.

European Commission (2001): Communication from the Commission to the Council, the European Parliament, the Economic and Social Committee and the Committee of the Regions, Science and Society Action plan, Brussels, 04.12.2001 COM(2001) 714 final.

European Commission (2002): Communication from the Commission on the collection and use of expertise by the Commission: principles and guidelines. Improving the knowledgebase for better policies, COM(2002) 713 final.

European Commission (2003): Report on the Monitoring and Testing of Ruminants for the Presence of Transmissible Spongiform Encephalopathy (TSE) in 2002.

European Communities (2005): Measures Affecting the Approval and Marketing of Biotech Products (DS291, DS 292, DS293). Comments by the European Communities on the Scientific and Technical Advice to the Panel, Geneva 28. January 2005.

European Environment Agency (2001): Late lessons from early warnings: the precautionary principle 1896 - 2000. Luxembourg.

European Parliament (1997): Report on alleged contraventions or maladministration in the implementation of Community law in relation to BSE, without prejudice to the jurisdiction of the Community and national courts. 7. February 1997. BSE, Temporary committee of inquiry into.

European Science and Technology Observatory (1999): On Science and Precaution. In the Management of Technological Risk. An ESTO Project Report. Brüssel.

Ewald, François (1993): Der Vorsorgestaat. Frankfurt am Main.

Ewald, François (1998): Die Rückkehr des genius malignus: Entwurf zu einer Philosophie der Vorbeugung. In: Soziale Welt 49, 1, S. 4-24.

Ewen, Stanley/Pusztai, Arpad (1999): Effect of diets containing genetically modified potatoes expressing Galanthus nivalis lectin on rat small intestine. In: The Lancet 354, 16, S. 1353-1354.

Fehér, Dániel (2007): Die Vision vom „europäischen öffentlichen Raum". In: Fischer, Robert/Karrass, Anne/Kröger, Sandra (Hrsg.): Die Europäische Kommission und die Zukunft der EU: Ideenfabrik zwischen europäischem Auftrag und nationalen Interessen. Opladen [u.a.], S. 203-228.

Fischer, Robert (2005a): Hypothetical risks: A new challenge for risk regulation. Paper prepared for the "Risk and Regulation"-Conference at the Centre for Analysis of Risk and Regulation London School of Economics and Political Science, 12.09.2005.

Fischer, Robert (2005b): Regulierter Rinderwahnsinn. Die Reform der wissenschaftlichen Politikberatung innerhalb der Europäischen Union. In: Bogner, Alexander/

Torgersen, Helge (Hrsg.): Wozu Experten? Ambivalenzen der Beziehung von Wissenschaft und Politik. Wiesbaden, S. 109-130.

Fischer, Robert (2005c): Wissen-, Interessen- und Systemkonflikte am Beispiel der europäischen BSE-Regulierung – unter besonderer Berücksichtigung der Rolle von wissenschaftlichem Nichtwissen, Diskussionspapier für die Tagung „Umwelt- und Technikkonflikte" – Gemeinsame Tagung der Arbeitskreise „Umweltpolitik/Global Change" und „Politik und Technik" der Deutschen Vereinigung für Politische Wissenschaft, Universität Hamburg, den 22./23.4. 2005.

Fischer, Robert (2007a): Unabhängige Bewertungsagenturen im gesundheitlichen Verbraucherschutz: Ein Beispiel für gelungenen Policy-Transfer in der Europäischen Union? In: Holzinger, Katharina/Jörgens, Helge/Knill, Christoph (Hrsg.): Transfer, Diffusion und Konvergenz von Politiken. Politische Vierteljahresschrift Sonderheft 38. S. 348-374.

Fischer, Robert (2007b): Visionen technokratischen Regierens? Die Ideen der Kommission zur Institutionalisierung von wissenschaftlicher Expertise im gesundheitlichen Verbraucherschutz. In: Fischer, Robert/Karrass, Anne/Kröger, Sandra (Hrsg.): Die Europäische Kommission und die Zukunft der EU: Ideenfabrik zwischen europäischem Auftrag und nationalen Interessen. Opladen [u.a.], S. 127-149.

Fischer, Robert (2008): Vorbild für Europa? Wissenschaftliche Politikberatung in der Europäischen Union. In: Bröchler, Stefan/Schützeichel, Rainer (Hrsg.): Politikberatung. Ein Handbuch für Studierende und Wissenschaftler. Stuttgart, S. 437-454.

Fleury, Roland (1995): Das Vorsorgeprinzip im Umweltrecht. Köln [u. a.].

Flick, Uwe (2005): Qualitative Sozialforschung: eine Einführung. Reinbek bei Hamburg.

Frewer, Lynn J./Hunt, Steve/Brennan, Mary/Kuznesof, Sharron/Ness, Mitchell/Ritson, Chris (2003): The views of scientific experts on how the public conceptualize uncertainty. In: Journal of Risk Research 6, 1, S. 75-85.

Friends of the Earth Europe (2004): Throwing caution to the wind. A review of the European Food Safety Authority and its work on genetically modified foods and crops. November 2004.

Funtowicz, Silvio O./Ravetz, Jerome R. (1992): Three Types of Risk Assessment and the Emergence of Post-Normal Science. In: Krimsky, Sheldon/Golding, Dominic (Hrsg.): Social Theories of Risk. Westport [u. a.], S. 251-273.

Geddes, Barbara (1990): How the Cases You Choose Affect the Answers You Get: Selection Bias in Comparative Politics. In: Political Analysis 2, 1, S. 131-150.

Gerodimos, Roman (2004): The UK BSE Crisis as a Failure of Government. In: Public Administration 82, 4, S. 911-929.

Gethmann, Carl Friedrich/Kloepfer, Michael (1993): Handeln unter Risiko im Umweltstaat. Berlin, Heidelberg, New York.

Gibbons, Michael/Limoges, Camille/Nowotny, Helga/Schwartzman, Simon/Scot, Peter/Trow, Martin (1994): The New Production of Knowledge: The Dynamics of Science and Research in Contemporary Societies. London.

GID (2004): Ich werde versuchen so weiterzuarbeiten. Interview mit Ignacio Chapela. In: Gen-ethischer Informationsdienst 20, 165, http://www.gen-ethisches-netzwerk.de/gid.

Giddens, Anthony (1988): Die Konstitution der Gesellschaft: Grundzüge einer Theorie der Strukturierung. Frankfurt am Main [u. a.].
Giddens, Anthony (1995): Konsequenzen der Moderne. Frankfurt am Main.
Giddens, Anthony (1999): Der dritte Weg. Die Erneuerung der sozialen Demokratie. Frankfurt am Main.
Gill, Bernhard (1991): Gentechnik ohne Politik? Wie die Brisanz der Synthetischen Biologie von wissenschaftlichen Institutionen, Ethik- und anderen Kommissionen systematisch verdrängt wird Frankfurt [u.a.].
Gill, Bernhard (1997): Hypothetische Risiken: Ansatzpunkte einer vorausschauenden Umweltpolitik. Das Beispiel der Risikokontrolle in der Genforschung. In: Martinsen, Renate (Hrsg.): Politik und Biotechnologie. Die Zumutung der Zukunft. Baden-Baden, S. 303-319.
Gill, Bernhard (1998): Ungewißheit, administrative Entscheidung und Demokratie - die neuen Anforderungen durch die Gentechnik. In: Österreichische Zeitschrift für Politikwissenschaft 27, 1, S. 29-46.
Gill, Bernhard (1999): Reflexive Modernisierung und technisch-industriell erzeugte Umweltprobleme - Ein Rekonstruktionsversuch in präzisierender Absicht. In: Zeitschrift für Soziologie 28, 3, S. 182-196.
Gill, Bernhard/Bizer, Johann/Roller, Gerhard (1998): Riskante Forschung. Zum Umgang mit Ungewißheit am Beispiel der Genforschung in Deutschland. Eine sozial- und rechtswissenschaftliche Untersuchung. Berlin.
Gillroy, John M. (1993): Environmental risk, environmental values, and political choices: beyond efficiency trade-offs in public policy analysis. Boulder [u. a.].
Gläser, Jochen/Laudel, Grit (2004): Experteninterviews und qualitative Inhaltsanalyse als Instrumente rekonstruierender Untersuchungen. Wiesbaden.
Godard, Olivier (1997): Social Decision-Making under Conditions of Scientific controversy, Expertise and the Precautionary Principle. In: Joerges, Christian/Ladeur, Karl-Heinz/Vos, Ellen (Hrsg.): Integration Scientific Expertise into Regulatory Decision-Making. National Traditions and European Innovations. Baden-Baden, S. 344.
Gollier, Christian/Treich, Nicolas (2003): Decision-Making Under Scientific Uncertainty: The Economics of the Precautionary Principle. In: The Journal of Risk and Uncertainty 27, 1, S. 77-103.
Görlitz, Axel/Burth, Hans-Peter (1998): Politische Steuerung. Ein Studienbuch. Opladen.
Gottweis, Herbert (1998): Governing Molecules: the discursive politics of genetic engineering in Europe and the United States. Cambridge Mass. [u.a.].
Grabner, Petra (2000): Die österreichische Stimme im Chor europäischer Gentechnikpolitik. In: Spök, Armin/Hartmann, Karoline/Loinig, Andreas/Wagner, Christian/Wieser, Bernhard (Hrsg.): GENug gestritten?! Gentechnik zwischen Risikodiskussion und gesellschaftlicher Herausforderung. Graz, S. 17-34.
Grabner, Petra (2005): Ein Subsidiaritätstest – Die Errichtung gentechnikfreier Regionen in Österreich zwischen Anspruch und Wirklichkeit. In: ITA manu:script ITA-05-02, http://www.oeaw.ac.at/ita/ebene5/grabner.pdf.
Graefe zu Baringdorf, Friedrich-Wilhelm (1997): Verhandlungen des Europäischen Parlaments, Sitzung am Dienstag, 18. Februar 1997. Europäisches Parlament.

Graham, John D./Hsia, Susan (2002): Europe's precautionary principle: promise and pitfalls. In: Journal of Risk Research 5, 4, S. 371-390.
Grande, Edgar (2003): Politik gegen Institutionen? - Die neuen Souveräne der Risikogesellschaft. München.
Grande, Edgar/Jachtenfuchs, Markus (Hrsg.) (2000): Wie problemlösungsfähig ist die EU? Regieren im europäischen Mehrebenensystem. Baden-Baden.
Gray, John S./Brewers, J.M. (1996): Towards a scientific definition of the precautionary principle. In: Marine Pollution Bulletin 32, S. 768-771.
Gray, Paul (1998): The Scientific Committee for Food. In: Schendelen, Marinus P. C. M. van (Hrsg.): EU Committees as Influential Policymakers. Aldershot [u. a.], S. 68-88.
Greenpeace (2006): Verheimlichte Risiken. Was die Europäische Kommission wirklich über Gen-Pflanzen denkt. Juni 2006.
Haas, Peter M. (1992): Introduction: epistemic communities and international policy coordination. In: International Organisation 46, 1, S. 1-35.
Haas, Peter M. (2004): When does power listen to truth? A constructivist approach to the policy process. In: Journal of European Public Policy 11, 4, S. 569-592.
Habermas, Jürgen (1969): Technik und Wissenschaft als Ideologie. Frankfurt am Main.
Hadden, Susan G. (1984): Risk analysis, institutions, and public policy. Port Washington, New York [u. a.].
Häfele, Wolf (1974): Hypotheticality and the New Challenges: The Pathfinder Role of Nuclear Energy. In: Minerva 12, S. 303-322.
Häfele, Wolf (1993): Natur- und Sozialwissenschaftler zwischen Faktizität und Hypothetizität. In: Huber, Joseph/Thurn, Georg (Hrsg.): Wissenschaftsmilieus, Wissenschaftskontroversen und soziokulturelle Konflikte. Berlin, S. 159-172.
Hajer, Maarten A. (1995): The Politics of Environmental Discourse. Ecological Modernization and the Policy Process. Oxford.
Harcourt, Alison/Radaelli, Claudio (1999): Limits to EU technocratic regulation? In: European Journal of Political Research 35, 1, S. 107-122.
Harrison, Kathryn/Hoberg, George (1994): Risk, science, and politics: regulating toxic substances in Canada and the United States. Montreal [u. a.].
Heine, Nicole/Heyer, Martin/Pickardt, Thomas (2002): Diskurs Grüne Gentechnik des BMVEL - Basisreader der Moderation.
Heinelt, Huber (2003): Politikfelder: Machen Besonderheiten von Policies einen Unterschied? In: Schubert, Klaus/Bandelow, Nils (Hrsg.): Lehrbuch der Politikfeldanalyse. München, Wien, S. 239-256.
Hellström, Thomas/Jacob, Merle (2001): Policy Uncertainty and Risk. Conceptual Developments and Approaches. Boston, Dordrecht, London.
Hennen, Leonhard/Petermann, Thomas/Scherz, Constanze (2004): Partizipative Verfahren der Technikfolgen-Abschätzung und parlamentarische Politikberatung: neue Formen der Kommunikation zwischen Wissenschaft, Politik und Öffentlichkeit. Berlin.
Hennis, Wilhelm (1999): Politikwissenschaftliche Abhandlungen. Regieren im modernen Staat. Tübingen.
Héritier, Adrienne (1993): Policy Analyse. Kritik und Neuorientierung. Opladen.
Hey, Christian/Brendle, Uwe (1994): Umweltverbände und EG: Strategien, politische Kulturen und Organisationsformen. Opladen.

Hisschemöller, Matthijs/Hoppe, Rob/Dunn, William N./Ravetz, Jerry R. (2001): Knowledge, Power, and Participation in Environmental Policy Analysis. New Brunswick [u. a.].

Holtmann, Everhard/Brinkmann, Ulrich/Pehle, Heinrich (1994): Politik-Lexikon. München, Wien.

Holzinger, Katharina/Jörgens, Helge/Knill, Christoph (2007): Transfer, Diffusion und Konvergenz: Konzepte und Kausalmechanismen. In: Holzinger, Katharina/Jörgens, Helge/Knill, Christoph (Hrsg.): Transfer, Diffusion und Konvergenz von Politiken. Politische Vierteljahresschrift Sonderheft 38. S. 11-35.

Hood, Christopher/Rothstein, Henry/Baldwin, Robert (2001): The Government of Risk. Understanding Risk Regulation Regimes. Oxford, New York.

Hoppe, Rob/Peterse, Aat (1993): Handling Frozen Fire. Political Culture and Risk Management. Boulder [u. a.].

Höreth, Marcus (2001): The European Commission's White Paper on Governance: a "Tool-Kit" for closing the legitimacy gap of EU policy-making? Bonn.

Horton, Richard (1999): Genetically modified foods: "absurd" concern or welcome dialogue? In: The Lancet 354, 16, S. 1314-1315.

Houssay, Laurent (27.11.2000): BSE-Krise in Deutschland schafft neue Mehrheiten in der EU. Agence France Press - German.

Jachtenfuchs, Markus/Kohler-Koch, Beate (Hrsg.) (1996): Europäische Integration. Opladen.

Jacob, Merle/Hellström, Thomas (2000): Policy understanding of science, public trust and the BSE-CJD crisis. In: Journal of Hazardous Materials 78, S. 303-317.

Jacob, Rüdiger (1996): BSE: Die Krise war zu erwarten. In: Soziale Probleme 7, 2, S. 112-129.

Jänicke, Martin (1979): Wie das Industriesystem von seinen Mißständen profitiert: Kosten und Nutzen technokratischer Symptombekämpfung; Umweltschutz, Gesundheitswesen, innere Sicherheit. Opladen.

Jänicke, Martin (1987): Staatsversagen: die Ohnmacht der Politik in der Industriegesellschaft. München [u.a.].

Jänicke, Martin (1988): Ökologische Modernisierung. Optionen und Restriktionen präventiver Umweltpolitik. In: Simonis, Udo Ernst (Hrsg.): Präventive Umweltpolitik. Frankfurt am Main, S. 13-26.

Jänicke, Martin (1990): Erfolgsbedingungen von Umweltpolitik im internationalen Vergleich. In: Zeitschrift für Umweltpolitik & Umweltrecht 13, 3, S. 213-232.

Japp, Klaus P. (1996): Soziologische Risikotheorie. Funktionale Differenzierung, Politisierung und Reflexion. Weinheim u. München.

Japp, Klaus P. (1999): Die Unterscheidung von Nichtwissen. In: TA-Datenbank-Nachrichten 8, 3/4, S. 25-32.

Jasanoff, Sheila (1990): The Fifth Branch. Science Advisers as Policymakers. Cambridge, London.

Jasanoff, Sheila (1997): Civilization and Madness: the great BSE scare of 1996. In: Public understanding of science 6, S. 221-232.

Joerges, Christian (2001a): "Deliberative Supranationalism" – A Defence. In: European Integration online Papers 2, 8, http://eiop.or.at/eiop/texte/2001-008a.htm.

Joerges, Christian (2001b): "Good governance" im Europäischen Binnenmarkt: Über die Spannungen zwischen zwei rechtswissenschaftlichen Integrationskonzepten und deren Aufhebung. San Domenico.

Joerges, Christian/Ladeur, Karl-Heinz/Vos, Ellen (1997): Integration Scientific Expertise into Regulatory Decision-Making. National Traditions and European Innovations. Baden-Baden.

Joerges, Christian/Neyer, Jürgen (1997a): From Intergovernmental Bargaining to Deliberative Political Processes: The Constitutionalisation of Comitology. In: European Law Journal 3, 3, S. 273-299.

Joerges, Christian/Neyer, Jürgen (1997b): Transforming strategic interaction into deliberative problem-solving: European comitology in the foodstuffs sector. In: Journal of European Public Policy 4, 4, S. 609-625.

Joerges, Christian/Neyer, Jürgen (1998): Von intergouvernementalem Verhandeln zur deliberativen Politik: Gründe und Chancen für eine Konstitutionalisierung der europäischen Komitologie. In: Kohler-Koch, Beate (Hrsg.): Regieren in entgrenzten Räumern. Opladen, Wiesbaden, S. 207-233.

Joffe, Josef (1996): Lende gut, alles gut? Süddeutsche Zeitung, S. 4.

Jones, Alun/Clark, Julian (2001): The modalities of European Union governance: new institutionalist explanations of agri-environmental policy. Oxford [u. a.].

Karrass, Anne/Schmidt, Ingo/Bieling, Hans-Jürgen/Huffschmidt, Jörg (Hrsg.) (2004): Europa: lieber sozial als neoliberal. Hamburg.

Karthaus, Arnim (2001): Risikomanagement durch ordnungsrechtliche Steuerung: die Freisetzung gentechnisch veränderter Organismen. Baden-Baden.

Kielmansegg, Peter Graf (2003): Integration und Demokratie. In: Jachtenfuchs, Markus/Kohler-Koch, Beate (Hrsg.): Europäische Integration. Opladen, S. 49-83.

Klapp, Merrie G. (1992): Bargaining with uncertainty. Decision-Making in Public Health, Technological Safety, and Environmental Quality. New York [u. a.].

Klein, Angela/Kleiser, Paul B. (Hrsg.) (2006): Die EU in neoliberaler Verfassung. Köln.

Klinke, Andreas/Renn, Ortwin (2002): A new Approach to Risk Evaluation and Management: Risk-Based, Precaution-Based, and Discourse-Based Strategies. In: Risk Analysis 22, 6, S. 1071-1094.

Kloepfer, Michael (1998): Umweltrecht. München.

Knipschild, Klaus (2000): Wissenschaftliche Ausschüsse der EG im Bereich der Verbrauchergesundheit und Lebensmittelsicherheit. In: Zeitschrift für das gesamte Lebensmittelrecht 27, 5, S. 693-721.

Koch-Arzberger, Claudia/Schumacher, Jürgen/Stiehr, Karin/Wörndl, Barbara (1997): Risikokonflikte. Der gesellschaftliche Streit um Kernkraft, Chemie, Rauchen und Aids. Stuttgart [u.a.].

Kohler-Koch, Beate (2001): The Commission White Paper and the Improvement of European Governance. In: Joerges, Christian/Mény, Yves/Weiler, Joseph H.H. (Hrsg.): Mountain or Molehill? A Critical Appraisal of the Commission White Paper on Governance. S. 177-184.

Kohler-Koch, Beate (2004): Legitimes Regieren in der EU. Eine kritische Auseinandersetzung mit dem Weißbuch zum Europäischen Regieren. In: Kaiser, André/Zittel,

Thomas (Hrsg.): Demokratietheorie und Demokratieentwicklung: Festschrift für Peter Graf Kielmansegg. Wiesbaden, S. 423-445.

König, Ariane/Jasanoff, Sheila (2002): The credibility of expert advice for regulatory decision-making in the US and EU. Comparative case studies on ambient air quality standards and regulation of genetically modified crops. Cambridge, MA.

Krapohl, Sebastian (2003): Risk regulation in the EU between interests and expertise: the case of BSE. In: Journal of European Public Policy 10, 2, S. 189-207.

Krapohl, Sebastian (2004): Credible Commitment in Non-Independent Regulatory Agencies: A Comparative Analysis of the European Agencies for Pharmaceuticals and Foodstuffs. In: European Law Journal 10, 5, S. 518-539

Krapohl, Sebastian/Zurek, Karolina (2006): The Perils of Committee Governance: Intergovernmental Bargaining during the BSE Scandal in the European Union. In: European Integration online Papers 10, 2, http://eiop.or.at/eiop/index.php/eiop/index.

Krohn, Wolfgang/Krücken, Georg (1993): Risiko als Konstruktion und Wirklichkeit. Eine Einführung in die sozialwissenschaftliche Risikoforschung. In: Krohn, Wolfgang/ Krücken, Georg (Hrsg.): Riskante Technologien: Reflexion und Regulation. Frankfurt am Main, S. 9-44.

Kropp, Cordula/Brand, Karl-Werner (2003): Experiment "Agrarwende" - Ansätze zu einer dialogisch-reflexiven Schnittstellenkommunikation zwischen Wissenschaft und Politik. Forschungsantrag.

Kropp, Sabine/Minkenberg, Michael (2005): Vergleichen in der Politikwissenschaft. Wiesbaden.

Krücken, Georg (1997): Risikotransformation: Die politische Regulierung technischökologischer Gefahren in der Risikogesellschaft. Opladen.

Lacey, Richard W. (1994): Mad Cow Disease. The history of BSE in Britain. St. Helier.

Ladeur, Karl-Heinz (1995): Das Umweltrecht der Wissensgesellschaft. Von der Gefahrenabwehr zum Risikomanagement. Berlin.

Lamla, Jörn (2001): Die politische Theorie der reflexiven Modernisierung: Anthony Giddens. In: Brodocz, André/Schaal, Gary S. (Hrsg.): Politische Theorien der Gegenwart. Eine Einführung. Opladen, S. 283-315.

Lash, Scott/Szerszynski, Bronislaw/Wynne, Brian (1996): Risk, Environment and Modernity. London [u. a.].

Lau, Christoph (1989): Risikodiskurse: Gesellschaftliche Auseinandersetzungen um die Definition von Risiken. In: Soziale Welt 3, S. 418-436.

Leggett, Jeremy (1990): Global warming: the Greenpeace report. Oxford [u. a.].

Lepage, Henri (13.01.2001): Am Ende der Verantwortung. Gefährlicher als die verrückten Kühe ist nur das Vorwärtsrücken des Vorsichtsprinzips. Frankfurter Allgemeine. 11, S. 15.

Lepsius, Rainer M. (1990): Interessen, Ideen und Institutionen. Opladen.

Lequesne, Christian/Rivaud, Philippe (2003): The Committees of independent Experts: expertise in the service of democracy? In: Journal of European Public Policy 10, 5, S. 695-709.

Levidow, Les (2001): Precautionary uncertainty: regulating GM crops in Europe. In: Social Studies of Science 31, 6, S. 842-875.

Levidow, Les/Carr, Susan (2005): Precautionary expertise for European Union agbiotech regulation. In: Science and Public Policy 32, S. 258-259.
Levidow, Les/Carr, Susan/Wield, David (1999): EU-Level Report: "Safety Regulation of Transgenic Crops: Completing the Internal Market?" A study of implementation of EC Directive 90/220.
Levidow, Les/Carr, Susan/Wield, David (2000): Genetically modified crops in the European Union: regulatory conflicts as precautionary opportunities. In: Journal of Risk Research 3, 3, S. 189-208.
Levidow, Les/Carr, Susan/Wield, David (2005): European Union regulation of agribiotechnology: precautionary links between science, expertise and policy. In: Science and Public Policy 32, S. 261-276.
Lieberman, Adam J./Kwon, Simona C. (1998): Facts versus fears. A Review of the Greatest Unfoundet Health Scares of Recent Times. New York.
Löfstedt, Ragnar E./Fischhoff, Baruch/Fischhoff, Ilya R. (2002): Precautionary Principles: General Definitions and Specific Applications to Genetically Modified Organisms. In: Journal of Policy Analysis and Management 21, 3, S. 381-407.
Lowi, Theodore J. (1964): American Business, Public Policy, Case-Studies, and Political Theory. In: World Politics XVI, S. 677-715.
Luhmann, Hans-Jochen (2001): Die Blindheit der Gesellschaft. Filter der Risikowahrnehmung. München.
Luhmann, Niklas (1991): Soziologie des Risikos. Berlin [u. a.].
Luhmann, Niklas (1992): Ökologie des Nichtwissens. In: Luhmann, Niklas (Hrsg.): Beobachtungen der Moderne. Opladen, S. 149-220.
Lupton, Deborah (1999): Risk. London, New York.
Maasen, Sabine/Weingart, Peter (2005): Democratization of expertise? Exploring novel forms of scientific advice in political decision-making Dordrecht.
Majone, Giandomenico (1989): Evidence, Argument and Persuasion in the Policy Process. New Haven, London.
Majone, Giandomenico (1993): The European Community Between Social Policy and Social Regulation. In: Journal of Common Market Studies 31, 2, S. 153-170.
Majone, Giandomenico (1994): The Rise of the Regulatory State in Europe. In: West European Politics 17, 3, S. 77-101.
Majone, Giandomenico (1996a): Redistributive und sozialregulative Politik. In: Jachtenfuchs, Markus/Kohler-Koch, Beate (Hrsg.): Europäische Integration. Opladen, S. 225-247.
Majone, Giandomenico (1996b): Regulating Europe. London, New York.
Majone, Giandomenico (1998): Europe's "Democratic Deficit": The Question of Standards. In: European Law Journal 4, 1, S. 5-28.
Majone, Giandomenico (2000): The Credibility Crisis of Community Regulation. In: Journal of Common Market Studies 38, 2, S. 273-302.
Majone, Giandomenico (2001): Nonmajoritarian Institutions and the Limits of Democratic Governance: A Political Transaction-Cost Approach. In: Journal of Institutional and Theoretical Economics 157, 1, S. 57-78.
Majone, Giandomenico (2002a): Delegation of Regulatory Powers in a Mixed Polity. In: European Law Journal 8, 3, S. 319-339.

Majone, Giandomenico (2002b): What Price Safety? The Precautionary Principle and its Policy Implications. In: Journal of Common Market Studies 40, 1, S. 89-109.

Marchi, Bruna De/Ravetz, Jerome R. (1999): Risk management and governance: a post-normal science approach. In: Futures 31, S. 743-757.

Maurer, Andreas (2006): Europäisches Parlament. In: Weidenfeld, Werner/Wolfgang, Wessels (Hrsg.): Europa von A bis Z. Taschenbuch der europäischen Integration. Bonn, S. 229-238.

Mayntz, Renate (1979): Regulative Politik in der Krise? In: Matthes, Joachim (Hrsg.): Sozialer Wandel in Westeuropa, Verhandlungen des 19. Deutschen Soziologentages 1979 in Berlin. Frankfurt am Main, S. 55-81.

Mayntz, Renate (1999): Wissenschaft, Politik und die politischen Folgen kognitiver Ungewißheit. In: Gerhards, Jürgen/Hitzler, Roland (Hrsg.): Eigenwilligkeit und Rationalität sozialer Prozesse. Festschrift zum 65. Geburtstag von Friedhelm Neidhardt. Opladen, S. 30-45.

Mayntz, Renate/Scharpf, Fritz W. (1995): Der Ansatz des akteurzentrierten Institutionalismus. In: Mayntz, Renate/Scharpf, Fritz W. (Hrsg.): Gesellschaftliche Selbstregelung und politische Steuerung. Frankfurt, New York, S. 39-72.

Mayring, Philipp (2000): Qualitative Inhaltsanalyse: Grundlagen und Techniken. Weinheim.

Merck, Georg/Nathe, Hartwig/Schrotthofer, Klaus/Mayer, Catherine (1996): Großbritannien Kriegserklärung. Focus Magazin, S. 226-230.

Merton, Robert (1987): Three Fragments from a Sociologist's Notebooks: Establishing the Phenomenon, Specified Ignorance, and Strategic Research Materials. In: Annual Review of Sociology 13, S. 1-28.

Millstone, Erik (2005): Science-Based Policy Making: An Analysis of Processes of Institutional Reform. In: Bogner, Alexander/Torgersen, Helge (Hrsg.): Wozu Experten? Ambivalenzen der Beziehung von Wissenschaft und Politik. Wiesbaden, S. 314-341.

Millstone, Erik/Brunner, Eric/Mayer, Sue (1999): Beyond 'substantial equivalence'. Showing that a genetically modified food is chemically similar to its natural counterpart is not adequate evidence that it is safe for human consumption. In: Nature 401, S. 525-526.

Ministerium für Umwelt und Verkehr (2001): Umweltplan Baden-Württemberg. Baden-Württemberg, Ministerium für Umwelt und Verkehr.

Mohr, Hans (1996): Das Expertendilemma. In: Nennen, Heinz-Ulrich/Garbe, Detlef (Hrsg.): Das Expertendilemma. Zur Rolle wissenschaftlicher Gutachter in der öffentlichen Meinungsbildung. Berlin [u. a.], S. 3-24.

Moran, Michael (2002): Review Article: Understanding the Regulatory State. In: British Journal of Political Science 32, S. 391-413.

Morone, Joseph G./Woodhouse, Edward J. (1986): Averting Catastrophe. Strategies for Regulating Risky Technologies. Berkeley, Los Angeles, London.

Morris, Julian (2000a): Defining the precautionary principle. In: Morris, Julian (Hrsg.): Rethinking Risk and the Precautionary Principle. Oxford [u. a.], S. 1-21.

Morris, Julian (2000b): Rethinking Risk and the Precautionary Principle. Oxford [u. a.].

Münch, Richard (2002): Die "Zweite Moderne": Realität oder Fiktion? Kritische Fragen an die Theorie der "reflexiven" Modernisierung. In: Kölner Zeitschrift für Soziologie und Sozialpsychologie 54, 3, S. 417-443.

Murphy, Joseph/Levidow, Les/Carr, Susan (2006): Regulatory Standards for Environmental Risks: Understanding the US-European Union Conflict over Genetically Modified Crops. In: Social Studies of Science 36, 1, S. 133-160.

Nelkin, Dorothy (Hrsg.) (1992): Controversy. Politics of Technical Decisions. Newbury Park, Calif. [u.a.].

Nennen, Heinz-Ulrich/Garbe, Detlef (1996): Das Expertendilemma. Zur Rolle wissenschaftlicher Gutachter in der öffentlichen Meinungsbildung. Berlin [u. a.].

Nentwich, Michael (1994): Das Lebensmittelrecht der Europäischen Union. Entstehung, Rechtssprechung, Sekundärrecht, nationale Handlungsspielräume. Wien.

Neyer, Jürgen (1998): The Standing Committee for Foodstuffs: Arguing and Bargaining in Comitology. In: Schendelen, Marinus P.C.M. van (Hrsg.): EU Committees as Influential Policymakers. Aldershot [u. a.], S. 148-222.

Neyer, Jürgen (2000): The Regulation of Risks and the Power of the People: Lessons from the BSE Crisis. In: European Integration online Papers 4, 6, http://eiop.or.at/eiop/index.php/eiop/index.

Neyer, Jürgen (2004): Explaining the unexpected: efficiency and effectiveness in European decision-making. In: Journal of European Public Policy 11, 1, S. 19-38.

Nohlen, Dieter (Hrsg.) (1992-1998): Lexikon der Politik. München.

Nowotny, Helga (1999): The Need for Socially Robust Knowledge. In: TA-Datenbank-Nachrichten 8, 3/4, S. 12-16.

Nowotny, Helga/Scott, Peter/Gibbons, Michael (2001): Re-thinking science: Knowledge and the Public in an Age of Uncertainty. Cambridge.

Nugent, Neil (Hrsg.) (2000): At the Heart of the Union. Studies of the European Commission. Basingstoke.

O'Riordan, Tim/Cameron, James (1994): Interpreting the Precautionary Principle. London.

O'Riordan, Tim/Cameron, James (1994): Interpreting the Precautionary Principle. London.

Offe, Claus (1973): Das pluralistische System von organisierten Interessen. In: Varain, Heinz Josef (Hrsg.): Interessenverbände in Deutschland. Köln, S. 368-371.

Öko-Institut (2003): Saatgut-Reinheit. In: Gentechnik-Nachrichten Spezial, 14, S. 1-12.

Oosterveer, Peter (2002): Reinventing Risk Politics: Reflexive Modernity and the European BSE Crisis. In: Journal of Environmental Policy and Planning 4, S. 215-229.

Patterson, Lee Ann (2000): Biotechnology Policy. Regulating Risks and Risking Regulation. In: Wallace, Helen/Wallace, William (Hrsg.): Policy-Making in the European Union. Oxford, S. 317-344.

Pehle, Heinrich (1991): Umweltpolitische Institutionen, Organisationen und Verfahren auf nationaler und internationaler Ebene: Wirkungsvoll oder symbolisch? In: Politische Bildung 24, 2, S. 47-59.

Pehle, Heinrich (1998): Das Bundesministerium für Umwelt, Naturschutz und Reaktorsicherheit: Ausgegrenzt statt integriert? Das institutionelle Fundament der deutschen Umweltpolitik. Wiesbaden.

Pehle, Heinrich (2003a): Das Europäische Parlament. In: Sturm, Roland/Pehle, Heinrich/Fischer, Robert (Hrsg.): Die Institutionen der Europäischen Union. http://www.politikon.org.

Pehle, Heinrich (2003b): Organisierte Interessen in der EU. In: Sturm, Roland/Pehle, Heinrich/Fischer, Robert (Hrsg.): Interessenvermittlung in der EU. http://www.politikon.org.

Perrow, Charles (1987): Normale Katastrophen. Die unvermeidbaren Risiken der Großtechnik. Frankfurt am Main, New York.

Peters, Guy (1994): Agenda-Setting in the European Community. In: Journal of European Public Policy 1, 1, S. 9-26.

Peters, Hans P. (1991): Durch Risikokommunikation zur Technikakzeptanz? Die Konstruktion von Risiko"wirklichkeiten" durch Experten, Gegenexperten und Öffentlichkeit. In: Krüger, Jens/Russ-Mohl, Stephan (Hrsg.): Risikokommunikation: Technikakzeptanz, Medien und Kommunikationsrisiken. Berlin, S. 11-66.

Peterson, John (1995): Policy Networks and European Union Policy Making: A Reply to Kassim. In: West European Politics 18, 2, S. 389-407.

Peterson, John/Bomberg, Elizabeth (1999): Decision-Making in the European Union. New York.

Phillips, Nicholas (2000): The BSE inquiry: return to an order of the Honourable House of Commons dated October 2000 for the report, evidence and supporting papers of the inquiry into the emergence and identification of Bovine Spongiform Encephalopathy (BSE) and variant Creutzfeldt-Jakob Disease (vCJD) and the action taken in response to it up to 20 March 1996, Lord Phillips of Worth Matravers, June Bridgeman, Malcolm Ferguson-Smith. House of Commons. London.

Pieterman, Roel (2001): Culture in the Risk Society. An Essay on the Rise of a Precautionary Culture. In: Zeitschrift für Rechtssoziologie 22, 2, S. 145-168.

Pollack, Mark A. (1997): Delegation, agency, and agenda setting in the European Union. In: International Organisation 51, 1, S. 99-137.

Prätorius, Rainer (1997): Theoriefähigkeit durch Theorieverzicht? Zum staatswissenschaftlichen Ertrag der Policy-Studies. In: Benz, Arthur/Seibel, Wolfgang (Hrsg.): Theorieentwicklung in der Politikwissenschaft - eine Zwischenbilanz. Baden-Baden, S. 283-301.

Preuss, Olaf (1999): Kampf um Hormone. In: Greenpeace Magazin, 3, http://www.greenpeace-magazin.de/index.php?id=4280.

Prittwitz, Volker von (1988): Gefahrenabwehr - Vorsorge - Ökologisierung. Drei Idealtypen präventiver Umweltpolitik. In: Simonis, Udo Ernst (Hrsg.): Präventive Umweltpolitik. Frankfurt am Main, S. 49-63.

Prittwitz, Volker von (1990): Das Katastrophenparadox: Elemente einer Theorie der Umweltpolitik. Opladen.

Przeworski, Adam/Teune, Henry (1970): The logic of comparative social inquiry. New York.

Quandt, Markus (2005): Neue Themen, neue Lage: Irak-Krise und Elbe Hochwasser als wahlentscheidende Ereignisse? In: Güllner, Manfred/Dülmer, Hermann/Klein, Markus/Ohr, Dieter/Quandt, Markus/Rosar, Ulrich/Klingemann, Hans-Dieter (Hrsg.): Die Bundestagswahl 2002: Eine Untersuchung im Zeichen hoher politischer Dynamik Wiesbaden, S. 161-180.

Quist, David/Chapela, Ignacio (2001): Transgenic DNA introgressed into traditional maize landraces in Oaxaca, Mexico. In: Nature Biotechnology 414, S. 541-543.

Raffensperger, Carolyn/Tickner, Joel A. (1999): Protecting Public Health and the Environment: Implementing the Precautionary Principle. Washington/D.C, Covelo, California.

Rammstedt, Otthein (1992): Risiko. In: Joachim, Ritter/Gründer, Karlfried (Hrsg.): Historisches Wörterbuch der Philosophie. Basel [u. a.], S. 1045-1050.

Rampton, Sheldon/Stauber, John (1997): Mad Cow U.S.A. Could the Nightmare Happen Here? Monroe.

Rat der Europäischen Union (1999): 2194. Tagung des Rates Umwelt Luxemburg, den 24./25. Juni 1999.

Rat von Sachverständigen für Umweltfragen (1996): Zur Umsetzung einer dauerhaft umweltgerechten Entwicklung, Umweltgutachten 1996. Stuttgart.

Reese-Schäfer, Walter (2000): Politische Theorie heute. Neuere Tendenzen und Entwicklungen. München, Wien.

Rehbinder, Eckard (1988): Vorsorgeprinzip im Umweltrecht und präventive Umweltpolitik. In: Simonis, Udo Ernst (Hrsg.): Präventive Umweltpolitik. Frankfurt am Main, S. 129-142.

Renn, Ortwin (1992): Concepts of Risk: A Classification. In: Krimsky, Sheldon/Golding, Dominic (Hrsg.): Social Theories of Risk. Westport [u. a.], S. 53-79.

Renn, Ortwin (1998): Three decades of risk research: accomplishments and new challenges. In: Journal of Risk Research 1, 1, S. 49-71.

Renn, Ortwin/Dreyer, Marion/Klinke, Andreas/Losert, Christine (2003): The Application of the Precautionary Principle in the European Union. Stuttgart.

Renn, Ortwin/Klinke, Andreas (2004): Systemic risks: a new challenge for risk management. In: European Molecular Biology Organisazion Reports (special issue: science and society) 5, S. 41-46.

Report of the Working Group (2001): Democratising Expertise and Establishing Scientific Reference Systems, Pilot: Rainer Gerold, Rapporteur: Angela Liberatore. White Paper on Governance Work area 1. Broadening and enriching the public debate on European matters.

Resnik, B. David (2003): Is the precautionary principle unscientific? In: Studies in History and Philosophy of Biological and Biomedical Sciences 34, S. 329-344.

Richardson, Jeremy J. (2001): European Union: power and policy-making. London [u. a.].

Ringel, Sabine (1996): Das deutsche und gemeinschaftliche Lebensmittelrecht als Sicherheitsrecht. Lebensmittelrechtliche Aspekte innerhalb der Europäischen Union. Berlin.

Risikokommission (2003): ad hoc-Kommission "Neuordnung der Verfahren und Strukturen zur Risikobwertung und Standardsetzung im gesundheitlichen Umweltschutz der Bundesrepublik Deutschland". Abschlussbericht der Risikokommission. Juni 2003.

Rogers, Michael D. (2001): Scientific and technological uncertainty, the precautionary principle, scenarios and risk management. In: Journal of Risk Research 4, 1, S. 1-15.

Röhrig, Lars T. (2002): Risikosteuerung im Lebensmittelrecht: eine sicherheitsrechtliche Untersuchung des deutschen und europäischen Rechts unter Berücksichtigung der Welthandelsordnung. Münster [u. a.].

Rosa, Eugene A. (1998): Metatheoretical foundations for post-normal risk. In: Journal of Risk Research 1, 1, S. 15-44.

Rosenbaum, Wolf (1995): Verändert die ökologische Krise die Muster der sozialen Beziehungen? In: Sahner, Heinz/Schwendtner, Stefan (Hrsg.): Gesellschaften im Umbruch. 27. Kongreß der Deutschen Gesellschaft für Soziologie. Berichte aus den Sektionen und Arbeitsgruppen. Opladen, S. 785-794.

Roy, Alexis/Joly, Pierre-Benoit (2000): France: broadening precautionary expertise? In: Journal of Risk Research 3, 3, S. 247-254.

Rücker, Agnes (2000): Die Entstehung der Novel Food-Verordnung der Europäischen Union: politische Konflikte um Lebensmittel und Gentechnik. Frankfurt am Main [u. a.].

Rueschemeyer, Dietrich (2003): Can One or a Few Cases Yield Theoretical Gains? In: Mahoney, James/Rueschemeyer, Dietrich (Hrsg.): Comparative Historical Analysis in the Social Sciences. New York, S. 305-363.

Sabatier, Paul A. (1998): The Advocacy Coalition Framework: Revisions and Relevance for Europe. In: Journal of European Public Policy 5, 1, S. 98-130.

Sachverständigenrat für Umweltfragen (2004): Umweltgutachten 2004: Umweltpolitische Handlungsfähigkeit sichern. Baden-Baden.

Sandin, Per/Peterson, Martin/Hansson, Sven Ove/Rudén, Christina/Juthe, André (2002): Five charges against the precautionary principle. In: Journal of Risk Research 5, 4, S. 287-299.

Saretzki, Thomas (1994): Technokratie, Technokratiekritik und das Verschwinden der Gesellschaft. Zur Diskussion um das andere politische Projekt der Moderne. In: Greven, Michael Th./Kühler, Peter/Schmitz, Manfred (Hrsg.): Politikwissenschaft als Kritische Theorie. Festschrift für Kurt Lenk. Baden-Baden, S. 353-386.

Saretzki, Thomas (1995): The genetic turn. Anmerkungen zur "kritischen" Risikotheorie am Beispiel der Freisetzung gentechnisch veränderter Organismen. In: Martinsen, Renate/Simonis, Georg (Hrsg.): Paradigmenwechsel in der Technologiepolitik. Opladen, S. 303-324.

Saretzki, Thomas (1997a): Demokratisierung von Expertise? Zur politischen Dynamik der Wissensgesellschaft. In: Klein, Ansgar/Schmalz-Bruns, Rainer (Hrsg.): Politische Beteiligung und Bürgerengagement in Deutschland. Möglichkeiten und Grenzen. S. 277-313.

Saretzki, Thomas (1997b): Technisierung der Natur - Transformation der Politik? Perspektiven der politikwissenschaftlichen Analyse zum Verhältnis von Biotechnologie und Politik. In: Martinsen, Renate (Hrsg.): Politik und Biotechnologie. Die Zumutung der Zukunft. Baden-Baden, S. 37-60.

Saretzki, Thomas (2005): Welches Wissen - wessen Entscheidung? Kontroverse Expertise im Spannungsfeld von Wissenschaft und Politik. In: Bogner, Alexander/Torgersen, Helge (Hrsg.): Wozu Experten? Ambivalenzen der Beziehung von Wissenschaft und Politik. Wiesbaden, S. 345-369.

Sauter, Arnold/Meyer, Rolf (2000): Risikoabschätzung und Nachzulassungs-Monitoring transgener Pflanzen. Sachstandsbericht.

Scharpf, Fritz W. (1993): Autonomieschonend und gemeinschaftsverträglich: Zur Logik der europäischen Mehrebenenpolitik. In: MPIFG Discussion Paper 93, 9, S. 1-32.

Scharpf, Fritz W. (1999): Regieren in Europa. Effektiv und demokratisch? Frankfurt am Main, New York.

Schelsky, Helmut (1965): Auf der Suche nach Wirklichkeit. Gesammelte Aufsätze. Düsseldorf, Köln.

Schlacke, Sabine (1997): Foodstuffs Law and the Precautionary Principle: Normative Bases, Secondary Law and Institutional Tendencies. In: Joerges, Christian/Ladeur, Karl-Heinz/Vos, Ellen (Hrsg.): Integration Scientific Expertise into Regulatory Decision-Making. National Traditions and European Innovations. Baden-Baden, S. 169-187.

Schlacke, Sabine (1998): Risikoentscheidungen im europäischen Lebensmittelrecht. Eine Untersuchung am Beispiel des gemeinschaftlichen Zusatzstoffrechts unter besonderer Berücksichtigung des europäischen Ausschußwesens ("Komitologie"). Baden-Baden.

Schlussanträge des Generalanwaltes Jean Mischo (2001): Rechtssache C-1/00 Kommission der Europäischen Gemeinschaften gegen Französische Republik vom 20. September 2001.

Schnell, Rainer/Hill, Paul Bernhard/Esser, Elke (2005): Methoden der empirischen Sozialforschung. München [u.a.].

Schubert, Klaus (1991): Politikfeldanalyse: Eine Einführung. Opladen.

Schwarz, Rainer (1996): Ökonomische Ansätze zur Risikoproblematik. In: Banse, Gerhard (Hrsg.): Risikoforschung zwischen Disziplinarität und Interdisziplinarität. Von der Illusion der Sicherheit zum Umgang mit Unsicherheit. Berlin, S. 125-132.

Scientific Committee for Animal Nutrition (1996): Report of the Scientific Committee on Animal Nutrition on the safety for animals of certain genetically modified maize lines notified by Ciba-Geigy in accordance with Directive 90/220/EEC for feedingstuff use (Opinion expressed on 13 December 1996).

Scientific Committee for Animal Nutrition (1997): Report of the Scientific Committee for Animal Nutrition on the supplementary question 88 concerning new data submitted by Austrian authorities on the safety for animals of certain genetically modified maize lines notified by Ciba-Geigy in accordance with directive 90/220/EEC for feedingstuff use (Opinion expressed the 10 April 1997).

Scientific Committee for Pesticides (1996): Opinion of the Scientific Committee for Pesticides on the Use of Genetically Modified Maize Lines Notified by Ciba-Geigy (opinion expressed on 9 December 1996).

Scientific Committee for Pesticides (1997): Further Report Of The Scientific Committee For Pesticides On The Use Of Genetically Modified Maize Lines (Opinion Expressed On 12 May 1997).

Scientific Committee on Food (1996): Opinion On The Potential For Adverse Health Effects From The Consumption Of Genetically Modified Maize (Zea Mays L) (Expressed On 13 December 1996).

Scientific Committee on Food (1997): Opinion on the Additional Information from the Austrian Authorities Concerning the Marketing of Ciba Geigy Maize (expressed on 21 March 1997).

Scientific Committee on Plants (1998a): Opinion of the Scientific Committee on Plants Regarding the Genetically Modified, Insect Resistant Maize Lines Notified by the Monsanto Company (Submitted by the Scientific Committee on Plants, 10 February 1998).

Scientific Committee on Plants (1998b): Opinion of the Scientific Committee on Plants regarding the submission for placing on the market of genetically modified, insect-resistant maize lines notified by the pioneer genetique S.A.R.L. Company (notification No C/F/95/12-01/B) (Submitted by the Scientific Committee on Plants, 19 May 1998).

Scientific Committee on Plants (1999): Opinion of the Scientific Committee on Plants on the Invocation by Austria of Article 16 ('safeguard' clause) of Council Directive 90/220/EEC with respect to the placing on the market of the Monsanto genetically modified maize (MON810) expressing the Bt cryia(b) gene, notification C/F/95/12-02 (Opinion expressed by the Scientific Committee on Plants on 24 September 1999).

Scientific Steering Committee (1999): Opinion of the Scientific Steering Committee on the Scientific Grounds of the Advice of 30 September 1999 of the French Food Safety Agency (THE AGENCE FRANÇAISE DE SÉCURITÉ SANITAIRE DES ALIMENTS, AFSSA), to the French government on the draft decree amending the decree of 28 October 1998 establishing specific measures applicable to certain products of bovine origin exported from the United Kingdom, 28-29 October 1999.

Scientific Steering Committee (2000): Final Opinion of the Scientific Steering Committee on the Geographical Risk of Bovine Spongiform Encephalopathy (GBR) Adopted on 6/July/2000.

Scientific Steering Committee (2003): The Future of Risk Assessment in the European Union. The Second Report on the Harmonisation of Risk Assessment Procedures.

Seifert, Franz (2000): Österreichs Biotechnologiepolitik im Mehrebenensystem der EU: Zur Effektivität öffentlichen Widerstands im supranationalen Gefüge. In: Barben, Daniel/Gabriele, Abels (Hrsg.): Biotechnologie – Globalisierung – Demokratie. Politische Gestaltung transnationaler Technologieentwicklung. Berlin, S. 313-332.

Seifert, Franz (2006): Synchronised national publics as functional equivalent of an integrated European public. The case of biotechnology. In: European Integration on-line Papers 10, 8, http://eiop.or.at/eiop/index.php/eiop/index.

Shaffer, Gregory C./Pollack, Mark A. (2004): Regulating Between National Fears and Global Disciplines: Agricultural Biotechnology in the EU. In: Jean Monnet Working Paper New York University School of Law 10, S. 1-53.

Shapiro, Sidney A./Glicksman, Robert L. (2003): Risk Regulation at Risk. Restoring a Pragmatic Approach. Stanford.

Shrader-Frechette, Kirstin S. (1991): Risk and rationality: philosophical foundations for populist reforms. Berkeley [u. a.].

Simonis, Georg/Martinsen, Renate/Saretzki, Thomas (2001): Politik und Technik. Analysen zum Verhältnis von technologischem, politischem und staatlichem Wandel am Anfang des 21. Jahrhunderts. Wiesbaden.

Simonis, Udo E. (Hrsg.) (1988): Präventive Umweltpolitik. Frankfurt am Main.

Slovic, Paul (1999): Trust, Emotion, Sex, Politics, and Science: Surveying the Risk-Assessment Battlefield. In: Risk Analysis 19, 4, S. 689-701.

Smithson, Michael (1989): Ignorance and Uncertainty: emerging paradigms. New York [u. a.].

Smithson, Michael (1993): Ignorance and Science. Dilemmas, Perspectives, and Prospects. In: Knowledge: Creation, Diffusion, Utilization 15, 2, S. 133-156.

Southwood, Richard (1989): Report of the Working Party on Bovine Spongiform Encephalopathy. Department of Health/Ministry of Agriculture Fisheries and Food.

Stehr, Nico (2001): The Fragility of Modern Societies. Knowledge and Risk in the Information Age. London [u. a.].

Streinz, Rudolf (1998): The Precautionary Principle in Food Law. In: European Food Law Review 9, 4, S. 413-432.

Sturm, Roland (1995): Politische Wirtschaftslehre. Opladen.

Sturm, Roland/Müller, Markus M. (1998): Ein neuer regulativer Staat in Deutschland? Die neuere Theory of the Regulatory State und ihre Anwendbarkeit in der deutschen Staatswissenschaft. In: Staatswissenschaften und Staatspraxis 9, 4, S. 507-534.

Sturm, Roland/Pehle, Heinrich (2001): Das neue deutsche Regierungssystem. Die Europäisierung von Institutionen, Entscheidungsprozessen und Politikfeldern in der Bundesrepublik Deutschland. Opladen.

Stuttgarter Zeitung (11.06.2008): Kabinett in Seoul wird Opfer des Rinderwahns.

SZ (24.06.2003): Diktieren die USA auch, was wir essen?. Süddeutsche Zeitung.

SZ (05.10.2006): Der Kommissar ist nur ein Hausbesetzer, Interview mit Günter Verheugen. Süddeutsche Zeitung.

Szawlowska, Karolina (2004): Risk Assessment in the European Food Safety Regulation: Who is to Decide Whose Science is Better? Commission v. France and Beyond. In: German Law Journal 5, 10, http://www.germanlawjournal.com/pdf/Vol05No10/PDF_Vol_05_No_10_1259-1274_EU_Szawlowska.pdf.

TAB - Büro für Technikfolgen-Abschätzung beim Deutschen Bundestag (2005): Risikoregulierung bei unsicherem Wissen: Diskurse und Lösungsansätze. Dokumentation zum TAB-Workshop "Die Weiterentwicklung des gesundheitlichen Verbraucherschutzes als ressortübergreifende Aufgabe" März 2005.

Tait, Joyce (2001): More Faust than Frankenstein: the European debate about the precautionary principle and risk regulation for genetically modified crops. In: Journal of Risk Research 4, 2, S. 175-189.

Tait, Joyce/Levidow, Les (1992): Proactive and reactive approaches to risk regulation. The case of biotechnology. In: Futures 24, 3, S. 219-231.

Tappeser, Beatrix (2000): Von Restrisiken, Risikoresten und Risikobereitschaft. In: Spök, Armin/Hartmann, Karoline/Loinig, Andreas/Wagner, Christian/Wieser, Bernhard

(Hrsg.): GENug gestritten?! Gentechnik zwischen Risikodiskussion und gesellschaftlicher Herausforderung. Graz, S. 17-34.
Tappeser, Beatrix (2001): Grüne Gentechnik - Stand der Anwendung, Interessenkonflikte, Probleme und Risiken. Diskurs Grüne Gentechnik. Bundesministerium für Verbraucherschutz, Ernährung und Landwirtschaft. Berlin.
taz (05.07.2008): EU-Länder ohne Gentech; mehrere Staaten für grundsätzliches Verbot. die tageszeitung.
Thatcher, Mark (2002): Regulation after delegation: independent regulatory agencies in Europe. In: Journal of European Public Policy 9, S. 954-972.
Töller, Annette Elisabeth (2002): Komitologie. Theoretische Bedeutung und praktische Funktionsweise von Durchführungsausschüssen der Europäischen Union am Beispiel der Umweltpolitik. Opladen.
Torgersen, Helge (2002): Austria and the Transatlantic Agricultural Biotechnology Divide. In: Science Communication 24, 2, S. 173-183.
Torgersen, Helge (2005): Expertise und Politik im Wiederstreit? Entscheiden unter dem Vorsorgeprinzip. In: Bogner, Alexander/Torgersen, Helge (Hrsg.): Wozu Experten? Ambivalenzen der Beziehung von Wissenschaft und Politik. Wiesbaden, S. 67-85.
Torgersen, Helge/Seifert, Franz (2000): Austria: precautionary blockage of agricultural biotechnology. In: Journal of Risk Research 3, 3, S. 209-217.
TransGen (21.10.1999): Der Schwellenwert kommt – aber welcher? http://www.transgen.de/aktuell/archiv/91.doku.html.
TransGen (29.11.2002): Kompromiss bei Schwellenwertverhandlungen: 0,9 Prozent. http://www.transgen.de/aktuell/archiv/121.doku.html.
TransGen (05.12.2002): Der Mais, der nur als Futtermittel zugelassen war. http://www.transgen.de/sicherheit/allergien/35.doku.html.
TransGen (07.02.2006): WTO: EU verliert im Handelskonflikt um GVOs. http://www.transgen.de/aktuell/meldungen_europa/200602.doku.html#292.
TransGen (11.01.2008): WTO-Streit um GVO-Produkte. Der EU drohen hohe Strafzölle. http://www.transgen.de/aktuell/878.doku.html.
Tünnesen-Harmes, Christian (2000): Risikobewertung im Gentechnikrecht. Berlin.
Umweltbundesamt (Hrsg.) (1999): Bibliographie Umweltaspekte der Gentechnik. Berlin.
van den Daele, Wolfgang (1995): Deregulierung: Die Schrittweise "Freisetzung" der Gentechnik. In: Brandt, Peter (Hrsg.): Zukunft der Gentechnik. Basel [u. a.], S. 221-241.
Vogel, David (2001): Ships Passing in the Night: The Changing Politics of Risk Regulation in the Europe and the United States. San Domenico.
Waldkirch, Barbara (2004): Der Gesetzgeber und die Gentechnik. Das Spannungsverhältnis von Interessen, Sach- und Zeitdruck. Wiesbaden.
Wallace, Helen (2000): The Policy Process. A Moving Pendulum. In: Wallace, Helen/Wallace, William (Hrsg.): Policy-Making in the European Union. Oxford, S. 39-64.
Wallace, Helen (2003): Die Dynamik des EU-Institutionengefüges. In: Jachtenfuchs, Markus/Kohler-Koch, Beate (Hrsg.): Europäische Integration. Opladen, S. 255-285.
Wallace, William/Smith, Julie (1995): Democracy or Technocracy? European Integration and the Problem of Popular Consent. In: West European Politics 18, 3, S. 137-157.
Walton, Douglas (1996): Arguments from ignorance. Pennsylvania.

WBGU (1996): Welt im Wandel: Herausforderung für die deutsche Wissenschaft. Jahresgutachten 1996. Wissenschaftlicher Beirat der Bundesregierung Globale Umweltveränderungen. Berlin, Heidelberg.

WBGU (1999): Welt im Wandel: Strategien zur Bewältigung globaler Umweltrisiken. Jahresgutachten 1998. Wissenschaftlicher Beirat der Bundesregierung Globale Umweltveränderungen. Berlin, Heidelberg, New York.

Weaver, Sean/Morris, Michael (2005): Risks Associated with Genetic Modification: An Annotated Bibliography of Peer Reviewed Natural Science Publications. In: Journal of Agricultural and Environmental Ethics 18, 2, S. 157-189.

Weber, Max (1985a): Gesammelte Aufsätze zur Wissenschaftslehre. Tübingen.

Weber, Max (1985b): Wirtschaft und Gesellschaft: Grundriß der verstehenden Soziologie. Tübingen.

Wedel, Hedda von (2001): Organisation des gesundheitlichen Verbraucherschutzes (Schwerpunkt Lebensmittel). Stuttgart, Berlin, Köln.

Wehling, Peter (2001): Jenseits des Wissens? Wissenschaftliches Nichtwissen aus soziologischer Perspektive. In: Zeitschrift für Soziologie 30, 6, S. 465-484.

Weinberg, Alvin M. (1972): Science and trans-science. In: Minerva 10, S. 209-222.

Weinberg, Alvin M. (1985): Science and its Limits: The Regulators's Dilemma. In: Issues in Science and Technology 2, S. 59-72.

Weingart, Peter (1983): Verwissenschaftlichung der Gesellschaft - Politisierung der Wissenschaft. In: Zeitschrift für Soziologie 12, 3, S. 225-241.

Weingart, Peter (2001): Die Stunde der Wahrheit? Zum Verhältnis der Wissenschaft zu Politik, Wirtschaft und Medien in der Wissensgesellschaft. Weilerswist.

Weissenbacher, Manfred (2001): Rinderwahnsinn. Die Seuche Europas. Wien, Köln, Weimar.

Wells, G./Scott, A./Johnson, C./Gunning, R./Hancock, R./Jeffrey, M./Dawson, M./Bradley, R. (1987): A novel progressive spongiform encephalopathy in cattle. In: Veterinary Record 121, 18, S. 419-420.

Wessels, Wolfgang (2003): Beamtengremien im EU-Mehrebenensystem. In: Jachtenfuchs, Markus/Kohler-Koch, Beate (Hrsg.): Europäische Integration. Opladen, S. 353-383.

Westlake, Martin (1997): Keynote Artikel: 'Mad Cows and Englishmen' – The Institutional Consequences of the BSE Crisis. In: Journal of Common Market Studies 35, Annual Review, S. 11-36.

Wiener, Jonathan B./Rogers, Michael D. (2002): Comparing Precaution in the United States and Europe. In: Journal of Risk Research, S. 317-349.

Wildavsky, Aaron (1979): No Risk Is the Highest Risk of All. In: American Scientist 67, 1, S. 32-37.

Wildavsky, Aaron (1988): Searching for Safety. New Brunswick.

Wildavsky, Aaron (1993): Die Suche nach einer fehlerlosen Risikominderungsstrategie. In: Krohn, Wolfgang/Krücken, Georg (Hrsg.): Riskante Technologien: Reflexion und Regulation. Frankfurt am Main, S. 305-319.

Wildavsky, Aaron (1995): But Is It True? A Citizen's Guide to Environmental Health and Safety Issues. Cambridge.

Wilhelm, Sighard (1994): Umweltpolitik: Bilanz, Probleme, Zukunft. Opladen.

Windhoff-Héritier, Adrienne (1987): Policy-Analyse: Eine Einführung. Frankfurt am Main, New York.

Wolf, Oliver/Ibarreta, Dolores/Sørup, Per (Hrsg.) (2004): Science in Trade Disputes Related to potential Risks: Comparative Case Studies.

Wolters, Christian (1998): Die BSE-Krise. Agrarpolitik im Spannungsfeld zwischen Handelsfreiheit und Konsumentenschutz. Frankfurt am Main [u. a.].

Wörndl, Barbara (1992): Die Kernkraftdebatte: eine Analyse von Risikokonflikten und sozialem Wandel. Wiesbaden.

Wynne, Brian (2002): Risk and Environment as Legitimatory Discourses of Technology: Reflexivity Inside Out? In: Current Sociology 50, 3, S. 459-477.

Zimmer, Annette (2003): Der Dritte Sektor als organisierte Zivilgesellschaft im politischen System der EU. In: Sturm, Roland/Pehle, Heinrich/Fischer, Robert (Hrsg.): Interessenvermittlung in der EU. http://www.politikon.org.

Zimmermann, Klaus (1990): Zur Anatomie des Vorsorgeprinzips. In: Aus Politik und Zeitgeschichte 6, 2. Febr., S. 3-14.

Zittel, Thomas (1996): Marktwirtschaftliche Instrumente in der Umweltpolitik: zur Auswahl politischer Lösungsstrategien in der Bundesrepublik. Opladen.

Zwanenberg, Patrick van/Millstone, Erik (2005): BSE: risk, science, and governance. Oxford.

# Neu im Programm Politikwissenschaft

Wilfried von Bredow
**Die Außenpolitik der Bundesrepublik Deutschland**
Eine Einführung
2., akt. Aufl. 2008. 306 S. (Studienbücher Außenpolitik und Internationale Beziehungen) Br. EUR 16,90
ISBN 978-3-531-16159-4

Dieses Studienbuch bietet eine gegenwartsbezogene Einführung in die Außenpolitik der Bundesrepublik Deutschland und ihre über fünfzigjährige Geschichte. Es behandelt systematisch die Grundlinien und Schwerpunkte dieser Außenpolitik, ihre wichtigen Institutionen und Akteure, die entscheidenden Stationen seit der Gründung der Bundesrepublik und die Einbindung des Landes in europäische und atlantische Strukturen. Neben den grundlegenden Aspekten befasst sich diese Einführung besonders mit der Entwicklung der deutschen Außenpolitik seit dem weltpolitischen Umbruch 1989/90. Die 2. Auflage wurde um die gesamte Außenpolitik der Großen Koalition seit 2005 erweitert.

Klaus Brummer
**Der Europarat**
Eine Einführung
2008. 285 S. Br. EUR 29,90
ISBN 978-3-531-15710-8

Nach einer Einführung in die historische Entwicklung des Europarats analysiert dieses Buch im Detail die institutionellen Strukturen der Organisation und entwickelt im Ausblick eine „Zukunftsagenda" für den Europarat.

Oscar W. Gabriel / Sabine Kropp (Hrsg.)
**Die EU-Staaten im Vergleich**
Strukturen, Prozesse, Politikinhalte
3., akt. und erw. Aufl. 2008. 720 S. Br.
EUR 39,90
ISBN 978-3-531-42282-4

Mit der Einrichtung des europäischen Binnenmarktes und dem Inkrafttreten des Maastrichter Vertrages hat sich die gesellschaftliche, wirtschaftliche und politische Verflechtung innerhalb der Europäischen Union intensiviert. Die Vertiefung der Zusammenarbeit zwischen den EU-Staaten wird nicht nur die europäischen Institutionen verändern, sondern auch die Abläufe in den nationalen politischen Systemen beeinflussen. Für das Verständnis der politischen Vorgänge im integrierten Europa ist eine gründliche Kenntnis der nationalen politischen Systeme erforderlich. Solche Kenntnisse vermittelt dieser Band in einer systematischen, vergleichenden Übersicht über die politischen Strukturen und Prozesse der EU-Mitgliedsstaaten sowie über ausgewählte Inhalte der staatlichen Politik.

Erhältlich im Buchhandel oder beim Verlag.
Änderungen vorbehalten. Stand: Juli 2008.

**www.vs-verlag.de**

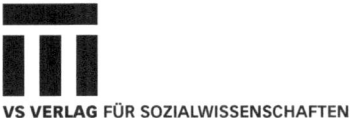

Abraham-Lincoln-Straße 46
65189 Wiesbaden
Tel. 0611.7878 - 722
Fax 0611.7878 - 400

# VS Forschung | VS Research
## Neu im Programm Politik

Hendrik Hansen
**Politik und wirtschaftlicher Wettbewerb in der Globalisierung**
Kritik der Paradigmendiskussion in der Internationalen Politischen Ökonomie
2008. 423 S. Br. EUR 49,90
ISBN 978-3-531-15722-1

Bernd Hirschl
**Erneuerbare Energien-Politik**
Eine Multi-Level Policy-Analyse mit Fokus auf den deutschen Strommarkt
2008. 663 S. (Energiepolitik und Klimaschutz) Br. EUR 54,90
ISBN 978-3-8350-7024-0

Clemens Kuhne
**Politikberatung für Parteien**
Akteure, Formen, Bedarfsfaktoren
2008. 256 S. Br. EUR 34,90
ISBN 978-3-531-15746-7

Hans-Jürgen Lange (Hrsg.)
**Kriminalpolitik**
2008. ca. 469 S. (Studien zur Inneren Sicherheit Bd. 9) Br. EUR 59,90
ISBN 978-3-531-14449-8

Felissa Mühlich
**Übergewicht als Politikum?**
Normative Überlegungen zur Ernährungspolitik Renate Künasts
2008. 117 S. Br. EUR 19,90
ISBN 978-3-531-15816-7

Björn A. Peters
**Managing Diversity in Intergovernmental Organisations**
2008. 408 pp. Softc. EUR 45,90
ISBN 978-3-8350-7027-1

Jakob Reichenberger / Clemens Sedmak (Hrsg.)
**Sozialverträglichkeitsprüfung**
Eine europäische Herausforderung
2008. 227 S. Br. EUR 35,90
ISBN 978-3-531-16060-3

Erhältlich im Buchhandel oder beim Verlag.
Änderungen vorbehalten. Stand: Juli 2008.

**www.vs-verlag.de**

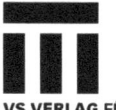

**VS VERLAG** FÜR SOZIALWISSENSCHAFTEN

Abraham-Lincoln-Straße 46
65189 Wiesbaden
Tel. 0611.7878 - 722
Fax 0611.7878 - 400

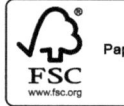

MIX
Papier aus verantwortungsvollen Quellen
Paper from responsible sources
FSC® C105338

If you have any concerns about our products,
you can contact us on
**ProductSafety@springernature.com**

In case Publisher is established outside the EU,
the EU authorized representative is:
**Springer Nature Customer Service Center GmbH
Europaplatz 3, 69115 Heidelberg, Germany**

Printed by Libri Plureos GmbH
in Hamburg, Germany